国家卫生健康委员会"十四五"规划教材

全国高等学校教材

供本科护理学类专业用

临床营养学

第 5 版

主 编　周芸

副主编　胡 雯　彭俊生　赵雅宁

编 者（以姓氏笔画为序）

于登峰（大连大学附属新华医院）

李述刚（首都医科大学公共卫生学院）

李素云（华中科技大学同济医学院附属协和医院）

李增宁（河北医科大学第一医院）

杨 萍（北京大学护理学院）

张新宇（哈尔滨医科大学第二临床医学院）

欧凤荣（中国医科大学附属第一医院）

周 芸（大连医科大学附属第二医院）

周春凌（哈尔滨医科大学第四临床医学院）

赵雅宁（华北理工大学护理与康复学院）

胡 雯（四川大学华西临床医学院/华西医院）

彭俊生（中山大学附属第六医院）

董艳梅（齐齐哈尔医学院公共卫生学院）

翟兴月（大连医科大学附属第二医院）（兼秘书）

人民卫生出版社

·北京·

图书在版编目（CIP）数据

临床营养学 / 周芸主编 . —5 版 . —北京：人民
卫生出版社，2022.6（2024.11 重印）
ISBN 978-7-117-33190-6

Ⅰ.①临…　Ⅱ.①周…　Ⅲ.①临床营养 – 营养学 – 高
等学校 – 教材　Ⅳ.①R459.3

中国版本图书馆 CIP 数据核字（2022）第 102141 号

人卫智网	www.ipmph.com	医学教育、学术、考试、健康，购书智慧智能综合服务平台
人卫官网	www.pmph.com	人卫官方资讯发布平台

临床营养学

Linchuang Yingyangxue

第 5 版

主　　编：周　芸
出版发行：人民卫生出版社（中继线 010-59780011）
地　　址：北京市朝阳区潘家园南里 19 号
邮　　编：100021
E － mail：pmph @ pmph.com
购书热线：010-59787592　010-59787584　010-65264830
印　　刷：北京盛通印刷股份有限公司
经　　销：新华书店
开　　本：850×1168　1/16　　印张：16　　插页：1
字　　数：473 千字
版　　次：2000 年 10 月第 1 版　　2022 年 6 月第 5 版
印　　次：2024 年 11 月第 5 次印刷
标准书号：ISBN 978-7-117-33190-6
定　　价：58.00 元
打击盗版举报电话：010-59787491　E-mail：WQ @ pmph.com
质量问题联系电话：010-59787234　E-mail：zhiliang @ pmph.com
数字融合服务电话：4001118166　E-mail：zengzhi @ pmph.com

第七轮修订说明

　　2020 年 9 月国务院办公厅印发《关于加快医学教育创新发展的指导意见》(国办发〔2020〕34 号),提出以新理念谋划医学发展、以新定位推进医学教育发展、以新内涵强化医学生培养、以新医科统领医学教育创新,并明确提出"加强护理专业人才培养,构建理论、实践教学与临床护理实际有效衔接的课程体系,加快建设高水平'双师型'护理教师队伍,提升学生的评判性思维和临床实践能力。"为更好地适应新时期医学教育改革发展要求,培养能够满足人民健康需求的高素质护理人才,在"十四五"期间做好护理学类专业教材的顶层设计和规划出版工作,人民卫生出版社成立了第五届全国高等学校护理学类专业教材评审委员会。人民卫生出版社在国家卫生健康委员会、教育部等的领导下,在教育部高等学校护理学类专业教学指导委员会的指导和参与下,在第六轮规划教材建设的基础上,经过深入调研和充分论证,全面启动第七轮规划教材的修订工作,并明确了在对原有教材品种优化的基础上,新增《护理临床综合思维训练》《护理信息学》《护理学专业创新创业与就业指导》等教材,在新医科背景下,更好地服务于护理教育事业和护理专业人才培养。

　　根据教育部《关于加快建设高水平本科教育 全面提高人才培养能力的意见》等文件要求以及人民卫生出版社对本轮教材的规划,第五届全国高等学校护理学类专业教材评审委员会确定本轮教材修订的指导思想为:立足立德树人,渗透课程思政理念;紧扣培养目标,建设护理"干细胞"教材;突出新时代护理教育理念,服务护理人才培养;深化融合理念,打造新时代融合教材。

　　本轮教材的编写原则如下:

　　1. 坚持"三基五性"　教材编写坚持"三基五性"的原则。"三基":基本知识、基本理论、基本技能;"五性":思想性、科学性、先进性、启发性、适用性。

　　2. 体现专业特色　护理学类专业特色体现在专业思想、专业知识、专业工作方法和技能上。教材编写体现对"人"的整体护理观,体现"以病人为中心"的优质护理指导思想,并在教材中加强对学生人文素质的培养,引领学生将预防疾病、解除病痛和维护群众健康作为自己的职业责任。

　　3. 把握传承与创新　修订教材在对原有教材的体系、编写体裁及优点进行继承的同时,结合上一轮教材调研的反馈意见,进一步修订和完善,并紧随学科发展,及时更新已有定论的新知识及实践发展成果,使教材更加贴近实际教学需求。同时,对于新增教材,能体现教育教学改革的先进理念,满足新时代护理人才培养在知识结构更新和综合能力提升等方面的需求。

　　4. 强调整体优化　教材的编写在保证单本教材的系统和全面的同时,更强调全套教材的体系性和整体性。各教材之间有序衔接、有机联系,注重多学科内容的融合,避免遗漏和不必要的重复。

5. **结合理论与实践** 针对护理学科实践性强的特点,教材在强调理论知识的同时注重对实践应用的思考,通过引入案例与问题的编写形式,强化理论知识与护理实践的联系,利于培养学生应用知识、分析问题、解决问题的综合能力。

6. **推进融合创新** 全套教材均为融合教材,通过扫描二维码形式,获取丰富的数字内容,增强教材的纸数融合性,增强线上与线下学习的联动性,增强教材育人育才的效果,打造具有新时代特色的本科护理学类专业融合教材。

全套教材共 59 种,均为国家卫生健康委员会"十四五"规划教材。

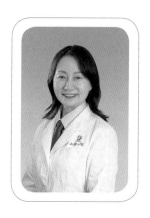

　　周芸, 教授、主任医师、硕士研究生导师;大连医科大学附属第二医院临床营养科主任;现任中国医师协会临床营养专业委员会常委,中国营养学会临床营养分会委员、社区营养与健康管理分会委员,中国营养保健食品协会体重管理专业委员会常务委员,辽宁省营养学会临床营养专科分会副主任委员,大连市医学会临床营养专科分会主任委员,大连市临床营养质量控制中心主任,大连市营养学会副理事长。

　　主要研究方向为肠黏膜屏障功能、临床营养及管理;从事临床营养及管理工作 30 余年,拥有丰富的医学营养学医、教、研经验;主持多项省部级课题及市级课题;主编及参编规划教材、专著 20 余部;获得大连市科学进步奖一等奖 1 项。

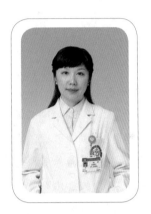

胡雯，教授、硕士生导师；四川省临床营养质量控制中心主任、四川大学华西医院临床营养科主任；现任中国老年医学学会副会长、中国老年医学学会营养与食品安全分会会长、四川省医师协会临床营养医师分会会长、四川省营养师协会会长等。

从事临床营养相关工作 30 余年，拥有丰富的医学营养学医、教、研、管经验；建立四川大学临床营养学本科专业；首创国内"H2H"营养管理模式，以家庭营养随访体系行延续性营养管理，解决了患者由医院到家庭全病程营养管理的问题。

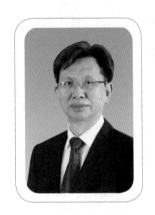

彭俊生，教授、主任医师；中山大学护理学院院长、中山大学附属第六医院胃外科首席专家，兼任教育部高等学校护理学类专业教学指导委员会委员、教育部护理专业认证工作委员会委员、全国高等学校护理学类专业教材评审委员会副主任委员，中华医学会肠外肠内营养学分会常务委员、中国医师协会外科医师分会临床营养医师委员会副主任委员、广东省医学会消化道肿瘤学分会主任委员等。

研究方向为胃肠外科、临床营养和护理管理；在 J CLIN ONCOL、ANN SURG 等期刊上发表论文 100 余篇，主编与参编书籍 10 余部；主持各级科研课题 10 余项；主持的"肠外肠内营养治疗在消化外科应用的基础与临床研究"获得广东省科学技术奖二等奖；任《中华胃肠外科杂志》《中华临床营养杂志》《肠外与肠内营养》等 10 余本杂志编委。

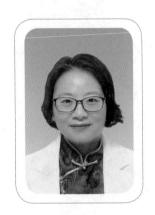

赵雅宁，教授、医学博士、硕士研究生导师；华北理工大学护理与康复学院教学副院长，担任河北省老年学会、唐山市老年心理学会副主任委员；荣获河北省三三三人才工程三层次人才、校级教学耕耘奖、校级优秀硕士生指导教师等荣誉称号；近 5 年先后荣获河北省教育厅教学成果二等奖、三等奖各 1 项，编写规划教材 5 部。

主要研究方向为临床护理、神经康复；先后主持、主研完成国家社科基金项目、省教育厅重点医学课题、省自然基金、省科技厅支撑项目、科技创新团队等科研项目 10 余项；取得省科技进步奖二等奖 1 项、省科技进步奖三等奖 3 项、中国煤炭部科技进步奖二等奖 2 项、省社科优秀成果二等奖 1 项；发表学术论文 150 余篇，其中 SCI 收录 10 余篇。

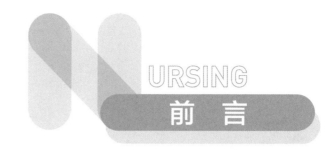

前　言

　　《临床营养学》(第5版)的修订以《"健康中国2030"规划纲要》《健康中国行动(2019—2030年)》《国民营养计划(2017—2030年)》为指导,全面贯彻全国高等学校护理学类专业"十四五"规划教材编写指导思想,以培养新时代高素质护理人才为宗旨,以能力培养为导向,培养学生的理论联系实际、解决临床实践问题的能力。

　　本教材以贴近实际工作内容为主;补充当前最新理论,着眼未来发展方向,做好顶层设计;丰富数字资源内容,旨在打造新时代融合教材。教材设十四章,内容涉及营养学基础、临床营养基础与常见疾病的营养治疗与护理;在第4版教材内容的基础上,增加了各类食物的营养、素食人群营养、心力衰竭的营养治疗,将围手术期、恶性肿瘤、危重症独立成章;根据最新颁布的国家标准、指南及行业规范更新了理论与数据,并加入了案例,注重实用性;《中国居民膳食指南(2022)》于2022年4月发布,本教材及时更新了新版指南的内容,保证了本版教材的时效性。编者殷切希望护理学类专业的学生通过本教材的系统学习,全面掌握营养学知识,熟练地运用于护理工作实践。

　　能量的国际单位为焦耳(J),但在营养学和实际临床工作中常用千卡(kcal)为单位,为方便实际工作需要,本教材能量采用kcal为单位,kcal与kJ换算关系为$1kcal ≈ 4.184kJ$。

　　在传承第4版教材编写的思想、经验与模式的基础上,本教材由从事护理学类专业临床营养学教学的教授与学者,以严谨、认真的治学态度共同编写,力求成为一部适合我国护理学类专业教学、在职护理人员继续教育的临床营养学教材,能够推动我国临床营养学科的发展与应用,提高人民的健康水平。在此,谨向各位辛勤工作的编者、为本教材编写及出版默默付出的工作者表示衷心感谢! 由于编者的学识与能力有限,本教材仍存在不足和遗憾之处,恳请读者对本教材提出宝贵意见,以便我们不断地修正、充实和完善。

周　芸

2022年6月

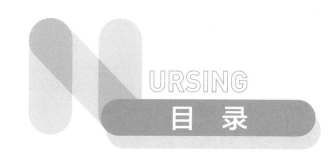

目 录

第二篇　临床营养学基础

第一篇

营养学基础

营养学基础主要介绍能量、人体生存所必需的各类营养素的生理功能及其缺乏或过量的危害,人体对能量及各类营养素的需要量,能量和各类营养素的食物来源等。通过本篇的学习,学生应能够掌握能量及各类营养素的分类、生理功能、食物来源、参考摄入量、缺乏或过量的危害等内容,熟悉各营养素的营养学评价方法,了解营养学的发展趋势和最新研究成果,从而具备能够发现和解决营养学基础相关问题的能力,为今后从事临床工作打下良好基础。

营养(nutrition)指机体从外界摄取食物,经过体内消化、吸收和/或代谢后,或者参与构建组织器官,或者满足生理功能和体力活动需要的必要的生物学过程。营养素(nutrient)为维持机体繁殖、生长发育和生存等一切生命活动和过程,需要从外界环境中摄取的物质。营养素参与机体组织、器官的构成,提供能量,调节生理功能,是人类赖以生存的物质基础。人体生命活动所必需的营养素有四十多种,按照结构和功能可分为六大类,即蛋白质、脂类、碳水化合物、维生素、无机盐、水。其中,碳水化合物、蛋白质和脂类需要量比较大,称为宏量营养素(macronutrient);维生素和无机盐需要量较小,称为微量营养素(micronutrient);水是人体重要的构成成分,同时还起到调节生理功能的作用。植物化学物质(phytochemicals)是来自植物性食物中的生物活性成分,虽不是机体生长发育的必需物质,但对生理功能调节、预防疾病、维持身体健康有不可低估的作用。

人类为了维持生存和健康,每日都需要从食物中摄取能量和各种营养素。人体对营养素的需要量随着年龄、性别和生理状况的变化而有所不同。为了指导人们合理地摄入营养素,防止营养素缺乏,我国自 1955 年开始制订推荐膳食营养素供给量(recommended dietary allowance,RDA),作为设计和评价膳食的质量标准和指导食品加工的参考依据。欧美等国家提出了膳食营养素参考摄入量(dietary reference intake,DRI)的概念。DRI 是为了保证人体合理摄入营养素而设定的每日平均膳食营养素摄入量的一组参考值。DRI 主要包括四项内容:平均需要量(estimated average requirement,EAR)、推荐摄入量(recommended nutrient intake,RNI)、适宜摄入量(adequate intake,AI)和可耐受最高摄入量(tolerable upper intake level,UL)。EAR 是根据个体需要量的研究资料制订的营养素摄入水平,该摄入水平可以满足某一特定性别、年龄及生理状况群体中 50% 个体需要量水平,但不能满足群体中另外 50% 个体对该营养素的需要。EAR 是制订 RNI 的基础。RNI 指可以满足某一特定性别、年龄及生理状况群体中绝大多数(97%~98%)个体营养素需要量的摄入水平。RNI 相当于传统意义上的 RDA,其主要用途是作为个体每日摄入该营养素的目标值。AI 是当某种营养素个体需要量研究资料不足,不能计算 EAR 和 RNI 时,通过观察或实验获得的健康人群某种营养素的摄入量。AI 与 RNI 都可用作个体营养素摄入量的目标值,能满足目标人群中几乎所有个体的需要,但是 AI 的准确性远不如 RNI。UL 是营养素或食物成分的每日摄入量的安全上限,是一个健康人群中几乎所有个体都不会产生毒副作用的最高摄入量。当摄入量超过 UL 时,损害健康的危险性随之增大。

中国营养学会根据国际发展趋势,结合我国的实际情况,修订并推出了最新的《中国居民膳食营养素参考摄入量(2013 版)》,里面包括了中国居民膳食营养素参考摄入量(DRIs)一些新指标,如宏量营养素可接受范围(acceptable macronutrient distribution ranges,AMDR)、预防慢性非传染性疾病的建议摄入量(proposed intakes for preventing noncommunicable diseases,PI-NCDs)、特定建议值(specific proposed levels,SPL),从而更好地指导中国居民合理摄入营养素预防慢性非传染性疾病。

第一章

能量与营养素

01章 数字内容

学 习 目 标

- **知识目标：**

  1. 掌握能量、碳水化合物、蛋白质、脂类、维生素、无机盐的分类及主要概念。

  2. 熟悉能量、碳水化合物、蛋白质、脂类、维生素、无机盐的生理作用、食物来源及推荐摄入量。

  3. 了解能量、碳水化合物、蛋白质、脂类、维生素、无机盐的评价方法。

- **能力目标：**

  能根据患者的膳食摄入情况评估其能量及营养素的摄入问题，并给予合理膳食的健康教育。

- **素质目标：**

  尊重患者的饮食习惯，关心爱护患者。

第一节　能　量

患者,女,24岁,主诉"停经2个月"来门诊就诊。患者4个月前开始进行节食减重,每日以少量肉蛋类、大量蔬菜为主要食物,限制主食摄入;3个月前出现怕冷、便秘、疲乏症状,并伴有大量脱发;2个月前开始出现停经;近4个月患者体重下降15kg。

人体测量:身高165cm,体重40kg。

实验室检查:血红蛋白95g/L、白蛋白30g/L。

请思考:

1. 该患者出现了什么问题? 原因是什么?

2. 如何为该患者制订合理的饮食方案?

一、概述

能量(energy)是一切生物维持生命活动的基础,人体的能量摄入和能量消耗一般情况下维持平衡。人体需要能量来维持生命活动,也需要能量来从事劳动和社会活动。人体所需要的能量主要来源于食物中的产能营养素,即碳水化合物、脂肪和蛋白质。这三类营养素进入人体,经过消化吸收后,可在生物氧化过程中释放能量,其中一部分转变成热能维持体温,另一部分满足机体代谢、呼吸、循环等其他生命活动的需要。机体内能量的释放、转移和利用的过程称为能量代谢。物质代谢和能量代谢共同构成生物的新陈代谢。

能量的国际单位为焦或焦耳(joule,J)。1J相当于1N力使1kg的物体移动1m所消耗的能量。营养学上由于所用数值大,日常以千焦(kilo joule,kJ)或兆焦(mega joule,MJ)作为单位进行计算。营养学传统上习惯用卡(calorie,cal)或千卡(kilocalorie,kcal)作为单位。1kcal指在1个标准大气压下,1kg纯水由15℃上升到16℃时所需要的能量。两种能量单位的换算关系为:

$$1kJ \approx 0.239kcal$$

$$1kcal \approx 4.184kJ$$

食物中的碳水化合物、脂肪和蛋白质在体内氧化后可释放能量,故称为产能营养素(energy-yielding calorigenic nutrient)。每1g产能营养素在体内氧化产生的能量值称为能量系数(energy coefficient)或食物的热价(calorific value)。食物中每1g碳水化合物、脂肪、蛋白质在体内氧化时平均可产生的能量分别是4kcal、9kcal和4kcal。

二、人体的能量消耗

健康成年人的能量消耗主要用于维持基础代谢、体力活动和食物热效应三方面能量消耗的总和。健康成年人能量的摄入和消耗应在较长时间内保持动态平衡状态,如果能量摄入量长期大于能量消耗量,剩余的能量主要以脂肪的形式储存在体内。反之,如果能量的摄入量长期小于消耗量,则人体逐渐消瘦、活力丧失,儿童和婴幼儿则会出现生长发育迟缓,严重的可能导致生命活动停止而死亡。处于特殊生理状况下的个体其能量需要量会增加,如生长发育期的儿童和青少年、孕妇和乳母及治疗期或康复期患者等。

(一) 基础代谢

基础代谢(basal metabolism,BM)指维持人体最基本生命活动所必需的能量消耗。联合国粮食及农业组织/世界卫生组织(FAO/WHO)对基础代谢的定义:基础代谢指人体经过空腹10~12h、良好的睡眠、清醒仰卧、恒温条件下（一般为 22~26℃），无任何身体活动和紧张的思维活动，全身肌肉放松时的能量消耗。基础代谢的水平用基础代谢率（basal metabolic rate，BMR）来表示。BMR 指每小时每千克体重（或每平方米体表面积）人体基础代谢所消耗的能量，表示单位为 $kJ/(m^2 \cdot h)$ 或 $kcal/(m^2 \cdot h)$、$kJ/(kg \cdot h)$ 或 $kcal/(kg \cdot h)$。基础能量消耗（basic energy expenditure，BEE）可以按照体表面积与该年龄的基础代谢率来计算，体表面积可以根据身高、体重计算。Harris 和 Benedict 提出的用来计算 24h 基础能量消耗的公式为：

男 BEE（kcal/24h）=66.47+13.75× 体重（kg）+5.0× 身高（cm）-6.76× 年龄（岁）

女 BEE（kcal/24h）=655.1+9.56× 体重（kg）+1.85× 身高（cm）-4.68× 年龄（岁）

影响基础代谢的因素有很多，包括体型、机体组织、性别、年龄、环境温度、内分泌功能、应激状态等。一般来说，基础代谢与体表面积成正比例关系。体表面积大者基础代谢较强，瘦高的人较矮胖的人相对体表面积大，基础代谢较高。另外，基础代谢与体内瘦体重（lean body mass，LBM）含量的多少也有密切关系。瘦体重（包括肌肉、心、肝和肾等）含量高，基础代谢率也高。基础代谢率随着年龄的增加而降低，女性比男性基础代谢率低 5%~10%。体内的一些激素对细胞代谢起调节作用，如甲状腺功能亢进者基础代谢率升高。寒冷、大量摄食、体力过度消耗及精神紧张均可增高基础代谢的水平；而禁食、饥饿或少食时，基础代谢能量消耗相应降低。

除了基础能量消耗外，临床上亦常用静息能量消耗（resting energy expenditure，REE）。静息能量消耗是维持人体正常活动和稳态的能量消耗，与基础能量消耗测定比较接近，区别在于静息能量测定不是空腹，而是在进食 3~4h 后测量，此时机体仍进行着正常的消化活动，这种状态比较接近于人们正常生活中处于休息的状态。REE 比 BEE 高 10% 左右。

（二）体力活动

除了基础代谢外，体力活动消耗的能量在人体能量消耗中占主要部分。体力活动指任何由骨骼肌收缩引起的导致能量消耗的身体运动。不同体力活动所消耗的能量不同，主要取决于体力活动的强度和持续时间。通常情况下，由各种体力活动所消耗的能量占人体总能量消耗的 15%~30%。体力活动一般分为职业活动、社会活动、家务劳动和休闲活动。因为运动或劳动等体力活动时肌肉需要消耗能量，肌肉活动的强度与机体耗氧量的增加成正比。国际上身体活动强度的通用单位是能量代谢当量（metabolic equivalence of energy，MET）。1MET 相当于能量消耗为 $1kcal/(kg \cdot h)$ 或消耗 $3.5ml\ O_2/(kg \cdot min)$ 的活动强度。7~9MET 为高强度身体活动，3~6MET 为中等强度身体活动，1.1~2.9MET 为低等强度身体活动。一些常见身体活动强度：做饭 2.5MET，中速步行（5km/h）3.5MET，太极拳 3.5MET，篮球 6.0MET，慢跑 7.0MET，游泳 8.0~10.0MET。

（三）食物特殊动力作用

食物热效应（thermic effect of food，TEF）也称为食物特殊动力作用（food specific dynamic action），指由于摄食而引起能量消耗增加的现象。不同食物的 TEF 不同，碳水化合物为 5%~10%，脂肪为 0%~5%，蛋白质最高为 20%~30%。一般成人摄入混合膳食时，由 TEF 所引起的能量消耗为每日 150kcal 左右，相当于基础代谢的 10%。

（四）特殊生理阶段的能量消耗

婴幼儿、儿童、青少年的生长发育需要能量，主要包括机体形成新的组织所需的能量，以及新生组织进行新陈代谢所需的能量。婴儿每增加 1g 体重约需 5kcal 能量。孕妇和乳母也需要额外补充能量。

三、能量消耗的测定

能量消耗量是估算能量需要的关键。能量消耗测定的具体方法包括直接测热法、间接测热法、双标水法、心率监测法、运动感应器测量法和行为记录法。其中，双标水法为测量总能量消耗量（total energy expenditure，TEE）的"金标准"，但是测量费用较高，使用较为局限；行为记录法简单易行，应用较为普遍。

Note:

四、食物来源与参考摄入量

（一）来源

碳水化合物和脂肪在体内可以完全氧化代谢成二氧化碳和水。蛋白质在体内不能完全氧化，其氧化产物除了二氧化碳和水外，还有一些含氮物质，如尿素、尿酸等通过尿液排出体外。另外，酒类含有的酒精也能产生能量，1g 酒精可产生能量 7kcal。

碳水化合物是机体供能的最主要和最有效来源，并且是脑组织所需能量的主要来源，因此碳水化合物在能量供给上具有特殊的重要性。脂肪是体内的主要供能物质，也是机体储存能量的主要方式。蛋白质在体内的主要功能是参与合成机体蛋白，供给能量并不是其主要功能。根据中国居民的饮食习惯，WHO 推荐的适宜膳食能量构成为来自碳水化合物的能量应占总能量的 55%~65%，来自脂肪的能量应占总能量的 20%~30%，来自蛋白质的能量占总能量的 10%~15%。

碳水化合物、脂类和蛋白质普遍存在于各种食物中。谷类和薯类食物含碳水化合物较多，是最经济的膳食能量来源；油脂类含有丰富的脂肪；动物性食物的脂肪和蛋白质含量一般高于植物性食物，但大豆和坚果类含有较丰富的油脂和蛋白质；蔬菜和水果中产能营养素含量一般较少。

（二）参考摄入量

中国营养学会按照年龄、性别和体力活动强度分别制订了不同人群膳食能量需要量。儿童、青少年的膳食能量按照年龄段不同能量需要量不同，孕妇和乳母的膳食能量需要量也要适当增加。具体能量需要量见附录 1。

（杨　萍）

第二节　碳水化合物

一、概述

碳水化合物（carbohydrate）是由碳、氢、氧三种元素组成的一大类化合物，因为低分子量的碳水化合物有甜味，因此也称为糖类。植物可利用阳光进行光合作用，将自然界中的水、空气和二氧化碳合成碳水化合物。动物不能制造碳水化合物，必须从食物中获得并加以利用。

（一）碳水化合物的分类

碳水化合物是一大类有机化合物，分类主要根据其化学结构进行，FAO/WHO 的专家组将碳水化合物按照聚合程度分为糖（每分子可水解成 1~2 个单糖分子）、寡糖（每分子可水解成 3~9 个单糖分子）和多糖（每分子可水解成 10 个以上单糖分子）。每一类又分为不同的亚组，见表 1-1。

表 1-1　碳水化合物的分类

分类（含单糖分子数）	亚组	组成
糖（1~2）	单糖	葡萄糖、半乳糖、果糖
	双糖	蔗糖、乳糖、麦芽糖
	糖醇	山梨醇、甘露醇、木糖醇
寡糖（3~9）	异麦芽低聚寡糖	麦芽糊精
	其他寡糖	棉子糖、木苏糖、低聚果糖
多糖（≥10）	淀粉	直链淀粉、支链淀粉、变性淀粉
	非淀粉多糖	纤维素、半纤维素、果胶、亲水胶质物

单糖是不能水解的最简单碳水化合物,有 3~8 个碳原子,按照碳原子的数目多少依次称为乙糖、丙糖、丁糖、戊糖、己糖、庚糖。分子中碳原子数≥3 的单糖因含有不对称碳原子,所以有 D- 型及 L-型两种构型,天然存在的单糖多为 D- 型。食物中最常见的单糖是葡萄糖和果糖,都含有 6 个碳原子。

双糖可以水解成 2 个单糖分子。蔗糖是食品加工中最常应用的双糖,主要来源于甘蔗和甜菜。乳糖是仅存在于乳品中的碳水化合物。麦芽糖是由两个分子的葡萄糖结合构成。

糖醇是单糖还原后的产物,主要存在于植物中,由于其代谢不需要胰岛素,因此常用于糖尿病患者膳食。

寡糖又称为低聚糖,是由 3~9 个单糖分子通过糖苷键构成的聚合物。某些寡糖如低聚果糖,可以刺激肠道中有益菌群的生长繁殖,抑制有害菌的生长,对人体有益,被称为益生元(prebiotics)。

多糖在性质上与单糖不同,一般不溶于水、无甜味、不形成结晶,按照功能不同可以分为储存多糖和结构多糖。植物细胞的储存多糖主要是淀粉。淀粉分为直链淀粉和支链淀粉,可以在胰淀粉酶的作用下降解为单糖。糖原是动物体内多糖的储存形式,也是葡萄糖的聚合物,在维持血糖的过程中发挥着重要作用。结构多糖是构成植物细胞壁的主要成分,包括纤维素、半纤维素、果胶和亲水胶质物等非淀粉多糖。

(二) 碳水化合物的消化、吸收和代谢

碳水化合物的消化吸收主要有两种形式:小肠消化和大肠发酵。人体只能吸收单糖,双糖和多糖必须在体内酶的作用下,水解成单糖才能被吸收。碳水化合物的消化从口腔开始,唾液中的 α- 淀粉酶可部分分解碳水化合物;食物到胃中后,胃液中胃酸只能水解少量碳水化合物;小肠对碳水化合物的消化分为肠腔消化和小肠黏膜上皮细胞表面的消化,通过水解酶等酶的作用将碳水化合物完全分解为葡萄糖、少量果糖和半乳糖,经过小肠黏膜吸收;不被消化的碳水化合物到结肠后,被结肠中的菌群分解,产生氢气、甲烷、二氧化碳、短链脂肪酸等物质,这个过程称为结肠发酵。

食物中碳水化合物消化后的最终产物是葡萄糖、果糖、半乳糖等单糖,主要在小肠被吸收,在肠壁和肝内几乎全部转变为葡萄糖。葡萄糖的吸收机制可分为 3 个途径:主动吸收、被动吸收及通过细胞间隙直接吸收。其中主动吸收是主要的吸收途径。葡萄糖可以直接被机体组织利用,经分解代谢提供能量。一部分葡萄糖在肝和肌肉内合成糖原储存起来,对维持血糖稳定、肌肉活动提供能量等方面具有重要意义。过量的葡萄糖还可以转化成脂肪,这些代谢过程相互联系和制约,维持糖类代谢的稳定。

(三) 血糖的调节

血糖指血液中的葡萄糖,主要来源于食物中消化吸收的葡萄糖,以及来自肝糖原酵解和糖异生作用。正常情况下血糖水平保持相对恒定,空腹时为 3.9~6.1mmol/L,餐后血糖可轻度升高,饥饿初期略有下降。血糖保持恒定具有非常重要的生理意义,是维持细胞正常生理功能的重要条件之一。血糖水平受神经和激素的调节。胰岛素是调节血糖的主要激素,能够加快血糖进入肌肉细胞和肝细胞的速度,促使葡萄糖合成糖原,加速葡萄糖的氧化利用,抑制糖异生,从而降低血糖浓度。当体内胰岛素分泌不足时,会出现高血糖症,发生糖尿病。除胰岛素外,胰高血糖素、肾上腺激素、甲状腺激素、生长激素、糖皮质激素等在血糖调节过程中也发挥着重要作用。

学科前沿

食物血糖指数在慢病管理中的应用进展

1981 年,加拿大科学家 Dr. Jenkins 首次提出血糖指数(glycemic index,GI)的概念。GI 是描述食物生理学参数的指标,表达了不同种类碳水化合物对血糖的影响。以葡萄糖的 GI 值为 100%,根据 GI 值大小可将碳水化合物食品分为不同等级。GI 值 <55% 的食物被认为是低GI 食物,55%~70% 为中 GI 食物,>70% 为高 GI 食物。研究表明,低 GI 的食物,在胃肠中停留

Note:

时间长,能量释放缓慢,葡萄糖进入血液后峰值低,下降速度慢,有助于维持血糖稳态,预防糖尿病。

食物对血糖的影响不仅与碳水化合物的含量有关,还与碳水化合物的来源、类型、物理性状、化学结构、加工方式、储存条件等有关,因此即便是同一种原料制成的不同产品也可以产生不同的血糖应答,具有不同的 GI 值。食物 GI 的应用也逐渐得到 FAO/WHO 的确认和重视,不仅用于糖尿病患者的膳食管理,而且被广泛用于高血压和肥胖人群的膳食管理、人群营养教育、运动员的饮食管理等。

二、营养学意义

碳水化合物是生命细胞结构的主要成分及主要供能物质,并且有调节细胞活动的重要功能。

(一) 提供和储存能量

膳食碳水化合物是人类获取能量最主要、最经济的来源,通常 50% 以上膳食能量由碳水化合物提供。碳水化合物在体内被消化后,能够迅速氧化给机体提供能量,氧化的最终产物是二氧化碳和水。

葡萄糖在体内释放能量较快,供能也快,是神经系统和心肌的主要能源,也是肌肉活动时的主要燃料,对维持神经系统和心脏的正常供能、增强耐力、提高工作效率都有重要意义。中枢神经系统主要利用葡萄糖提供能量,婴儿期缺少碳水化合物会影响脑细胞的生长发育。

(二) 构成组织及重要生命物质

碳水化合物是构成机体组织细胞的重要物质,并参与多种生理活动。细胞中的碳水化合物含量为 2%~10%,主要以糖脂、糖和蛋白结合物的形式存在于细胞膜、细胞器、细胞质和细胞间质中。糖结合物还广泛存在于各组织中,如脑和神经组织中含大量糖脂,糖脂是细胞与神经组织的结构成分之一。糖与蛋白质结合生成的糖蛋白如黏蛋白与类黏蛋白,是构成软骨、骨骼和眼球的角膜、玻璃体的组成成分。核糖和脱氧核酸参与构成生命遗传物质核糖核酸和脱氧核糖核酸。维持机体正常生理功能的一些重要物质,如抗体、酶和激素也需碳水化合物参与构成。

(三) 蛋白质节约作用

当碳水化合物摄入不足时,蛋白质会有一部分通过糖异生转变成葡萄糖供能。摄入充足的碳水化合物时则能预防体内或膳食蛋白质的消耗,不需要动用蛋白质供能,称为碳水化合物的蛋白质节约作用(protein sparing action)或节氮作用。

(四) 抗生酮作用

脂肪在体内代谢也需要碳水化合物参与,因为脂肪代谢所产生的乙酰基需要与草酰乙酸结合进入三羧酸循环,才能最终被彻底氧化。草酰乙酸是葡萄糖在体内氧化的中间产物,如果膳食中碳水化合物供应不足,体内的草酰乙酸相应减少,脂肪酸不能被完全氧化而产生大量的酮体,酮体不能及时被氧化而在体内蓄积,会导致酮血症和酮尿症。膳食中充足的碳水化合物可避免脂肪不完全氧化而产生过量的酮体,这一作用称为碳水化合物的抗生酮作用(antiketogenesis)。

(五) 解毒作用

肝糖原丰富时,机体对某些有害物质的解毒作用增强;肝糖原不足时,机体对酒精、砷等有害物的解毒作用显著下降。肝中的葡糖醛酸是一种非常重要的解毒剂,能与许多有害物质如细菌毒素、酒精、砷等结合并排出体外。

(六) 增强肠道功能

非淀粉多糖如纤维素、果胶、抗性淀粉、功能性寡糖等不易消化的碳水化合物,能刺激肠道蠕动,增加粪便容积,选择性地刺激肠道中有益菌群的生长,对维持正常肠道功能、减少毒物与肠道细胞的接触时间、增殖益生菌有重要作用。

（七）增加胃的充盈感

摄入含碳水化合物丰富的食物,容易增加胃和腹部的充盈感。特别是缓慢吸收和抗消化的碳水化合物,充盈感的时间更长。

（八）与癌症的关系

高抗性淀粉饮食能够降低结直肠癌的发病风险,与抗性淀粉能够加速肠道运转、缓解便秘、减少与肠道炎症密切相关的微生物如嗜酸菌和大肠杆菌等,从而保护肠道健康。若碳水化合物摄入过多,会引起人体的血糖负荷升高。

三、食物来源与参考摄入量

（一）来源

碳水化合物主要来源于植物性食物,如谷类中碳水化合物含量为 60%~80%,薯类中含量为 20%~30%,豆类中含量为 40%~60%,根茎类蔬菜、含淀粉的坚果类和其他水果蔬菜类也含有一定量的碳水化合物。乳制品中含有的乳糖也是一种特殊的碳水化合物。其他来源主要是糖果、糕点、含糖饮料等甜食,蜂蜜和酒类等。

（二）参考摄入量

根据目前我国膳食碳水化合物的实际摄入量和 FAO/WHO 的建议,中国营养学会 2013 年制订的中国居民膳食营养素参考摄入量中,碳水化合物的 AI 占总能量的 50%~65%。这些碳水化合物应有不同的来源,包括复合碳水化合物淀粉、不消化的抗性淀粉、非淀粉多糖和寡糖等。因为蔗糖等精制糖吸收迅速,机体难以尽快将其完全氧化分解加以利用,易于转换成脂肪储存下来,所以一般认为精制糖的摄入量不宜过多。

四、膳食纤维

膳食纤维(dietary fiber,DF)是植物中天然存在的、提取或合成的碳水化合物聚合物,是一大类不能被人体小肠消化吸收、对人体有健康意义的物质。

（一）定义

FAO/WHO 在 2010 年发布的膳食纤维的定义为"膳食纤维共性特点指 10 个和 10 个以上聚合度(degree of polymerization,DP)的碳水化合物聚合物,且该物质不能被人体小肠内的酶水解,并对人体具有健康效益"。《食品营养成分基本术语》(GB/Z 21922—2008)对膳食纤维的定义为"植物中天然存在的、提取或合成的碳水化合物的聚合物,其聚合度 DP≥3,不能被人体小肠吸收、对人体有健康意义"。

（二）分类

从化学结构和聚合度的角度,膳食纤维的种类包括非淀粉多糖(包括纤维素、半纤维素、果胶和树胶、β-葡聚糖等)、抗性寡糖(包括低聚果糖、低聚麦芽糖、低聚木糖等)、抗性淀粉和抗性糊精、木质素和其他合成的碳水化合物(如葡聚糖或聚葡萄糖)。

（三）膳食纤维的生理作用

膳食纤维的生理作用是由其理化特性决定的,主要包括增加饱腹感、降低对其他营养素或食物成分的吸收、诱导益生菌的增殖、促进排便等,因此其在预防非胰岛素依赖型糖尿病、大肠癌、肥胖及心血管疾病中起着重要作用。

（四）食物来源及推荐摄入量

目前,多数国家对膳食纤维的建议摄入量为每人 25~35g/d。全谷物、豆类、水果、蔬菜和马铃薯是膳食纤维的主要来源,坚果和种子中的膳食纤维含量也很高。

学 科 前 沿

益生元的临床应用进展

益生元(prebiotics)的概念是 Gibson 等在 1995 年提出的。益生元指"不易消化的食物成分,可以通过选择性地刺激结肠中的一种或少数几种细菌的生长或活性而对宿主产生有益影响,从而增进宿主健康"。国际益生菌和益生元科学协会(ISAPP)2017 年将益生元的定义更新为"一类可被宿主体内微生物选择性利用并对宿主产生健康效应的物质"。新定义扩大了益生元的物质范围和作用部位,将非碳水化合物及非食物成分等也包括在内,并将作用部位扩大到了胃肠道以外。

益生元的种类包括低聚果糖、菊粉、低聚半乳糖等。其中低聚果糖是最常见的益生元。目前,益生元的临床应用包括单独使用或与益生菌联合使用,均显示出其对改善慢性疾病如糖尿病、慢性肾疾病患者的血糖、血脂有一定的作用,从而达到改善代谢状况的效果。这可能与其能够降低患者血液中的炎性标志物[C 反应蛋白(CRP)、肿瘤坏死因子(TNF-a)]有一定的关系。也有研究将益生菌与益生元联合使用预防术后患者的感染性并发症,并取得了一定的效果。

(杨　萍)

第三节　蛋　白　质

导入案例与思考

患者,女,36 岁,近期自觉乏力,容易感冒生病。患者一直保持素食习惯,饮食以蔬菜、水果为主,主食主要以红薯、南瓜为主,肉类、蛋类均不摄入,偶尔吃一些豆制品。

体格检查:身高 165cm,体重 45kg,头发枯黄,下肢有凹陷性水肿。

实验室检查:血红蛋白 80g/L、白蛋白 26g/L、前白蛋白 150mg/L。

请思考:

1. 该患者出现了什么样的营养问题? 依据是什么?

2. 该患者的饮食应如何进行调整?

一、概述

蛋白质(protein)是由氨基酸组成的化学结构复杂的一大类有机化合物。蛋白质是生命的物质基础,没有蛋白质就没有生命。蛋白质由碳、氢、氧、氮、硫等元素组成,由于碳水化合物和脂肪中不含氮,所以蛋白质是人体氮的唯一来源。

(一) 氨基酸及分类

氨基酸(amino acid)是组成蛋白质的基本单位,以肽键相连接并形成一定的空间结构。蛋白质被水解后的次级结构称为肽。肽(peptide)是由氨基酸之间以肽键相连而形成,肽键(peptide bond)指一个氨基酸的 α- 羧基与另一个氨基酸的 α- 氨基脱水缩合形成的键。含 10 个以上氨基酸残基的肽称为多肽,含 10 个以下氨基酸残基的肽称为寡肽,含 3 个或 2 个氨基酸残基的肽分别称为三肽和二肽。组成人体蛋白质的氨基酸有 21 种,其中有 9 种是体内不能合成或合成速度不能满足机体需要,必须从食物中获取,称为必需氨基酸(essential amino acid,EAA)。它们是异亮氨酸(isoleucine)、亮氨酸(leucine)、赖氨酸(lysine)、蛋氨酸(methionine)、苯丙氨酸(phenylalanine)、苏氨酸(threonine)、色氨酸

Note:

(tryptophan)、缬氨酸(valine)和组氨酸(histidine)。半胱氨酸和酪氨酸这类可减少人体对某些必需氨基酸需要量的氨基酸,称为条件必需氨基酸,或者半必需氨基酸。其余的氨基酸称为非必需氨基酸(non-essential amino acid, NEAA)。

必需氨基酸种类齐全、氨基酸组成与人体蛋白质接近、营养价值高的蛋白质为完全蛋白。有些食物蛋白质的氨基酸构成与人体蛋白质差异较大,其中一种或几种必需氨基酸含量相对降低,导致其他的必需氨基酸在体内不能被充分利用而浪费,造成其营养价值降低,这样的蛋白质称为半完全蛋白。这些含量相对较低的必需氨基酸称为限制氨基酸(limiting amino acid)。因此,为了提高植物蛋白质的营养价值,往往将两种或两种以上的食物混合食用,达到以多补少的目的,提高蛋白质的营养价值。这种不同食物间相互补充其必需氨基酸不足的作用称为蛋白质互补作用(protein complementary action)。

(二)蛋白质的消化、吸收和代谢

食物中的蛋白质在胃内开始消化,在胃酸的作用下,蛋白质变性,空间结构破坏。同时胃酸可激活胃蛋白酶水解蛋白质,活化的胃蛋白酶可将蛋白质及大分子多肽水解成小分子多肽和游离氨基酸。小肠是蛋白质消化的主要部位,在小肠胰蛋白酶和糜蛋白酶的作用下,蛋白质分解为氨基酸和部分二肽、三肽,氨基酸通过小肠主动转运过程和 γ- 谷氨酰循环过程吸收进入体内,所有被吸收的氨基酸通过肝门静脉被运送到肝和其他组织或器官被利用,其余通过粪便进行排泄。影响蛋白质消化吸收的因素包括胃肠道动力、消化道黏膜吸收等。根据餐后氨基酸、蛋白质代谢快慢的不同,分为快膳食蛋白和慢膳食蛋白。肠道中被消化吸收的蛋白质,除了来自食物外,还有来自肠道脱落的黏膜细胞和消化液等,每日约有 70g。其中大部分可被消化和吸收,称为内源性氮;未被吸收的由粪便排出体外,称为粪代谢氮。消化吸收后的氨基酸先储存于人体各组织器官和体液中,与人体自身蛋白质分解产生的氨基酸一起统称为氨基酸池(amino acid pool),用于机体蛋白质和含氮的生命活性物质的合成。

二、营养学意义

(一)构成和修复机体组织

蛋白质是构成生命的重要物质基础,人体的一切细胞组织和具有重要生理作用的物质都有蛋白质参与构成。正常成年人体内蛋白质含量相对稳定,约占体重的 16%。一个体重 60kg 的成人,体内有 10~11kg 蛋白质,这些蛋白质处在不断分解和合成的动态变化中,体内蛋白质分解释放的氨基酸大部分可以被机体再利用,但也有一部分会丢失,因此机体需要摄入一定量的蛋白质用于组织蛋白质的更新。婴幼儿、儿童、青少年、孕妇和乳母还需要合成额外的蛋白质以合成新组织、维持生长发育和乳汁分泌的需要。长期蛋白质缺乏将导致机体严重营养不良,健康状况受损。儿童长期蛋白质缺乏会造成生长发育迟缓、淡漠、贫血等情况。

(二)调节生理功能,参与生命活动

体内蛋白质种类及形式多样,包括所有的酶类,多种具有重要调节作用的激素类,运输氧气的血红蛋白,调节酸碱平衡、维持体液平衡及运送营养物质的各种血浆蛋白,具有免疫功能的抗体,具有连接、支持、防御、负重等重要功能的胶原蛋白,以及参与遗传信息传递的核蛋白等。这些生命活性物质是维持生命活动正常运行的基础。

(三)供给能量

通常情况下供能不是蛋白质的主要功能,但也有一小部分氨基酸不被利用合成新的蛋白质而分解产热。人体每日所需能量的 10%~15% 来自食物中的蛋白质。在特殊情况下,当糖和脂类摄入不足时,蛋白质的分解代谢增强,来供给机体所需的能量。

(四)肽类的特殊生理功能

近年来,研究发现直接从肠道吸收进入血液的活性肽具有许多重要的功能。它们不仅能作为氨基酸的供体,还可以参与机体的免疫调节、促进无机盐吸收、降血压和清除自由基。

三、蛋白质营养不良

蛋白质缺乏在成人和儿童都会发生,但处于生长阶段的儿童更为敏感。常见的蛋白质营养不良类型为蛋白质 - 能量营养不良(protein-energy malnutrition,PEM)。

四、食物蛋白质的营养价值评价

食物蛋白质由于氨基酸组成的差别,营养价值不完全相同。评价食物蛋白质营养价值的常用方法:

（一）蛋白质含量

食物中蛋白质的含量是评价食物蛋白质营养价值的基础指标,一般根据食物的含氮量来计算蛋白质的含量,根据测定的含氮量乘以换算系数 6.25 即为蛋白质的含量。凯氏定氮法(Kjeldahl determination)是测定食物中氮含量的经典方法。

（二）氨基酸模式

蛋白质中各种必需氨基酸的构成比值称为氨基酸模式(amino acid scoring pattern)。一般根据蛋白质中必需氨基酸的含量,将含量最少的色氨酸定为 1,计算出其他必需氨基酸与色氨酸的相应比值。几种食物蛋白质和人体蛋白质的氨基酸模式见表 1-2。

表 1-2　几种食物蛋白质和人体蛋白质的氨基酸模式

必需氨基酸	人体	全鸡蛋	牛奶	牛肉	大豆	面粉	大米
异亮氨酸	4.0	3.2	3.4	4.4	4.3	3.8	4.0
亮氨酸	7.0	5.1	6.8	6.8	5.7	6.4	6.3
赖氨酸	5.5	4.1	5.6	7.2	4.9	1.8	2.3
蛋氨酸 + 半胱氨酸	3.5	3.4	2.4	3.2	1.2	2.8	2.8
苯丙氨酸 + 酪氨酸	6.0	5.5	7.3	6.2	3.2	7.2	7.2
苏氨酸	4.5	2.8	3.1	3.6	2.8	2.5	2.5
缬氨酸	5.0	3.9	4.6	4.6	3.2	3.8	3.8
色氨酸	1.0	1.0	1.0	1.0	1.0	1.0	1.0

食物蛋白质的氨基酸模式越接近人体的蛋白质氨基酸模式,则这种蛋白质越容易被人体吸收利用,称为优质蛋白质,如动物蛋白质中的蛋、乳、肉、鱼等及大豆蛋白质。如果食物中蛋白质氨基酸模式与人体不符,如某一种限制性氨基酸数量不足,则其他氨基酸也不能被充分利用,而使蛋白质营养价值降低。其中含量最低的称为第一限制性氨基酸,依此类推,有第二限制性氨基酸、第三限制性氨基酸等。在某种食物中直接添加其限制氨基酸,则能提高该食物中蛋白质的生物价值,这种方法称为氨基酸强化(amino acid fortification)。

（三）蛋白质消化率

蛋白质消化率(protein digestibility)是食物蛋白质在体内消化酶的作用下被分解和吸收的程度,是评价食物蛋白质营养价值的方法之一。蛋白质消化率越高,被机体吸收利用的可能性越大,其营养价值越高。蛋白质消化率一般采用动物实验或临床试验测定,计算公式为:

$$蛋白质消化率(\%)=\frac{食物氮-(粪氮-粪代谢氮)}{食物氮}\times100\%$$

式中,食物氮指从食物中摄入的氮,粪氮指从粪便中排出的氮。

植物性食物因含有膳食纤维,比动物性食物蛋白质消化率要低,但经过加工破坏或去除纤维素后,即可以提高植物蛋白质的消化率。如大豆蛋白质的消化率为 60%,加工成豆腐后,可提高到 90% 以上。

(四) 蛋白质生物价

蛋白质生物价(biological value,BV)指食物蛋白质消化吸收后被机体潴留的程度,也就是被机体利用的程度。生物价越高,说明蛋白质的利用率越高,即蛋白质的营养价值越高。BV 通常采用动物实验或临床试验测定,计算公式为:

$$蛋白质生物价(\%)=\frac{储留氮}{吸收氮} \times 100\%$$

$$储留氮 = 氮吸收量 -(尿氮 - 尿内源氮)$$

$$吸收氮 = 摄入氮 -(粪氮 - 粪代谢氮)$$

尿内源氮指实验期内机体不摄入氮时尿中所含有的氮,主要来自组织蛋白的分解。生物价是评价食物蛋白质营养价值较常用的方法。鸡蛋、鱼、大米的蛋白质生物价依次为 94%、83% 和 74%。

(五) 蛋白质净利用率

蛋白质净利用率(net protein utilization,NPU)指蛋白质在体内被利用的程度,是将蛋白质生物价和消化率结合起来评定蛋白质的营养价值。计算公式为:

$$蛋白质净利用率(\%)=生物价 \times 消化率 = \frac{储留氮}{食物氮} \times 100\%$$

(六) 蛋白质功效比值

蛋白质功效比值(protein efficiency ratio,PER)是一种比较简单地测定膳食蛋白质营养价值的方法,指摄入单位重量的蛋白质所增加的体重。即在实验期内,被测动物平均每摄入 1g 蛋白质时所增加的体重克数。

(七) 氨基酸评分

氨基酸评分(amino acid score,AAS)也称为蛋白质化学评分,是目前应用较为广泛的一种食物蛋白质营养价值评价方法,不仅适用于单一食物蛋白质的营养价值评价,还可用于混合食物蛋白质的营养价值评价。这种测量方法的基础是限制氨基酸含量决定了蛋白质的营养价值。氨基酸评分是被测食物蛋白质的第一限制性氨基酸与推荐的等量理想蛋白质或参考蛋白质同种氨基酸含量的比值。计算公式为:

$$AAS=\frac{被测蛋白质每克氮(或蛋白质)中氨基酸含量(mg)}{理想模式或参考蛋白质中每克氮(或蛋白质)中氨基酸量(mg)} \times 100$$

用氨基酸评分来评价蛋白质营养价值比较简单、经济,可以明确各种限制氨基酸的顺序和缺乏程度,有助于确定蛋白质互补或氨基酸强化方案,缺点是没有考虑食物蛋白质的消化率。

五、食物来源与参考摄入量

(一) 来源

膳食蛋白质可来源于植物性食物和动物性食物。一般来讲,动物蛋白的营养价值优于植物蛋白。动物性食物中,蛋类蛋白质含量为 11%~14%,氨基酸模式比较适合,是优质蛋白质的重要来源;乳类蛋白质含量为 3%~3.5%,是婴幼儿蛋白质的最佳来源;畜、禽肉类和鱼虾类的蛋白质含量为 15%~22%。植物性食物中,谷类含蛋白质 8% 左右,但作为主食,仍然是膳食蛋白质的主要来源;豆类及豆制品含有丰富的蛋白质,其中大豆含量高达 35%~40%,氨基酸组成也比较合理,在体内利用率较高,是植物性食物中非常好的蛋白质来源。在膳食中应保证一定数量的优质蛋白质,一般要求动物蛋白和大豆蛋白质应占膳食蛋白质总量的 30%~50%。

(二) 推荐摄入量

蛋白质的推荐摄入量各国标准不一。中国营养学会新修订的蛋白质推荐摄入量为成年男性 65g/d、

Note:

成年女性 55g/d。不同人群蛋白质推荐摄入量有所不同,一般占总能量的 10%~15%,儿童、孕妇、乳母适当增加。

(杨 萍)

第四节 脂 类

一、概述

(一) 分类

脂类(lipids)是脂肪(fat)和类脂(lipoid)的总称,是一类化学结构相似或完全不同的有机化合物。它们的共同特点是难溶于水,能溶于有机溶剂。

脂肪由一分子甘油和三分子脂肪酸结合而成,又称为甘油三酯(triglyceride,TG)。大部分构成植物脂肪和动物体脂的脂肪都以甘油三酯的形式存在。类脂包括磷脂(phospholipids)、固醇类(sterols)及它们的衍生物糖脂(glycolipid)和脂蛋白(lipoprotein)等。磷脂按其组成结构可分为磷酸甘油酯和神经鞘磷脂。

正常人体脂类总量占体重的 10%~20%,其中 95% 以甘油三酯形式储存于脂肪组织内,存在于皮下、腹腔等处,称为储存脂肪。磷脂和固醇类等类脂是组织结构的组成成分,约占体内总脂量的 5%,比较稳定,不易受营养和机体活动状况的影响。

(二) 脂肪酸

脂肪酸(fatty acids)是构成脂类的基本物质,化学分子式是 $CH_3(CH_2)_nCOOH$,是具有甲基端和羧基端的碳氢链。已知天然的脂肪酸有五十多种。脂肪酸有多种分类方法:

1. 按碳链的长短分类 含 6 个碳原子以下的为短链脂肪酸;含 8~12 个碳原子的为中链脂肪酸;14~24 碳的为长链脂肪酸。另外,还有一些极长链脂肪酸主要分布在大脑和一些特殊的组织中,如视网膜和精子。食物中主要以 18 碳脂肪酸为主。自然界中的脂肪酸几乎都是含双数碳原子的脂肪酸,人体含有的各种脂肪酸大多数是长链脂肪酸。

2. 按照碳链上相邻两个碳原子之间是否含有不饱和双键及数量分类 不含双键的为饱和脂肪酸(saturated fatty acid,SFA),含有双键的为不饱和脂肪酸(unsaturated fatty acid,USFA)。不饱和脂肪酸含有一个或多个双键,含一个不饱和双键的称为单不饱和脂肪酸(monounsaturated fatty acid,MUFA),含有两个或两个以上不饱和双键的称为多不饱和脂肪酸(polyunsaturated fatty acid,PUFA)。不饱和脂肪酸含量高的脂肪多呈液态,如大部分植物油;饱和脂肪酸含量高的脂肪多呈固态,如大部分动物脂肪。人体细胞中不饱和脂肪酸的含量是饱和脂肪酸的两倍,但各种组织中二者的组成有很大差异。

通常用 ω 来表示不饱和脂肪酸中不饱和键的位置,从脂肪酸甲基端的碳原子算起,如亚油酸为 ω-6,9,说明亚油酸第 6 位和第 9 位碳原子为不饱和键。所有第一个不饱和键位于第 3 位、第 6 位、第 9 位的脂肪酸,均归类为 ω-3、ω-6、ω-9 系列脂肪酸。二十碳五烯酸(eicosapentaenoic acid,EPA)和二十二碳六烯酸(docosahexaenoic acid,DHA)都属于 ω-3 脂肪酸,对脑和视网膜的正常生长和发育有重要作用。

另外,根据脂肪酸不饱和双键的空间构型,可以将脂肪酸分为顺式脂肪酸和反式脂肪酸。自然界中天然存在的脂肪酸大部分是顺式结构。大部分反式脂肪酸是对植物油进行氢化处理时产生的。氢化植物油易于保存,口感好,而且价格便宜,在食品加工行业应用非常广泛。膳食中反式脂肪酸占总能量供给的 5% 以上时,会对身体健康产生不利影响,可使血液中低密度脂蛋白胆固醇(LDL-Ch)含量增加,同时引起高密度脂蛋白胆固醇(HDL-Ch)的降低。

(三) 脂类的消化吸收及转运

膳食中的脂类主要是甘油三酯、少量磷脂和固醇。机体每日从肠道吸收的甘油三酯为 50~100g,磷脂为 4~8g,胆固醇为 300~500mg。食物进入口腔后,唾液腺分泌的脂肪酶可水解部分食物脂肪,但消化能力较弱。脂肪在胃里的消化有限,主要在小肠上段进行,在胆汁和各种脂肪酶的作用下形成脂肪微团。脂类消化产物主要在十二指肠下段和空肠上段吸收,中短链脂肪酸可直接被吸收入肠黏膜,在肠黏膜细胞内酶的作用下水解成甘油和脂肪酸,经门静脉进入血液循环;长链脂肪酸在胰脂肪酶的作用下水解成脂酸和2-单酰甘油,吸收入肠黏膜后,重新合成甘油三酯,以乳糜微粒的形式经淋巴进入血液循环。血中的乳糜微粒是一种颗粒最大、密度最低的脂蛋白,是食物脂肪的主要运输形式,可以满足机体对脂肪和能量的需要,最终被肝吸收。

由于脂类不溶于水或微溶于水,因此无论是外源性还是内源性脂类必须形成溶解度较大的脂蛋白复合体,才能在血液循环中转运。肝将来自食物中的脂肪和内源性脂肪及蛋白质等合成极低密度脂蛋白(VLDL),并随血流供应机体其他组织,满足机体对甘油三酯的需要,随着其中甘油三酯的减少,同时又不断地聚集血中胆固醇,最终形成了甘油三酯少而胆固醇多的低密度脂蛋白(LDL)。血流中的LDL一方面满足机体对各种脂类的需要;另一方面也可被细胞中的LDL受体结合进入细胞,借此可适当调节血中胆固醇的浓度。体内还可合成HDL-Ch,其重要功能就是将体内的胆固醇、磷脂运回肝进行代谢。

磷脂的消化吸收和甘油三酯相似。磷脂消化的产物——游离脂肪酸和溶血磷脂一同掺入肠道内微胶粒中,通过与甘油三酯水解产物相同的过程被吸收。胆固醇则可直接被吸收,如果食物中的胆固醇和其他脂类呈结合状态,则先被酶水解成游离的胆固醇,再被吸收。胆固醇是合成胆酸的主要成分,胆酸在乳化脂肪后一部分被小肠吸收,由血液到肝和胆囊,通过肠肝循环被重新利用;另一部分和食物中未被吸收的胆固醇一道,被膳食纤维吸附由粪便排出体外。

二、营养学意义

(一)储存和供给能量

脂肪是三大营养素中产能最高的,在供给人体能量方面起着重要作用。1g脂肪在体内氧化可产生9kcal能量。脂肪的分解与合成保持一种动态的平衡。一般合理膳食的总能量有20%~30%由脂肪提供。哺乳类动物一般含有两种脂肪组织,一种是含储存脂肪较多的白色脂肪组织;另一种是含线粒体、细胞色素较多的褐色脂肪组织,褐色脂肪组织比白色脂肪组织更容易分解释放能量。

(二)机体构成成分

脂肪广泛存在于人体内,主要分布在皮下、腹腔大网膜及肠系膜处。脂类也是构成人体细胞的重要成分,在维持细胞结构和功能中起着重要作用。磷脂是所有生物膜,包括细胞膜、内质网膜、线粒体膜、核膜、神经髓鞘膜等的重要组成成分。生物膜的结构和功能与所含脂类成分关系密切,膜上许多酶蛋白均与脂类结合而存在并发挥作用。磷脂还是神经组织的重要组成部分。胆固醇也是细胞膜和细胞器膜的重要组成部分,是机体合成胆酸、维生素D_3和类固醇类的必需物质。

(三)提供必需脂肪酸

必需脂肪酸(essential fat acid)指人体不能合成,必须从食物中摄取的脂肪酸,如亚油酸(linoleic acid)($C_{18:2}$,ω-6脂肪酸)和α-亚麻酸(α-linolenic acid)($C_{18:3}$,ω-3脂肪酸)。亚油酸是维持人体健康所必需的脂肪酸,可以衍生出多种ω-6系列多不饱和脂肪酸。如花生四烯酸是合成前列腺素的重要物质,与体内许多重要的生理功能有关。α-亚麻酸可以衍生出一系列ω-3多不饱和脂肪酸,包括EPA和DHA。必需脂肪酸及衍生物具有非常重要的生理功能,可以参与磷脂合成,维持细胞膜和细胞器膜的结构;参与胆固醇的正常代谢,预防动脉粥样硬化斑块的形成;EPA和DHA对维持视觉功能、促进大脑发育、提高儿童的学习功能有很好的效果。

(四)促进脂溶性维生素的吸收

食物脂肪中同时含有各类脂溶性维生素,如维生素A、维生素D、维生素E和维生素K等。脂肪不仅是这类脂溶性维生素的食物来源,还可促进它们在肠道中的吸收。

(五)促进食欲,增加饱腹感

油脂烹调食物可以改变食物的感观性状和口感,促进食欲;脂肪进入十二指肠后,刺激产生肠抑胃素,使胃的排空延迟,增加饱腹感。

(六) 其他生理功能

脂肪除具有上述功能外,还有保护体内脏器,维持体温的作用;还具有内分泌作用,参与机体的代谢、免疫、生长发育等生理过程。卵磷脂能预防脂肪肝的形成,参与胆固醇的溶解和排泄。

三、食物来源与参考摄入量

(一) 来源

各种食用油脂几乎 100% 都是脂肪,其他脂肪含量丰富的食物为动物性食物和坚果类。各种植物油类含有比较丰富的必需脂肪酸。橄榄油中含有非常丰富的单不饱和脂肪酸;玉米油、米糠油中亚油酸的含量占脂肪总含量的 50% 以上;花生油中亚油酸含量约占脂肪总含量的 38%。坚果类也是必需脂肪酸的重要来源,如核桃仁、花生仁中亚油酸含量均达到 38%,核桃仁的亚麻酸含量达到 12%。动物性食物如畜肉类、禽肉类、鱼类、动物内脏、乳类和蛋类及相关制品中均含有脂肪,多为饱和脂肪酸。蛋类的脂肪大部分存在于蛋黄中,以单不饱和脂肪酸为多。

ω-3 脂肪酸多由寒冷地区的水生植物合成,以这些植物为食的海洋鱼类中含有丰富的 ω-3 脂肪酸,如鲑鱼、鲱鱼和鳕鱼等。磷脂主要来源于蛋黄、瘦肉及动物的脑、肝和肾中,机体自身也能合成所需要的磷脂。食物中含有的磷脂主要是卵磷脂和脑磷脂。胆固醇主要来源于动物性食物,动物内脏尤其是脑组织中含量丰富,蛋类、鱼子中含量也较高,鱼类和乳类中含量较低。

(二) 参考摄入量

脂肪的参考摄入量一般按照脂肪供能占总能量的百分比来制订,同时需要考虑不同脂肪酸的供能比例。中国营养学会推荐的脂肪供能占全日摄入总能量的 AI:成人为 20%~30%,儿童、青少年为 20%~30%,1~3 岁幼儿为 35%,7~12 个月婴儿为 40%,出生至 6 个月婴儿为 48%。重体力劳动者为了保证能量的供给,可适当调高脂肪的摄入量。必需脂肪酸的摄入量,一般认为应不少于总能量的 3%;而 ω-6 多不饱和脂肪酸的推荐摄入量为总能量的 2.5%~9.0%;ω-3 多不饱和脂肪酸的推荐摄入量为总能量的 0.60%。

(杨　萍)

第五节　维　生　素

导入案例与思考

患儿,女,6 岁,因"最近在光线较暗处视物不清,且逐渐加重"入院,既往多次发生呼吸道感染。

体格检查:身高 103cm,体重 14kg,身高体重较同龄人偏低;体温 37.2℃;眼睛畏光、流泪,结膜和角膜干燥、软化,眼睛的球结膜靠近角膜缘处有泡沫状银灰色斑点,即比托斑;全身皮肤干燥,上臂伸侧毛囊丘疹。

实验室检查:血清维生素 A 400μg/L,偏低。

请思考:

1. 根据患儿的临床表现,患儿可能缺乏哪种营养素?

2. 该营养素的营养状况评价指标有哪些? 其中哪个检测方法一般不适用于儿童体检?

3. 该营养素主要来源于哪些食物?

一、概述

维生素(vitamin)是维持机体正常生理功能及细胞内特异代谢反应所必需的一类低分子有机化合

物。其在体内含量极微,但在机体的生长、发育、代谢等过程中起重要作用。

维生素的种类很多,化学结构和功能各异,却有着共同的特点。①维生素一般是以其本体形式或前体形式存在于天然食物中,体内不能合成或合成很少,必须由食物供给;②维生素不是构成机体组织的主要原料,也不是能量来源;③许多维生素常以辅酶或辅基的形式参与酶的构成,维持酶的活性;④维生素生理需要量少,但绝对不能缺少,否则会引起相应的维生素缺乏症;⑤有些维生素具有几种生物活性相近、结构类似的化合物。

维生素根据溶解性,可分为脂溶性和水溶性两大类。脂溶性维生素不溶于水,可溶于脂肪及有机溶剂(如苯、乙醚及三氯甲烷等)。水溶性维生素可溶于水,不溶于有机溶剂。

维生素按缺乏程度,可分为临床和亚临床维生素缺乏两种;按缺乏原因,可分为原发性和继发性维生素缺乏两种。维生素缺乏最初表现为组织中储存量降低,继之出现生化代谢异常、生理功能改变,然后引起组织病理改变,出现相应的临床症状和体征。

二、脂溶性维生素

脂溶性维生素包括维生素 A、维生素 D、维生素 E、维生素 K。其共同特点:①溶于脂肪及有机溶剂,不溶于水;②在食物中与脂类共存,但在脂肪酸败时,脂溶性维生素易被破坏;③其吸收与肠道中的脂类密切相关,随脂肪经淋巴系统吸收,从胆汁少量排出;④大部分储存于脂肪组织与肝,不易排出体外(维生素 K 除外);⑤摄入过多易蓄积中毒,摄入过少可缓慢出现缺乏症状。

(一) 维生素 A

维生素 A 指含有视黄醇(retinol)结构并具有其生物活性的一大类物质。维生素 A 在体内有 3 种活性形式即视黄醇、视黄醛(retinal)、视黄酸(retinoic acid)。膳食中的视黄醇类包括两种形式:动物性食物来源的维生素 A,即维生素 A_1 和维生素 A_2;植物性食物来源的类胡萝卜素(carotenoids),可在体内转化为维生素 A 或其代谢产物,称为维生素 A 原,其他类胡萝卜素不能分解形成维生素 A,不具有维生素 A 的活性,如玉米黄素、番茄红素等。

1. 生理功能

(1) 视觉:视网膜上的感光物质视紫红质,由 11- 顺式视黄醛与视蛋白结合而成,为维持暗视觉功能所必需。

(2) 上皮细胞生长和分化:维生素 A 可稳定上皮细胞的细胞膜,对维持皮肤、消化道、呼吸道、尿路、生殖道等上皮组织的形态和功能具有重要作用。

(3) 促进生长和骨骼发育:维生素 A 参与细胞的 DNA、RNA 合成,有助于细胞的增殖和生长,维持机体的生长发育。视黄酸对骨骼正常生长发育起关键性作用。

(4) 生殖功能:维生素 A 与生殖功能的关系与其对生殖器官上皮的影响有关。当维生素 A 缺乏时,影响雄性动物精子的形成和雌性动物雌激素分泌,导致不孕、胚胎畸形或死亡。

(5) 免疫功能:维生素 A 可调节机体的细胞免疫和体液免疫功能,而且维生素 A 可维持上皮组织完整和正常分化,也有利于抵抗外来致病因子的入侵。

(6) 抗氧化作用:类胡萝卜素在人体抗氧化系统中起着重要作用,能捕捉自由基,淬灭单线态氧,阻断自由基的链式反应。

(7) 抗癌作用:维生素 A 与其衍生物有抑癌防癌作用,与它们能促进上皮细胞的正常分化有关。

2. 缺乏与过量

(1) 维生素 A 缺乏:临床表现包括眼干燥症、角膜软化症、毛囊角化症、夜盲症等。

(2) 维生素 A 过量

1) 急性中毒:产生于一次或多次连续摄入大量的维生素 A(成人大于 RNI 的 100 倍,儿童大于 RNI 的 20 倍)。主要症状为恶心、呕吐、头痛、肌肉失调、婴儿囟门突起等,一旦停止服用,症状会消失。

2) 慢性中毒:当使用剂量为 RNI 的 10 倍以上,连续 3~6 个月以上,可引起慢性中毒。常见症状为食欲降低、脱发、头痛、肝大、皮肤干燥瘙痒、脱皮、皮疹、长骨末端外周部分疼痛、肌肉疼痛和僵硬、疲乏、肌肉无力、腹痛、腹泻、出血和昏迷等。

3）致畸性：孕妇过多补充维生素 A 可引起胚胎吸收、流产、出生缺陷。主要症状为小头畸形、颅盖骨外形不正常、唇裂、肾疾病、先天性心脏病及中枢神经系统疾病。

大剂量的类胡萝卜素摄入可导致高胡萝卜素血症，出现类似黄疸的皮肤黄染，但是巩膜不黄染。停止食用类胡萝卜素后，症状会慢慢消失。

3. 营养状况评价   维生素 A 营养状况应根据临床表现、生化指标，结合生理情况及膳食摄入情况综合予以评定。

（1）临床检查：WHO 将角膜干燥、溃疡、角化定为诊断维生素 A 缺乏的体征，比托斑用于诊断儿童维生素 A 缺乏。

（2）实验室检测

1）血清维生素 A 含量测定：根据 WHO 建议标准，成人血清视黄醇水平 <0.35μmol/L（100μg/L），可判断为维生素 A 缺乏。

2）血浆视黄醇结合蛋白测定：可采用酶联免疫双抗体法（ELISA 法）及放射免疫法测定。

3）暗适应能力测定：采用暗适应计测定。

4）眼结膜印迹细胞学法：采用醋酸纤维薄膜贴于受检者的球结膜上取样，染色后观察结膜细胞变化。

5）相对剂量反应试验（relative dose response test，RDR）：受试者口服视黄基酯（450~1 000μg），测定口服前和口服 5h 后血浆视黄醇浓度，按公式计算 RDR，判断维生素 A 营养状况。

6）稳定同位素稀释技术测定：用稳定同位素稀释技术标记的视黄醇可以了解机体维生素 A 的储存状况及动态平衡。

4. 食物来源与参考摄入量

（1）食物来源：维生素 A 最好的食物来源是各种动物肝脏、鱼肝油、鱼卵、奶油、全奶、奶酪、蛋黄等；植物性食物可提供类胡萝卜素，主要存在于深绿色或红、黄、橙色蔬菜和水果中。

（2）参考摄入量：维生素 A 的需要量常用国际单位（IU）来表示，食物中全部具有视黄醇活性物质常用视黄醇活性当量（retinol activity equivalents，RAE）来表示。常用换算关系为：

$$1IU\ 维生素\ A=0.3μg\ 全反式视黄醇 =0.6μg\ 全反式\ β\text{-}胡萝卜素$$

视黄醇活性当量（RAE，μg）= 膳食或补充剂来源全反式视黄醇（μg）+1/2 补充剂全反式 β- 胡萝卜素（μg）+1/12 膳食全反式 β- 胡萝卜素（μg）+1/24 其他膳食维生素 A 原类胡萝卜素（μg）

中国营养学会推荐中国居民维生素 A 的 RNI：婴儿、儿童、青少年按年龄不同分别为 300~820μg RAE/d，成年男性 800μg RAE/d，成年女性 700μg RAE/d，孕早期 700μg RAE/d，孕中晚期 770μg RAE/d，乳母可增加至 1 300μg RAE/d；维生素 A 的 UL 为成人 3 000μg RAE/d。

（二）维生素 D

维生素 D 类指含环戊氢烯菲环结构并具有钙化醇生物活性的一类物质，主要形式有两种，即维生素 D_2 ［又称为麦角钙化醇（ergocalciferol）］和维生素 D_3［又称为胆钙化醇（cholecalciferol）］。维生素 D 原有两种，即酵母菌或麦角中的麦角固醇和人与动物皮肤中的 7- 脱氢胆固醇，二者在紫外线照射下分别转化为维生素 D_2 和维生素 D_3。1,25- 二羟维生素 D_3［1,25-$(OH)_2D_3$］是体内维生素 D 的活性形式，人体内维生素 D 的生理功能都是通过 1,25-$(OH)_2D_3$ 发挥作用。

维生素 D 是白色晶体，溶于有机溶剂和脂肪。一般烹调加工不会引起维生素 D 的损失，但脂肪酸败可引起维生素 D 破坏。其在中性和碱性溶液中耐热，不易被氧化，但在酸性溶液中易分解。辐射线过量照射，可形成毒性化合物。

1. 生理功能   维生素 D 与甲状旁腺激素共同作用，维持血钙水平，调节体内钙磷代谢。

（1）促进小肠钙吸收及肾小管对钙、磷的重吸收：1,25-$(OH)_2D_3$ 在小肠能诱发钙结合蛋白的合成，从而提高钙的吸收;还能促进肾小管对钙、磷的重吸收,从而减少丢失。

(2) 维持血钙的正常水平:当血钙降低时,甲状旁腺激素升高,$1,25-(OH)_2D_3$ 增多,维生素 D 通过对小肠、肾、骨等器官的作用以升高血钙水平;当血钙过高时,甲状旁腺激素降低,降钙素分泌增加,尿中钙和磷排出增加,使血钙降低。

(3) 维持骨骼正常:$1,25-(OH)_2D_3$ 对骨细胞呈现多种作用,既可以动员骨组织中的钙和磷释放入血,又可以促进骨化作用。

(4) 参与机体多种功能的调节:$1,25-(OH)_2D_3$ 具有激素的功能,通过维生素 D 受体(vitamin D receptor,VDR)调节生长发育、细胞分化、免疫、炎症反应等。近年来大量研究发现机体低 $1,25-(OH)_2D_3$ 水平与高血压、部分肿瘤、糖尿病、心脑血管疾病、脂肪肝、低水平的炎症反应、自身免疫性疾病等密切相关,也与部分传染病如结核和流感的发病相关。

2. 缺乏与过量

(1) 维生素 D 缺乏

1) 佝偻病:佝偻病是婴幼儿常见多发病。

2) 骨质软化症:孕妇、乳母和老年人在缺乏维生素 D 和钙、磷时容易发生,主要表现为骨质软化,孕妇骨盆变形可致难产。

3) 骨质疏松症:多见于老年人,能导致脊椎骨压缩变形,髋部和前臂骨折。

4) 手足痉挛症:维生素 D 缺乏导致血钙水平降低,引起肌肉痉挛、抽搐及惊厥等。

(2) 维生素 D 过量:摄入过多的维生素 D 可能产生毒性作用,中毒症状包括食欲减退、体重减轻、恶心、腹泻、头痛、多尿、烦躁、口渴、发热,血清钙磷增高,以致发展成动脉、心肌等软组织转移性钙化和肾结石。

3. 营养状况评价　近年来推荐测定血浆 $25(OH)D_3$ 或 $1,25-(OH)_2D_3$ 水平。测定血浆 $25(OH)D_3$ 是评价个体维生素 D 营养状况最有价值的指标。$25(OH)D_3$ 是维生素 D 在血液中主要存在形式,通常认为 <10ng/ml(25nmol/L)为严重缺乏,<20ng/ml(50nmol/L)为缺乏,21~29ng/ml(52~72nmol/L)为不足,≥30ng/ml(75nmol/L)为充足;其正常值上限为 100ng/ml,当 >150ng/ml(375nmol/L)时,可发生中毒。

4. 食物来源与参考摄入量

(1) 食物来源:维生素 D 的来源包括日光照射和食物来源两个方面。食物来源主要是海水鱼(如沙丁鱼)、蛋黄、肝等动物性食品及鱼肝油制剂。

(2) 参考摄入量:维生素 D 的量可用 IU 或 μg 表示,换算关系为:

$$1IU \text{ 维生素 } D=0.025\mu g \text{ 维生素 } D$$
$$即 \ 1\mu g \text{ 维生素 } D=40IU \text{ 维生素 } D$$

维生素 D 的需要量与钙磷摄入量有关,在钙磷摄入量充足的条件下,儿童、青少年、成人、孕妇、乳母维生素 D 的 RNI 为 10μg/d,65 岁以上老年人为 15μg/d;11 岁及以上人群 UL 为 50μg/d。

(三) 维生素 E

维生素 E 又称为生育酚(tocopherol),指含苯并二氢吡喃结构并具有 α-生育酚生物活性的一类物质,具有多种活性形式。维生素 E 包括生育酚类、三烯生育酚类,目前已知有 4 种生育酚,即 α-T、β-T、γ-T、δ-T;4 种生育三烯酚(tocotrienols)即 α-TT、β-TT、γ-TT、δ-TT。其中 α-生育酚的生物活性最高。

α-生育酚是黄色油状液体,溶于有机溶剂及脂肪,对热及酸稳定,对碱不稳定,易自身氧化,产生过氧化物质,油脂酸败可加速维生素 E 的破坏。

1. 生理功能

(1) 抗氧化作用:维生素 E 是一种很强的抗氧化剂,在体内保护生物膜上多不饱和脂肪酸、细胞骨架及其他蛋白质巯基免受自由基损害,这一功能与预防动脉粥样硬化、抗癌、改善免疫功能等密切相关。

(2) 预防衰老:维生素 E 可减少随年龄增长而造成的细胞代谢产物脂褐质的形成,改善皮肤弹性,减缓性腺萎缩速度,提高机体免疫能力,从而预防和延缓衰老。

(3) 其他:维生素 E 能促进某些酶蛋白的合成,降低分解代谢酶活性;维生素 E 与动物的生殖功能和精子生成有关;且可以调节血小板的黏附力和聚集作用;维生素 E 还可以参与脂质代谢;还有抑制肿瘤细胞增殖的作用。

2. 缺乏与过量

(1) 维生素 E 缺乏:长期缺乏者红细胞膜受损,可出现溶血性贫血、视网膜病变、蜡样质色素积聚、肌无力、神经退行性病变、小脑共济失调等。流行病学研究发现,低维生素 E 营养状况可能增加动脉粥样硬化、癌症、白内障及其他老年退行性病的危险性。

(2) 维生素 E 过量:维生素 E 的毒性较小。长期每日摄入量超过 600mg 的人有可能出现中毒症状,如肌无力、视物模糊、复视、恶心、腹泻、头痛、疲乏无力、维生素 K 的吸收和利用障碍等。

3. 营养状况评价

(1) 血清维生素 E 水平:直接反映人体维生素 E 的储存情况。如果健康成人血脂值正常,那么血浆 α- 生育酚的范围为 $11.6\sim46.4\mu mol/L$（$5\sim20mg/L$）。

(2) 红细胞溶血试验:$2.0\%\sim2.4\%$ 的过氧化氢与红细胞温浴后出现溶血,正常情况下红细胞溶血率 $<10\%$。

4. 食物来源与参考摄入量

(1) 食物来源:维生素 E 主要来源于各种油料籽及植物油中,如麦胚、坚果、豆类。

(2) 参考摄入量:维生素 E 的活性可用 α- 生育酚当量（α-tocopherol equivalence,α-TE）来表示,1mg α-TE 相当于 1mg RRR-α- 生育酚（d-α- 生育酚）的活性。中国营养学会建议维生素 E 的 AI:14 岁及以上人群为 14mg α-TE/d,但乳母为 17mg α-TE/d。一般每摄入 1g 多不饱和脂肪酸,应摄入 0.4mg 维生素 E。

（四）维生素 K

维生素 K 是含有 2- 甲基 -1,4- 萘醌基团的一组化合物,包括维生素 K_1,又称为叶绿醌（phylloquinone）,主要来源于植物。维生素 K_2 可在肠道内由细菌合成,又称为甲萘醌。维生素 K_3 和维生素 K_4（人工合成）。维生素 K 类均对热稳定,但易遭酸、碱、氧化剂和光的破坏。

1. 生理功能

(1) 参与血凝过程:维生素 K 作为辅酶将肝中 4 种凝血因子（Ⅱ、Ⅵ、Ⅸ、Ⅹ）中的谷氨酸残基羧化为 γ 羧基谷氨酸（γ-carboxyl glutamic acid,Gla）,启动凝血机制。4 种凝血因子的功能是防止出血和形成血栓。

(2) 调节骨组织钙化和形成:骨钙素是依赖维生素 K 的骨钙蛋白（bone Gla protein,BGP）,可以调节骨骼的钙化过程;成人补充维生素 K_1 和维生素 K_2 可以降低骨钙丢失和骨质疏松患者的骨折发生率。

(3) 与心血管健康有关:维生素 K 缺乏可以影响血管钙化过程。摄入维生素 K_2 有利于心血管健康,降低冠心病的发生率。

2. 缺乏与过量

(1) 维生素 K 缺乏:新生儿是维生素 K 缺乏的敏感人群,维生素 K 缺乏可导致凝血缺陷和出血。如果新生儿凝血酶原值低于 10%,可出现新生儿出血病。临床上可见到由于维生素 K 缺乏导致继发性出血,如伤口出血、大片皮下出血和中枢神经系统出血。

(2) 维生素 K 过量:天然形式的维生素 K 通常不会引起中毒。

3. 营养状况评价
除了病史和膳食史及出血倾向的体格检查外,一般是测定机体的凝血功能来评价人体维生素 K 的营养状况。可测定血浆叶绿醌的水平,正常值为 0.3~2.6nmol/L。另外,血浆和尿液未羧化凝血酶原及未羧化骨钙素测定也是评价维生素 K 营养状况的灵敏指标。

4. 食物来源与参考摄入量

(1) 食物来源:维生素 K 含量丰富的食物包括豆类、麦麸、绿色蔬菜,以及动物肝脏、鱼类等,如菠菜、甘蓝菜、大豆、花椰菜、莴苣、蛋黄等含量均较丰富。维生素 K 也可在肠道由细菌合成。

（2）参考摄入量：中国营养学会提出成人维生素 K 的 AI 为 80μg/d。

三、水溶性维生素

水溶性维生素包括维生素 B 族（维生素 B_1、维生素 B_2、维生素 B_6、烟酸、叶酸、维生素 B_{12}、泛酸等）和维生素 C 等。其共同特点：①溶于水，不溶于脂肪及有机溶剂；②体内没有非功能性的单纯储存形式，满足人体需要后，多余的易由尿液排出（维生素 B_{12} 例外）；③在体内仅有少量储存，缺乏时可较快出现症状；④大多数以辅酶或辅基的形式参与机体物质和能量代谢；⑤营养状况可以通过血和 / 或尿进行评价；⑥一般无毒性，但过量摄入也可能出现毒性。

（一）维生素 B_1

维生素 B_1 也称为硫胺素（thiamin），又称为抗神经炎因子或抗脚气病因子。维生素 B_1 为白色晶体，易溶于水，微溶于酒精，略带酵母气味。在酸性环境中稳定，在中性、碱性环境中容易被氧化而失去活性。亚硫酸盐可使维生素 B_1 迅速分解为嘧啶和噻唑。

1. **生理功能**　维生素 B_1 的生理功能包括辅酶功能和非辅酶功能两个方面。

（1）辅酶功能：焦磷酸硫胺素（thiamine pyrophosphate，TPP）是维生素 B_1 的活性形式。维生素 B_1 在体内参与两个重要的反应：①α- 酮酸氧化脱羧作用，即丙酮酸转为乙酰 CoA 与 α- 酮戊二酸转为琥珀酸 CoA，与能量及三大营养素代谢密切相关；②戊糖磷酸途径的转酮醇作用。

（2）非辅酶功能：维生素 B_1 在神经组织中可能具有一种特殊的非辅酶作用，缺乏时可影响某些神经递质的合成和代谢，影响胃肠蠕动、消化液分泌及心脏功能。

2. **缺乏与过量**

（1）维生素 B_1 缺乏：维生素 B_1 缺乏症又称为脚气病，主要损害神经系统和心血管系统。成人脚气病根据临床症状分为 3 型。①干性脚气病：以多发性周围神经炎为主，出现上行性周围神经炎，表现为指（趾）端麻痹、肌肉酸痛、压痛，尤以腓肠肌为甚；②湿性脚气病：以心血管系统障碍为主，主要表现为下肢水肿和心脏症状；③混合性脚气病：干性脚气病、湿性脚气病症状共同出现。

婴儿脚气病多发生于 2~5 月龄婴儿，多见于维生素 B_1 缺乏的母乳喂养的婴儿，发病突然，早期表现为食欲减退、呕吐、气促、心跳快、水肿、烦躁不安，晚期出现发绀、水肿、心力衰竭、强直性痉挛，常在症状出现 1~2d 后突然死亡。

（2）维生素 B_1 过量：多余的维生素 B_1 可以完全排出体外，因此维生素 B_1 过量中毒少见。但摄入超过 RNI 100 倍以上可能出现头痛、惊厥和心律失常等。

3. **营养状况评价**

（1）尿负荷试验：成年人一次性口服维生素 B_1 5mg 后，收集 4h 尿，测定其中维生素 B_1 含量。维生素 B_1<100μg 为缺乏，100~199μg 为不足，≥200μg 为正常。

（2）任意一次尿维生素 B_1 与肌酐排出量比值：相当于用含 1g 肌酐的尿中维生素 B_1 排出量的多少来反映机体内维生素 B_1 营养状况。比值 <27 为缺乏，27~65 为不足，>65 为正常。应注意儿童及青少年的判断标准不同。

（3）红细胞转酮醇酶活力系数或 TPP 效应：通过体外试验，测定加 TPP 和不加 TPP 时红细胞转酮醇酶活力，二者之差占基础活性的百分率称为 TPP 效应，可反映体内维生素 B_1 的营养状况。TPP 效应≤15% 为正常，16%~24% 为不足，≥25% 为缺乏。

4. **食物来源与参考摄入量**

（1）食物来源：维生素 B_1 广泛存在于天然食物中，动物内脏、肉类，以及豆类、花生和未加工的粮谷类含量丰富，水果、蔬菜、蛋、奶也含有维生素 B_1，但量较低。

（2）参考摄入量：维生素 B_1 的供给量应与机体能量总摄入量成正比。成人应该达到 0.5mg/1 000kcal，孕妇、乳母和老年人较成人高，为 0.5~0.6mg/1 000kcal。中国营养学会建议居民膳食中维生

素 B_1 的 RNI：成年男子为 1.4mg/d，成年女子为 1.2mg/d，孕妇及乳母可适当增加。

（二）维生素 B_2

维生素 B_2 又称为核黄素（riboflavin），黄色粉末状结晶，微溶于水，在干燥和酸性环境中稳定，碱性环境中，尤其在紫外线照射下，易被分解破坏。

1. 生理功能

（1）参与体内生物氧化与能量代谢：维生素 B_2 在体内主要以黄素腺嘌呤二核苷酸（FAD）和黄素单核苷酸（FMN）形式构成黄素酶的辅酶，催化多种氧化还原反应和呼吸链中的电子传递，参与生物氧化过程；并参与碳水化合物、氨基酸和脂肪酸代谢，在嘌呤碱转化成尿酸、蛋白质及某些激素的合成中也发挥重要的作用。

（2）FAD 和 FMN 分别作为辅酶，参与色氨酸转变为烟酸、维生素 B_6 转变为磷酸吡哆醛的过程。

（3）其他：维生素 B_2 与体内铁的吸收、储存及动员有关；FAD 可参与体内的抗氧化防御系统和药物代谢。

2. 缺乏

（1）维生素 B_2 缺乏：主要表现为眼、口腔、皮肤及会阴处的炎症反应，故又称为眼 - 口 - 生殖器综合征。维生素 B_2 缺乏易发生继发性缺铁性贫血，并影响生长发育，妊娠期缺乏可导致胎儿骨骼畸形等。

（2）维生素 B_2 过量：一般不会引起过量中毒。大量服用可使尿液呈黄色。

3. 营养状况评价

（1）尿负荷试验：口服维生素 B_2 5mg，测定服后 4h 尿中维生素 B_2 排出量，$<400\mu g$ 为缺乏，$400\sim799\mu g$ 为不足，$800\sim1\,300\mu g$ 为正常。

（2）任意一次尿核黄素 / 肌酐比值：判断标准为 <27 为缺乏，$27\sim79$ 为不足，$80\sim269$ 为正常。

（3）红细胞谷胱甘肽还原酶活力系数（erythrocyte glutathione reductase activity coefficient，EGRAC）：是一个灵敏指标。在辅酶 A 饱和的溶血试样中，加入一定量的谷胱甘肽，测定加入和不加入 FAD 时还原型谷胱甘肽还原酶活性的比值，<1.2 为正常，$1.2\sim1.4$ 为不足，>1.4 为缺乏。

（4）红细胞维生素 B_2 类物质含量：红细胞维生素 B_2 含量可以反映体内维生素 B_2 的储存情况。目前认为 <270nmol/L 或 $100\mu g$/L 为缺乏。

4. 食物来源与参考摄入量

（1）食物来源：维生素 B_2 的良好食物来源是动物性食物，以肝、肾、心、乳汁及蛋类中的含量尤为丰富。植物性食物中绿叶蔬菜及豆类含量较多，粮谷类含量少。另外，加工及储存方式也会影响食物中维生素 B_2 的含量。

（2）参考摄入量：维生素 B_2 需要量与机体能量代谢、蛋白质的摄入量有关。中国营养学会建议居民膳食中维生素 B_2 的 RNI：成年男子为 1.4mg/d，成年女子为 1.2mg/d。

（三）叶酸

叶酸（folic acid）是含有叶酸结构的一类化合物的总称。叶酸为淡黄色结晶性粉末，无臭、无味，不溶于冷水，稍溶于热水，不溶于酒精、乙醚及其他有机溶剂。

1. 生理功能 叶酸在体内的活性形式四氢叶酸作为一碳单位的载体，在体内许多重要的生物合成中发挥作用。①参与嘌呤和嘧啶的合成，进一步合成 DNA 和 RNA；②参与氨基酸代谢；③参与血红蛋白及一些甲基化合物如肾上腺素、胆碱、肌酸等的合成。

2. 缺乏与过量

（1）叶酸缺乏：①造成巨幼红细胞贫血；②导致血中同型半胱氨酸含量升高，使心血管疾病危害性增加；③可使孕妇先兆子痫和胎盘早剥的发生率增高，胎盘发育不良导致自发性流产，胎儿生长受限、早产和新生儿低出生体重。孕早期叶酸缺乏可引起胎儿神经管畸形；④人类患结肠癌、前列腺癌及宫颈癌也与膳食中叶酸的摄入不足有关。

Note：

(2) 叶酸过量:大剂量的服用叶酸可干扰抗惊厥药物的作用;影响锌的吸收引起锌缺乏;掩盖维生素 B_{12} 缺乏的症状,干扰其诊断。

3. 食物来源与参考摄入量

(1) 食物来源:人体需要的叶酸主要来自肝、肾,以及蛋黄、豆类、深色绿叶蔬菜、胡萝卜、南瓜、杏等。

(2) 参考摄入量:叶酸的摄入量通常以膳食叶酸当量(dietary folate equivalent,DFE)来表示。计算公式为:

$$DFE(\mu g)= 膳食叶酸(\mu g)+ 叶酸补充剂(\mu g)\times 1.7$$

中国营养学会建议叶酸的 RNI:成人为 $400\mu g$ DFE/d,孕妇为 $600\mu g$ DFE/d,乳母为 $550\mu g$ DFE/d;成人叶酸的 UL 为 1 000μg DFE/d。

(四) 维生素 B_6

维生素 B_6 有 3 种天然存在的形式,即吡哆醇(pyridoxine,PN)、吡哆醛(pyridoxal,PL)和吡哆胺(pyridoxamine,PM),在碱性环境中易被破坏,各种形式对光均较敏感。

1. 生理功能　维生素 B_6 是很多酶的辅酶,参与色氨酸转变为烟酸,参与蛋白质、脂质和能量代谢。

2. 缺乏与过量

(1) 维生素 B_6 缺乏:可引起脂溢性皮炎、高半胱氨酸血症、神经精神症状。

(2) 维生素 B_6 过量:长期大剂量摄入维生素 B_6 补充剂会引起神经毒性与光敏感性反应。

3. 食物来源与参考摄入量

(1) 食物来源:维生素 B_6 的良好食物来源为肉类(尤其是鸡肉和鱼肉)、肝,豆类中的黄豆、鹰嘴豆,坚果中的葵花籽、核桃等。

(2) 参考摄入量:中国营养学会建议维生素 B_6 的 RNI:成人为 1.4mg/d,孕妇为 2.2mg/d,乳母为 1.7mg/d。

(五) 烟酸

烟酸(niacin)又称为尼克酸(nicotinic acid)、维生素 PP、抗癞皮病因子等,是吡啶 -3- 羧酸及其衍生物的总称,为白色针状结晶,对酸、碱、光、热都比较稳定。

1. 生理功能

(1) 构成辅酶Ⅰ和辅酶Ⅱ:烟酸以烟酰胺形式构成辅酶Ⅰ和辅酶Ⅱ,在呼吸链中起着传递氢和电子的作用,参与细胞内生物氧化过程。参与碳水化合物、氨基酸、脂类、类固醇及核酸等物质的合成和分解代谢。

(2) 构成葡萄糖耐量因子:烟酸是葡萄糖耐量因子的组成成分之一,维持胰岛素的正常功能。

2. 缺乏与过量

(1) 烟酸缺乏:以玉米为主食地区的居民和长期大量服用异烟肼的结核患者可引起烟酸缺乏。烟酸缺乏所患疾病称为癞皮病,临床上以皮肤、胃肠道、神经系统症状为主要表现。典型患者可出现皮炎(dermatitis)、腹泻(diarrhea)和痴呆(dementia),即 3D 症状。本病常与脚气病、维生素 B_2 缺乏症及其他营养缺乏症同时存在。

(2) 烟酸过量:过量摄入的不良反应有皮肤发红、眼部感觉异常、恶心、呕吐、高尿酸血症和糖耐量异常等。长期大量摄入烟酸可对肝造成损害。

3. 营养状况评价

(1) 尿负荷试验:口服烟酸 50mg 后,收集 4h 尿,N- 甲基烟酰胺的排出量 <2.0mg 为缺乏,2.0~2.9mg 为不足,3.0~3.9mg 为正常。

(2) 尿中 2- 吡啶酮 /N- 甲基烟酰胺比值:当比值 1.3~4.0 为正常,<1.3 显示潜在性缺乏。该指标受蛋白质摄入水平影响较大,故不敏感。

（3）烟酰胺腺嘌呤二核苷酸 / 烟酰胺腺嘌呤二核苷酸磷酸（NAD/NADP）比值：红细胞 NAD/NADP 比值 <1.0，为有烟酸缺乏的危险。

（4）N- 甲基烟酰胺 / 肌酐比值：一次尿中比值 <0.5 为缺乏，0.5~1.59 为不足，1.6~4.2 为正常，≥4.3 为充裕。

4. 食物来源与参考摄入量

（1）食物来源：烟酸在肝、肾、瘦肉，以及花生、茶叶、口蘑等动植物食品中含量较高；乳类、干酪和蛋中含量不高，但含有丰富的色氨酸；全谷类、绿叶蔬菜中也含有一定数量的烟酸。

（2）参考摄入量：烟酸除了直接从食物中摄取外，还可由体内色氨酸转化而来，平均约 60mg 色氨酸转化为 1mg 烟酸。膳食中烟酸的参考摄入量以烟酸当量（NE）来表示。

$$烟酸当量（mg NE）= 烟酸（mg）+1/60 × 色氨酸（mg）$$

中国营养学会建议成人烟酸的 RNI：男性为 15mg NE/d，女性为 12mg NE/d；UL 为 35mg NE/d。

（六）维生素 B_{12}

维生素 B_{12} 又称为钴胺素（cobalamin），维生素 B_{12} 活性形式有甲基钴胺素和 5- 脱氧腺苷钴胺素。

1. 生理功能

（1）维生素 B_{12} 参与同型半胱氨酸甲基化转变为蛋氨酸，维生素 B_{12} 缺乏可形成高同型半胱氨酸血症、巨幼红细胞贫血即恶性贫血。

（2）参与甲基丙二酸 - 琥珀酸的异构化反应：维生素 B_{12} 缺乏时影响脂肪酸的正常合成，造成进行性脱髓鞘，导致神经疾患。

（3）其他：参与胆碱的合成过程间接参与脂蛋白形成，有利于肝转运脂肪，防治脂肪肝。肝脏疾病患者常给予维生素 B_{12}，用以辅助治疗。

2. 食物来源与参考摄入量

（1）食物来源：主要来源于肉、贝、鱼、禽和蛋类。肝、发酵豆制品中含量丰富。

（2）参考摄入量：中国营养学会建议 14 岁及以上人群的 RNI 为 2.4μg/d，孕妇为 2.9μg/d，乳母为 3.2μg/d。

（七）维生素 C

维生素 C 又称为抗坏血酸，为无色无味的片状晶体，结晶维生素 C 稳定，水溶性极易氧化，在酸性环境中较为稳定，在中性及碱性环境中易被破坏，有微量金属离子如 Cu^{2+}、Fe^{3+} 等存在时，更容易被氧化分解。

1. 生理功能
维生素 C 作为一种较强的还原剂，参与羟化反应：促进胶原合成，在维护骨骼、牙齿的正常发育和血管壁的正常通透性方面起重要作用；参与神经递质合成；促进类固醇的代谢；促进有机物或毒物羟化解毒；促进抗体形成；促进铁吸收；促进四氢叶酸形成；维持巯基酶的活性等；对某些金属离子的解毒作用、清除自由基、阻断致癌物 N- 亚硝基化合物合成等。

2. 缺乏与过量

（1）维生素 C 缺乏：主要导致维生素 C 缺乏症。毛囊周围及齿龈等处点状出血，进一步发展可有皮下组织、肌肉、关节和腱鞘等处出血，甚至形成血肿或瘀斑；牙龈可见出血、松肿；维生素 C 缺乏可引起骨有机质形成不良而导致骨质疏松；婴幼儿会出现生长迟缓、烦躁和消化不良。

（2）维生素 C 过量：可引起胃肠反应、铁吸收过量、肾和膀胱结石等，并可造成对大剂量维生素 C 的依赖性。

3. 营养状况评价

（1）血浆维生素 C 含量：可显示维生素 C 的近期摄入情况。血浆维生素 C 的浓度低于 2.0~3.9mg/L 时为不足，低于 2mg/L 时为缺乏，可出现维生素 C 缺乏症的症状。

（2）白细胞维生素 C 含量：可反映机体维生素 C 的储存水平，白细胞维生素 C 的浓度 $<2μg/10^8$ 个白细胞为缺乏。

Note:

（3）尿负荷试验：成人口服维生素 C 500mg 后，收集 4h 尿，测定维生素 C 的排出量，>13mg 为充足，5~13mg 为正常，<5mg 为不足。

4. 食物来源与参考摄入量

（1）食物来源：维生素 C 广泛存在于新鲜的蔬菜和水果中，番茄、柿子椒、菜花及各种深色叶菜及水果（如柑橘、红果、柚子、猕猴桃等）均含有丰富的维生素 C，野生的苋菜、刺梨、沙棘等含量尤其丰富。

（2）参考摄入量：中国营养学会建议 14 岁以上及成人的 RNI 为 100mg/d。成人维生素 C 的 UL 为 2 000mg/d。

（董艳梅）

第六节 无 机 盐

一、概述

人体中含有自然界存在的各种元素，其元素的种类和含量都与其生存的地理环境表层元素的组成及膳食摄入量有关。已发现人体内约有 20 余种元素是构成人体组织、机体生化代谢、维持生理功能所必需。在这些元素中，除构成有机化合物（碳水化合物、蛋白质和脂肪等）的碳、氢、氧、氮外，其余的元素称为无机盐（inorganic salt），曾称为矿物质（mineral）。

按照化学元素在体内含量的多少，通常将无机盐元素分为常量元素和微量元素两类。其中含量大于体重 0.01% 的无机盐称为常量元素，有钙、镁、钾、钠、磷、硫、氯 7 种；含量小于体重 0.01% 的称为微量元素。

无机盐在体内的特点：①在人体内不能合成，必须从食物和饮水中摄取；②在体内分布极不均匀，如铁主要存在于红细胞，钙、磷集中在骨骼和牙齿，锌主要分布在肌肉组织，碘集中在甲状腺等；③相互之间存在协同或拮抗作用，如过量的铁或铜抑制锌的吸收和利用，过量的锌抑制铁的吸收等；④某些微量元素生理剂量与中毒剂量范围较窄，摄入过多易产生毒性作用；⑤除了通过食物外，无机盐是唯一可以通过天然水途径获取的营养素。

二、常见重要无机盐

（一）钙

钙（calcium）是人体含量最多的一种无机元素，占体重 1.5%~2.0%，成人体内钙含量 850~1 200g。99% 的钙分布在骨骼和牙齿中，其余 1% 的钙以游离或结合形式存在于软组织、血液、细胞外液中，称为混溶钙池。骨骼钙与混溶钙池之间维持着动态平衡，为维持体内细胞正常生理状态所必需。

1. 生理功能

（1）构成骨骼和牙齿，起支持和保护作用：骨骼和牙齿是人体含钙最多的组织。正常情况下，骨骼中的钙在破骨细胞的作用下不断释放，进入混溶钙池；同时混溶钙池中的钙又不断沉积于成骨细胞中形成新骨，因此使骨骼不断更新，保持机体钙的动态平衡。

（2）维持神经和肌肉的活动：神经递质的释放、神经冲动的传导、肌肉的收缩及心脏的正常搏动等生理活动都需要钙的参与。

（3）调节体内某些酶的活性，促进细胞信息传递，参与血液凝固过程维持细胞膜的稳定性。此外钙还参与激素分泌、维持体液酸碱平衡及调节细胞的正常生理功能等。

2. 缺乏与过量

（1）钙缺乏：主要影响骨骼与牙齿的发育，长期钙缺乏可导致佝偻病、骨质疏松症、抽搐、龋齿等。

（2）钙过量：过量摄入钙可导致血管和软组织钙化，绝经期妇女大量补充钙剂会增加心脑血管疾病的发生风险。

3. 营养状况评价

(1) 流行病学调查:通过膳食调查能够掌握一定时间内调查对象所摄取膳食钙的水平。

(2) 生化指标:总钙和离子钙浓度不能够反映机体钙营养状况,血清碱性磷酸酶虽能反映缺钙状态但不具有特异性。生化指标正常值范围仅供参考。

(3) 钙平衡测定:是目前实际用于评价人体钙营养状况的最佳方法,并据此制订人体钙需要量。短期平衡试验一般数值偏低,不能反映机体对钙的实际需要。

(4) 骨质的测量:当钙缺乏超过6个月后通过骨无机盐或骨密度情况可反映钙营养状况,包括骨无机盐含量(bone mineral content,BMC)和骨无机盐密度(bone mineral density,BMD)。BMC 是评价生长发育期儿童钙水平的常用指标,比 BMD 更适用。成人因骨骼已稳定,BMC 和 BMD 同样适用。

4. 食物来源与参考摄入量

(1) 食物来源:乳类及其制品是食物中钙的最好来源,不但含量丰富,而且吸收率高,是婴幼儿的最佳钙源。绿色蔬菜、豆类、油料种子、小虾米皮、海带、芝麻酱等含钙也特别丰富。

(2) 参考摄入量:中国营养学会推荐成人钙的 RNI 为 800mg/d;钙的 UL 为 2 000mg/d。钙的摄入量要考虑到不同的生理条件,如婴幼儿、儿童、青少年、孕妇及乳母对钙的需要量增加。

(二) 磷

磷(phosphorus)是人体含量较多的元素之一,成人体内含量 600~900g,约占体重的 1%。人体内 85%~90% 磷以羟磷灰石形式存在于骨骼和牙齿中。

1. 生理功能
磷是多种酶的构成成分,参与糖类、脂肪和蛋白质的代谢;磷是构成骨骼和牙齿的重要成分;磷酸基团是 RNA 和 DNA 的组成成分;磷脂是构成细胞膜的主要成分,与膜的离子通道有关;磷参与调节酸碱平衡;磷调节细胞因子活性,参与磷酸化和去磷酸化过程,发挥信号转导作用,调节基因表达,促进激素分泌,有益于中枢神经系统的功能活动等。

2. 食物来源与参考摄入量

(1) 食物来源:磷在食物中分布很广泛,瘦肉、禽、鱼、蛋、坚果、紫菜、海带、豆类等均是磷的良好食物来源。

(2) 参考摄入量:中国营养学会建议成年人膳食磷的 RNI 为 720mg/d;成人磷的 UL 为 3 500mg/d。理论上膳食中钙磷比例应维持在(2∶1)~(1.5∶1)较好,不宜低于 0.5∶1。

(三) 镁

镁(magnesium)是人体常量元素中含量最少的元素,正常成人体内镁含量为 20~38g,其中 60%~65% 存在于骨骼和牙齿中,27% 存在于肌肉、肝、心、胰等组织。

1. 生理功能
镁参与体内 300 种以上酶促反应,糖酵解、脂肪酸氧化、蛋白质合成及核酸代谢中都需要镁离子的参与;镁维持肌肉神经的兴奋性;镁参与骨形成和骨骼再建;镁影响胃肠道的功能,硫酸镁溶液具有利胆作用,镁离子具有导泻作用等;血浆镁可调节激素作用。

2. 缺乏与过量

(1) 镁缺乏:可致神经、肌肉兴奋性亢进,严重时出现谵妄、精神错乱甚至惊厥、昏迷。可出现低钾血症、低钙血症及心脑血管疾病等。低镁血症患者可心律失常。

(2) 镁过量:过量的镁可引起腹泻,常伴有恶心、胃肠痉挛等胃肠道反应,重者可出现嗜睡、肌无力、膝腱反射弱、肌麻痹等临床症状。

3. 食物来源与参考摄入量

(1) 食物来源:镁广泛存在于各种食物中,绿色蔬菜、粗粮、坚果等是镁的丰富来源,肉类、淀粉类食物及牛奶也含有镁,饮水中也可以获得少量镁。

(2) 参考摄入量:中国营养学会建议成年人镁的 RNI 为 330mg/d。

(四) 铁

铁(iron)是人体内含量最多,也是最容易缺乏的微量元素。成人体内铁的总量为 30~40mg/kg。

其中 65%~70% 存在于血红蛋白,3% 存在于肌红蛋白,1% 存在于各种含铁酶类、辅助因子及运铁载体中,以上均为功能性铁。此外还有储存铁,以铁蛋白和含铁血黄素的形式存在于肝、脾和骨髓的单核 - 吞噬细胞系统中,占体内总铁的 25%~30%。

1. 生理功能　铁是血红蛋白、肌红蛋白、细胞色素氧化酶及触媒的组成成分,参与体内氧的运输、交换、组织呼吸及体内氧化还原过程中的电子传递;铁维持正常的造血功能;铁参与维持正常的免疫功能,催化 β- 胡萝卜素转化为维生素 A、嘌呤与胶原的合成。

2. 缺乏与过量

(1) 铁缺乏:可导致缺铁性贫血。

(2) 铁过量:可致肝纤维化、肝硬化和肝细胞瘤等。铁过量与动脉粥样硬化、肿瘤的发生也有关。

3. 营养状况评价

(1) 实验室指标

1) 血清铁蛋白:是人体内铁储存的指标,是诊断隐性缺铁性贫血最好、最可靠的方法。5 岁以下儿童 <12μg/L 为铁储备耗竭;5 岁及以上人群 <15μg/L 提示铁储备耗竭;女性 >150μg/L,男性 >200μg/L 提示铁负荷过度。

2) 血清运铁蛋白受体(serum transferrin receptor,sTfR):反映未成熟红细胞中受体的数量和红细胞生成水平,是精确反映铁营养状态的指标。其可诊断早期缺铁,缺铁性贫血时比正常值高 3~4 倍,正常值为 0.9~2.3mg/L。

3) 红细胞游离原卟啉(free erythrocyte protoporphyrin,FEP):FEP>0.9μmol/L(全血)或锌原卟啉 >0.96μmol/L(全血)或 FEP/Hb>4.5μg/g 诊断为贫血。

4) 血红蛋白:最常见、最熟悉的指标。血红蛋白是缺铁的晚期指标。正常值范围:男性 120~160g/L,女性 110~150g/L。

(2) 临床表现:出现缺铁性贫血患者相应的临床表现。

4. 食物来源与参考摄入量

(1) 食物来源:一般动物性食物中铁的含量及吸收率均较高,是铁的良好食物来源。

(2) 参考摄入量:中国营养学会建议成人铁的 RNI,男性为 12mg/d,女性为 20mg/d;成人铁的 UL 为 42mg/d。不同年龄段对铁的生物利用率不同,孕期的利用率高于其他年龄段,为 10%~25%,而其他年龄段的生物利用率为 10% 左右。

(五) 碘

正常成人体内含碘(iodine)量为 15~20mg,其中 70%~80% 分布在甲状腺。

1. 生理功能　碘在人体内主要参与甲状腺素的合成,甲状腺素参与碳水化合物、蛋白质与脂类的代谢,促进氧化磷酸化过程,从而调节能量的转化;调节组织中的水盐代谢,促进生长发育;活化许多重要酶,促进物质代谢。

2. 缺乏与过量

(1) 碘缺乏:造成甲状腺激素合成不足,导致甲状腺代偿性增生、肥大。孕妇严重缺碘可影响胎儿神经、肌肉的发育及引起胚胎期和围生期死亡率上升。婴幼儿缺碘可引起生长发育迟缓、智力低下,严重者发生呆小症。

(2) 碘过量:摄入过多的碘可引起碘性甲状腺功能亢进、高碘性甲状腺肿、桥本甲状腺炎等。

3. 食物来源与参考摄入量

(1) 食物来源:人体需要的碘大部分来自食物,还可以从饮水和含碘食盐获得碘。海产品含碘量丰富,如海带、紫菜、干贝、海参、海蜇等。陆地植物性食物中含碘较低。预防碘缺乏的最好办法就是采用强化碘的食盐。

(2) 参考摄入量:中国营养学会建议 1~10 岁儿童碘的 RNI 为 90μg/d,14 岁以上儿童及成人为 120μg/d,孕妇为 230μg/d,乳母为 240μg/d;成人、孕妇和乳母的 UL 为 600μg/d。

（六）锌

锌（zinc）是人体内重要的必需微量元素之一。正常人体内锌含量为 1.5~2.5g，锌在人体所有的组织、器官、体液及分泌物均有分布，以肝、肾、肌肉、视网膜及前列腺的含量较高。约 60% 存在于肌肉，30% 存在于骨骼中。

1. 生理功能

（1）锌是人体多种重要酶的组成成分或激活剂，目前已发现含锌酶多达百余种以上。

（2）促进机体的生长发育和组织再生：锌对蛋白质和核酸的合成、细胞的生长、分裂和分化均起着重要作用；还有利于伤口愈合；参与内分泌激素的代谢，对胎儿生长、性器官和性功能有重要调节作用。

（3）促进机体免疫功能：缺锌可引起胸腺萎缩，胸腺激素减少，T 细胞功能受损及细胞介导免疫功能改变。

（4）维持细胞膜结构：锌可增强膜稳定性和抗氧自由基的能力。锌对膜功能的作用还表现在对屏障功能、转运功能和受体结合方面的影响。

此外，锌与唾液蛋白结合成味觉素可增进食欲，缺锌会发生异食癖。锌对皮肤和视力具有保护作用，锌可促进维生素 A 的代谢和生理作用。

2. 缺乏与过量

（1）锌缺乏：可引起味觉减退及食欲减退，严重者出现异食癖，生长发育停滞。儿童长期锌缺乏可导致侏儒症；成人长期锌缺乏可引起皮肤干燥、性功能减退、精子数减少、胎儿畸形、免疫功能降低等。

（2）锌过量：成人摄入 4~8g 以上的锌会发生锌中毒，引起恶心、呕吐、腹痛、腹泻等症状。锌过量可干扰铁、铜等微量元素的吸收和利用，影响巨噬细胞和中性粒细胞活力，抑制细胞杀伤能力，可损害免疫功能。

3. 营养状况评价

（1）临床症状：人体锌缺乏的常见临床症状为生长缓慢、皮肤伤口愈合不良、味觉障碍、胃肠道疾患增加、免疫功能减退等。

（2）生化指标：血浆锌含量相对稳定，只有当严重锌缺乏时才具有诊断意义。

（3）功能指标：锌功能通过酶活性、味觉、暗适应能力等的变化进行评价。单核细胞金属硫蛋白 mRNA 可靠性较好，是反映边缘性锌缺乏的良好指标，被认为是评价锌营养状况的相对"金标准"。

（4）膳食调查：通过膳食营养状况调查，了解饮食习惯及食物锌摄入量。

4. 食物来源与参考摄入量

（1）食物来源：锌普遍存在于各种食物中，动、植物性食物锌的含量和吸收利用率有很大差别。贝壳类海产品、红色肉类、动物内脏均为锌的良好食物来源，蛋类、豆类、谷类胚芽、燕麦、花生等也富含锌。

（2）参考摄入量：中国营养学会推荐锌的 RNI：成年男性为 12.5mg/d，女性为 7.5mg/d，孕妇为 9.5mg/d，乳母为 12mg/d；成年人锌的 UL 为 40mg/d。

（董艳梅）

第七节　水

一、概述

水是维持生命活动最基本的物质，是人体含量最多，也是最重要的营养素之一。当没有食物摄入时，机体可消耗自身组织维持生命 1 周甚至更长时间，但是，没有水任何生物都不能生存。水的生理功能：

1. 构成细胞和体液的重要成分　成人体内水分含量占体重的 50%~70%，构成人体的内环境。

2. 调节体温　水是良好的体温调节剂，在 37℃体温时，蒸发 1g 水可带走 0.57kcal 的热量，所以水可维持人体体温的恒定。

3. **润滑作用**　水对眼球、呼吸道、消化道及关节囊等具有良好的润滑作用。

4. **促进物质代谢**　水是良好的溶剂,能使物质溶解,有利于营养物质的运输和代谢产物的排泄。水还直接参加许多化学反应,促进物质代谢。

5. **维持组织的形态和功能**　体内的水除了分布在体液中的自由水形式,还有相当大一部分结合水的形式,参与构成细胞原生质的特殊成分,保证一些组织具有独特的生理功能。如心肌含有79%的水,主要是结合水,可使心脏具有一定坚实的形态,保证心脏的有力搏动。

二、水的需要量

人体对水的需要量受个体的代谢情况、年龄、膳食、气候及劳动强度等多种因素影响。正常人水的需要量与排出量应保持动态平衡。体内水的来源包括饮水、食物中的水及内生水三部分。一般温和气候条件下,轻体力活动成年人需要饮水1 500~1 700ml/d。如果在高温或进行中等以上身体活动时,应适当增加水摄入量。人体离不开水,水是构成细胞和体液的重要组成部分,水参与人体的新陈代谢,水参与调节体温,水对关节、器官、组织和肌肉还起到缓冲和润滑的保护作用。水的排出途径主要包括呼吸、尿液、皮肤蒸发和粪便。

对水分的需要及代谢,人体有一整套复杂而完善的调节系统。增加或减少水分摄入量,人体可自动通过调节系统维持水的平衡,但在某些病理状态下,水的摄入和排出超过了人体的调节能力,就会出现脱水或水肿。

（董艳梅）

第八节　植物化学物质

一、概述

食物中除了含有多种营养素外,还含有其他许多对人体有益的物质。这类物质过去较多地被称为非营养素生物活性成分。这类物质不是维持机体生长发育所必需的营养物质,但对维护人体健康、调节生理功能和预防疾病发挥重要的作用,目前被称为"食物中的生物活性成分"。

食物中的生物活性成分包括主要来自植物性食物的黄酮类化合物、有机硫化物等,也包括主要来源于动物性食物的辅酶Q、褪黑素等生物活性成分。植物化学物质（phytochemicals）,是植物能量代谢过程中产生的多种中间或末端低分子量次级代谢产物（secondary metabolites）,除个别是维生素的前体物（如β-胡萝卜素）外,其余均为非传统营养素成分。天然存在的植物化学物质种类繁多。与植物中的蛋白质、脂肪、碳水化合物等初级代谢产物（primary metabolites）相比,这些次级代谢产物的含量微乎其微。

植物化学物质可按照它们的化学结构或者功能特点进行分类,不同种类的生物活性有很大区别。其中常见植物化学物质的种类、食物来源及生物活性见表1-3。除表中的种类外,还有姜黄素、辣椒素、叶绿素及吲哚等,也属于植物化学物质。

表1-3　常见植物化学物质的种类、食物来源及生物活性

种类	代表化合物	食物来源	生物活性
多酚	原儿茶酸、绿原酸、白藜芦酸、黄酮类	各类植物性食物,尤其是深色水果、蔬菜和谷物	抗氧化、抗炎、抑制肿瘤、调节毛细血管功能
类胡萝卜素	胡萝卜素、番茄红素、玉米黄素	玉米、绿叶菜、黄色蔬菜及水果	抗氧化、增强免疫功能、预防眼病

续表

种类	代表化合物	食物来源	生物活性
萜类化合物	单萜、倍半萜、二萜、三萜、四萜	柑橘类水果	杀菌、防腐、镇静、抑制肿瘤作用
有机硫化物	异硫氰酸盐、烯丙基硫化合物	十字花科和葱蒜类蔬菜	杀菌、抗炎、抑制肿瘤细胞生长
皂苷	甾体皂苷、三萜皂苷	酸枣、枇杷、豆类	抗菌及抗病毒作用、增强免疫功能
植物雌激素	异黄酮、木酚素	大豆、葛根、亚麻籽	雌激素样作用
植酸	肌醇六磷酸	各种可食植物种子	抗氧化作用、抑制淀粉及脂肪的消化吸收
植物固醇	β-谷固醇、豆固醇	豆类、坚果、植物油	抗炎和退热作用、抑制胆固醇吸收

二、植物化学物质的生物活性

(一)抗癌作用

蔬菜和水果中所富含的植物化学物质多有预防癌症发生的潜在作用,目前报道了多种植物化学物质在降低人群癌症发病率方面可能具有实际意义。日常蔬菜和水果摄入量高的人群较摄入量低的人群癌症发生率要低 50% 左右。新鲜蔬菜和水果沙拉可明显降低癌症发生的危险,对胃肠道、肺、口腔和喉的上皮肿瘤证据最为充分,对激素相关肿瘤抑制作用的证据较少,但乳腺癌和前列腺癌的低发病率似乎与食用大量蔬菜有关。

(二)抗氧化作用

癌症和心血管疾病的发病机制与过量反应性氧分子及自由基的存在有关。人体对这些活性物质的保护系统包括抗氧化酶系统如超氧化物歧化酶(superoxide dismutase,SOD)、谷胱甘肽过氧化物酶(glutathione peroxidase,GSH-Px)、内源性抗氧化物(如尿酸、谷胱甘肽、α-硫辛酸、辅酶 Q 等)及具有抗氧化活性的必需营养素(如维生素 E 和维生素 C 等)。现已发现多种植物化学物质,如类胡萝卜素、多酚、黄酮类、植物雌激素、蛋白酶抑制剂和有机硫化物等也具有明显的抗氧化作用。

(三)免疫调节作用

免疫系统主要具有抵御病原体的作用,同时也涉及在癌症及心血管疾病病理过程中的保护作用。许多动物实验结果均表明类胡萝卜素对免疫功能有调节作用,部分黄酮类化合物具有免疫抑制作用,而皂苷、有机硫化物和植酸具有增强免疫功能的作用。

(四)抑制微生物作用

自古以来,某些食用性植物或调料植物就被用来处理感染。后来由于磺胺及抗生素的发现及它们有效的抗感染作用,降低了人们从食物中寻找具有抗感染作用植物成分的兴趣。但近年来,考虑到化学合成药物的不良反应,又重新掀起了从植物性食物中提取具有抗微生物作用成分的热潮。大蒜素对多种革兰氏阴性菌和阳性菌有抑制或杀灭作用,黄酮类化合物是许多抗病毒中药的有效成分,可抑制病毒复制。

(五)降胆固醇作用

动物实验和临床研究均发现,以多酚、皂苷、植物固醇、有机硫化物为代表的植物化学物质具有降低血胆固醇水平的作用。皂苷在肠中与初级胆酸结合形成微团,因这些微团过大不能通过肠壁而减少了胆酸的吸收,使胆酸的排出增加;多酚(如花色苷)可促进内源性胆固醇在肝中合成胆酸,从而降低了血中的胆固醇浓度。植物固醇可替代小肠微团中的胆固醇,使得胆固醇从微团中游离出来,这样就减少了胆固醇的肠内吸收。植物化学物质还可抑制肝中胆固醇代谢的关键酶,其中最重要的是胆固醇合成的限速酶——羟甲基戊二酸单酰辅酶 A(HMG-CoA)还原酶。白藜芦醇可抑制 HMG-CoA 还原酶,降低胆固醇的合成。

Note:

(六) 其他

植物化学物质所具有的其他促进健康的作用还包括调节血压、血糖、血小板和血凝及抑制炎症等作用。此外,部分的植物化学物质还有一些特殊作用,如叶黄素在维持视网膜黄斑功能发挥重要作用。植酸具有较强的金属离子的螯合能力。

植物化学物质也为食物感观上带来一系列的新特点。辣椒中的辣椒素为食物带来辣味,洋葱和大蒜中蒜素具有辛辣风味,西红柿、菠菜、粉红色葡萄中的植物化学物质为食物带来漂亮诱人的色彩。

(董艳梅)

思 考 题

1. 婴儿,10 月龄;近期出现饮食减少,体重下降,并伴有腹泻、水肿。经询问,该婴儿出生时体健,母乳喂养至 6 个月后改为辅食喂养,主要以面糊、米糊为食。实验室检查:血清白蛋白低。

(1) 该婴儿出现了什么营养问题? 主要原因是什么?

(2) 如何针对该婴儿的问题进行饮食调理?

2. 某地区以玉米为主食,人群中出现了身体裸露部位皮炎,尤其是上下肢伸侧皮肤呈对称性皮炎,并伴有草莓舌、腹泻等症状。

(1) 分析其临床表现,该地区人群可能是缺乏哪种营养素? 可用什么方法评价该营养素的水平?

(2) 从膳食的角度考虑,应如何预防该病的发生?

Note:

URSING

第二章

健康人群营养

02章 数字内容

学 习 目 标

- **知识目标：**
  1. 掌握孕妇、乳母、婴幼儿、儿童、青少年、老年人及素食人群的生理特点、营养需求和合理营养。
  2. 熟悉膳食结构的概念、类型，我国现存的主要营养问题，膳食指南的概念、组成及科学建议。
  3. 了解食物分类及各类食物的营养特点。
- **能力目标：**
  1. 能根据不同患者的生理特点和营养需求，提出合理的膳食建议。
  2. 能运用营养配餐的知识制订合理的食谱。
- **素质目标：**
  具有爱岗敬业、救死扶伤、尊重患者的职业精神。

第一节 食物的营养

 ———————————— 导入案例与思考 ————————————

患者,女,40岁,于10年前体重逐渐增加,食欲佳,偏爱蛋糕、巧克力等甜食。身高160cm,10年前体重为50kg,5年前为60kg,目前体重为75kg。患者期望减重,咨询减重时期如何对膳食进行调整。

请思考:

1. 患者期望减重,应如何设计食物中各类食物的比例?

2. 应减少摄入哪些食物类别?

一、食物分类

食物分类可以根据使用目的和依据,采用不同的分类方法。根据食物来源可分为两大类,即植物性食物及其制品和动物性食物及其制品。

《中国居民膳食指南(2022)》中将食物分为五大类:第一类为谷薯类,包括谷类(包含全谷物)、薯类和杂豆;第二类为蔬菜水果类;第三类为动物性食物,包括畜、禽、鱼、蛋、乳类;第四类为大豆类坚果类;第五类为烹调用的油盐等,如烹调油等。五大类基本食物的分类,是按照营养特点为膳食指南用途而定的。

《食物成分数据表达规范》(WS/T 464—2015)将食物按照其原料属性分为20个食物类;在每个食物类中,又分为若干的亚类;在每个亚类中包含多个食物小类;最后对难以归类的一些亚类食物,将其归纳到一起,命名为"其他"。这种分类方式便于对食物进行编码,表达食物成分数据,可参考食物成分表进行了解。

二、各类食物营养特点及食物来源

各类食物中的营养素的种类、含量、比例各有不同,没有任何一种天然食物能够包含人体所需要的全部营养素。本教材重点介绍生活中常见的食物种类。

(一) 谷类及其制品

1. 结构及营养特点 谷粒由谷皮、糊粉层、胚乳、胚四个部分组成。谷皮在最外层,主要含有纤维素和半纤维素,以及较高的无机盐;糊粉层在谷皮和胚乳之间,含有较多的膳食纤维、B族维生素及无机盐;胚乳是谷类主要部分,占谷粒总重的83%~87%,含有大量的淀粉和较多的蛋白质;胚位于谷粒一端,胚芽富含脂肪、蛋白质、无机盐、B族维生素和维生素E。谷类的营养成分:

(1) 蛋白质:含量一般在7.5%~15%,主要由谷蛋白、白蛋白、醇溶蛋白和球蛋白组成。

(2) 碳水化合物:主要为淀粉,含量约在74%。淀粉分为直链淀粉和支链淀粉,一般直链淀粉占20%~25%。

(3) 脂肪:含量为1%~4%。从玉米和小麦中胚芽中可提取玉米油和麦胚油等,该油脂80%为不饱和脂肪酸。

(4) 无机盐:为1.5%~3%。主要是磷和钙。

(5) 维生素:是维生素B_1、维生素B_2、烟酸、泛酸和吡哆醇等B族维生素的重要来源。

2. 食物来源 谷类食物分为若干亚类,最常见的是小麦和稻米。此外谷类中还有一些归为其他亚类的食物来源,如高粱、荞麦、薏米等。

(二) 薯类

1. 结构及营养特点 薯类淀粉含量丰富,含量为8%~29%,蛋白质和脂肪含量较低,含一定量的维生素和无机盐,并富含各种植物化学物质。膳食纤维含量是谷类的 1~2 倍,主要含有纤维素、半纤维素、果胶等膳食纤维,有利于肠道健康,也是帮助控制餐后血糖升高的良好选择。

2. 食物来源 常见的薯类有甘薯、马铃薯、木薯等。

（三）杂豆类

1. 结构及营养特点 杂豆类含碳水化合物 50%~60%,主要以淀粉形式存在;蛋白质约占 20%,脂肪占 1%~2%,营养素含量与谷类非常接近,但蛋白质的氨基酸模式优于谷类。

2. 食物来源 杂豆类主要包括豌豆、蚕豆、绿豆、红豆、豇豆、小豆、芸豆等。杂豆类制品有粉条、粉皮、凉皮等。

（四）大豆类及其制品

1. 结构及营养特点 豆类一般分为大豆类和其他豆类,大豆类含有较高的蛋白质和脂肪,碳水化合物含量较少;其他豆类含有较高的碳水化合物和中等量的蛋白质及少量的脂肪。大豆的营养成分:

（1）蛋白质:含量为 35%~40%,含有人体全部必需氨基酸,属于完全蛋白。其中赖氨酸含量较高,甲硫氨酸含量较低。

（2）碳水化合物:含量为 25%~30%,其他豆类的碳水化合物含量约为 55%。大豆中的碳水化合物多数为纤维素和寡糖,在体内较难消化。

（3）脂肪:含量为 15%~20%,以不饱和脂肪酸居多;此外大豆油中含有约 1.64% 的磷脂。

（4）维生素:胡萝卜素和维生素 E 含量较高,B 族维生素含量相对较高。大豆中基本不含有维生素 C,经过发芽后,维生素 C 含量明显增加。

（5）无机盐:铁含量丰富,钙、钾、钠也较多,微量元素含量较少。

2. 食物来源 豆类最常见的是大豆如黄豆、黑豆等。豆类制品主要指大豆制品,即以大豆为原料经过制作或精炼提取的产品。豆类制品按照生产工艺分为两类:一类是发酵豆制品,包括腐乳、臭豆腐、豆瓣酱、酱油等;另一类是非发酵豆制品,包括水豆腐、豆腐干、豆浆、腐竹等。

（五）蔬菜、水果类及其制品

1. 结构及营养特点 蔬菜和水果的营养特点相似,且种类繁多,按照其形态和特征分为若干亚类。蔬菜、水果的营养成分:

（1）碳水化合物:包括糖、淀粉、纤维素和果胶物质,因食物的种类和品种有很大差别。

（2）维生素:含有较多的维生素 C、胡萝卜素、维生素 B_2 和叶酸等。

（3）无机盐:富含钙、磷、铁、钾、钠、镁、铜等元素,对维持机体酸碱平衡起到重要作用。

（4）芳香物质、有机酸和色素:蔬菜、水果中常含有各种芳香物质和色素,使食物具有特殊的香味和颜色。水果中的有机酸以苹果酸、柠檬酸和酒石酸为主。

2. 食物来源

（1）蔬菜类分为 8 个亚类。其食物来源:①根菜类,包括萝卜、胡萝卜、甜菜头等;②鲜豆类,包括蚕豆、豌豆、豆芽、豆苗等;③茄果、瓜菜类,包括辣椒、茄子、西红柿、黄瓜、南瓜等;④葱蒜类,包括大蒜、蒜苔、大葱、洋葱、姜等;⑤嫩茎、叶、花菜类,包括大白菜、油菜、菜花等;⑥水生蔬菜类,包括菱角、藕、茭白等;⑦薯芋类,包括山药、芋头等;⑧野生蔬菜类,包括苜蓿、蕨菜、鱼腥草等。

（2）水果类分为 6 个亚类。其食物来源:①仁果类,包括苹果、梨、山楂、海棠果等;②核果类,包括桃、杏、梅、李、樱桃、枣等;③浆果类,包括葡萄、草莓、猕猴桃、石榴、柿子等;④柑橘类,包括橙、柑橘、柚、柠檬等;⑤热带、亚热带水果,包括香蕉、菠萝、芒果、椰子、荔枝、枇杷等;⑥瓜果类,包括西瓜、哈密瓜、甜瓜等。

（六）畜肉、禽肉类及其制品

1. 结构及营养特点 畜禽肉类主要提供优质蛋白质、脂肪、无机盐和维生素。畜禽肉类营养素的分布与含量因动物的种类、年龄、肥瘦程度及部位的不同而差异很大。畜肉类的营养成分:

Note:

（1）蛋白质：含量为 10%~20%，必需氨基酸充足，其种类和比例接近人体所需，利于消化吸收，属于优质蛋白。

（2）脂肪：一般的畜肉脂肪含量为 10%~36%，肥肉高达 90%，在动物体内根据肉质部位其肥瘦程度差异很大。脂肪以饱和脂肪为主，主要成分是甘油三酯，少量为卵磷脂、胆固醇和游离脂肪酸。

（3）碳水化合物：主要以糖原的形式存在于肝和肌肉中。

（4）无机盐：含量为 0.8%~1.2%，其中铁、磷含量较高。

（5）维生素：B 族维生素含量丰富，如肝中富含维生素 A 和维生素 B_2。

禽肉类的营养成分与畜肉类相似，不同在于脂肪含量较少，含有 20% 的亚油酸，易于消化吸收。

2. 食物来源　畜肉和禽肉的食物来源就是相应动物的可食用部分，如畜肉来源包括猪肉、牛肉、羊肉、猪肝、牛舌等，禽肉来源包括鸡肉、鸭肉、鹅肉、鸭胗、鹅肝等。

（七）水产类

1. 结构及营养特点　水产类可分为鱼类、甲壳类和软体类，其营养成分受季节、成熟度及饲料等因素的影响。水产类的营养成分：

（1）蛋白质：含量为 15%~25%，易于消化吸收；在氨基酸组成中，色氨酸偏低。

（2）脂肪：不同种类的鱼脂肪含量差别较大，一般为 1%~10%，多为不饱和脂肪酸，也是二十碳五烯酸（EPA）和二十二碳六烯酸（DHA）的重要来源。

（3）无机盐：含量为 1%~2%，稍高于肉类，磷、钙、钠、钾、镁、氯含量丰富，是钙的良好来源。

（4）维生素：是维生素 A 和维生素 D 的重要来源，也含有较高的维生素 B_1、维生素 B_2 和维生素 E，但是几乎不含有维生素 C。

2. 食物来源　水产类食物来源就是生活在水中的生物，包括鱼、虾、蟹、贝类等。

（八）乳类及其制品

1. 结构及营养特点　乳类是由蛋白质、乳糖、脂肪、无机盐、维生素、水等组成的复合乳胶体。乳类营养成分齐全，组成比例适宜，容易消化吸收；能满足婴幼儿生长发育的全部需要，也是体弱者、老年人和患者比较理想的食物。牛奶的营养成分：

（1）蛋白质：含量平均在 3%，主要由 79.6% 的酪蛋白、11.5% 的乳白蛋白和 3.3% 的乳球蛋白组成。必需氨基酸组成与人体组成接近，属于优质蛋白。

（2）脂肪：含量为 3%~5%，其中油酸含量占 30%，亚油酸和亚麻酸分别占 5.3% 和 2.1%。

（3）碳水化合物：含量为 3.4%~7.4%，主要形式为乳糖。

（4）无机盐：含量为 0.6%~0.7%，富含钙、磷、钾，其中钙含量尤其丰富，但是铁含量很少。

（5）维生素：含有较多的维生素 A，但是维生素 B_1 和维生素 C 很少。

2. 食物来源　乳类及其制品按照其来源的不同，主要分为牛奶、羊奶、马奶和人奶，市场上的大多数产品是牛奶；乳制品包括奶粉（全脂奶粉、脱脂奶粉、调味奶粉）、发酵乳（原味酸奶、果味酸奶）、奶酪、奶油等。

（九）蛋类及其制品

1. 结构及营养特点　蛋的结构由蛋壳、蛋清、蛋黄三部分组成。其可食部分为蛋清和蛋黄，比例分别占 2/3 和 1/3。蛋清中的营养素主要是蛋白质，含有人体所有必需氨基酸，且组成模式与人接近，是食物中最理想的优质蛋白；也是维生素 B_2 的良好来源。蛋黄中含有较多的磷脂和胆固醇，钙、磷、铁等无机盐也集中于蛋黄，还含有较多的维生素 A、维生素 D、维生素 B_1 和维生素 B_2。

2. 食物来源　蛋类的食物来源主要包括鸡、鸭、鹅和鹌鹑蛋等，其中鸡蛋产量最大，食用最普遍。

（十）坚果、种子类

1. 结构及营养特点　坚果、种子类食物的特点是高能量、高脂肪，所含脂肪中不饱和脂肪酸的含量较高，同时富含维生素 E。坚果、种子类营养成分：

（1）蛋白质：含量为 12%~25%，有些坚果必需氨基酸相对较低，从而影响蛋白质的生物学价值，如核桃蛋白质蛋氨酸和赖氨酸含量不足。

（2）脂肪：含量高达 44%~70%，以不饱和脂肪酸为主。

（3）碳水化合物：碳水化合物含量因种类不同差异较大，含量较高的如栗子为 77.2%，含量较低的如核桃为 9.6%、榛子为 14.7%。

（4）无机盐：坚果中无机盐含量丰富，是无机盐的良好膳食来源。

（5）维生素：坚果类含有大量的维生素 E，具有一定的抗氧化作用。

2. 食物来源　树坚果包括杏仁、腰果、榛子、山核桃、松子、核桃、板栗、白果等；种子包括花生、葵花子、南瓜子、西瓜子等。

（欧凤荣）

第二节　膳食结构与平衡膳食

一、膳食结构

膳食结构（dietary pattern）指一个国家、一个地区或个体日常膳食中各类食物的种类、数量及所占的比例。它可表示膳食中各种食物间的构成关系，并可根据各类食物所提供的能量及各种营养素的数量和比例来评价膳食结构的组成是否合理。通过对膳食结构的分析与评价，我们可了解人群的膳食质量、饮食习惯、生活水平、环境资源等情况，以及膳食结构与人体健康间的关系。

根据膳食中动物性、植物性食物所占比重，以及能量、蛋白质、脂肪和碳水化合物供给量作为划分膳食结构的标准，可将世界不同地区的膳食结构分为 4 种类型。

1. 动、植物性食物平衡的膳食结构　以日本为代表，特点是动物性食物与植物性食物比例比较适当，能量和脂肪的摄入量低于以动物性食物为主的欧美发达国家，平均每日能量摄入保持在 2 000kcal 左右。

2. 以植物性食物为主的膳食结构　以植物性食物为主，动物性食物为辅。大多数发展中国家如印度、巴基斯坦和非洲一些国家等属于此类型。特点是谷类食物消费量大，该类型的膳食能量基本可满足人体需要，但蛋白质、脂肪摄入量均低，来自动物性食物的营养素如铁、钙、维生素 A 摄入不足。

3. 以动物性食物为主的膳食结构　以动物性食物为主，是多数欧美发达国家的典型膳食结构。特点是粮谷类食物消费量小；动物性食物及食糖的消费量大，蔬菜、水果摄入少。

4. 地中海膳食结构该膳食模式　是以意大利南部、希腊的大部分地区，尤其是克利特岛的居民膳食结构为基础形成的一种特点鲜明的饮食模式。该膳食模式的特点是食物多样，富含植物性食物，包括谷类、水果、蔬菜等；清淡和加工简单，营养素丰富，食物新鲜度较高，以食用当季、当地产的食物为主；单不饱和脂肪酸（橄榄油）和膳食纤维（全谷物）的摄入量很高，脂肪提供能量占膳食总能量的 25%~35%，饱和脂肪所占比例较低。

二、中国居民膳食指南

膳食指南（dietary guideline）也称为膳食指导方针或膳食目标，是根据营养学原理，结合居民的膳食习惯和营养状况而制订的指导性文件，以帮助居民采用平衡膳食，达到合理营养、减少和预防营养相关慢性疾病的发生、促进健康的目的。

《中国居民膳食指南（2022）》目标是指导生命全周期的各类人群，对健康人群和有疾病风险的人群提出健康膳食准则，包括鼓励科学选择食物，追求终身平衡膳食和合理运动，以保持良好健康生活状态，维持适宜体重，预防或减少膳食相关慢性病的发生，从而提高我国居民整体健康素质。

《中国居民膳食指南（2022）》由一般人群膳食指南、特定人群膳食指南、平衡膳食模式和膳食指南编写说明三个部分组成；同时还有中国居民平衡膳食宝塔（2022）（彩图 2-1）、中国居民平衡膳食餐

Note：

盘(2022)(彩图 2-2)和中国儿童平衡膳食算盘(2022)(彩图 2-3)等可视化图形,以指导大众在日常生活中进行具体实践。一般人群膳食指南适用于 2 岁以上的健康人群,提供有关食物、食物类别和平衡膳食模式的建议,健康、合理的膳食指导,以促进全民健康和慢性疾病预防,并制订了平衡膳食准则八条。

准则一:食物多样,合理搭配。

平衡膳食模式是最大程度上保障人类营养需要和健康的基础,食物多样是平衡膳食模式的基本原则。多样的食物应包括谷薯类、蔬菜水果类、畜禽鱼蛋乳类、大豆坚果类等。建议平均每日摄入 12 种以上食物,每周 25 种以上。谷类为主是平衡膳食模式的重要特征,建议平均每日摄入谷类食物 200~300g,其中全谷物和杂豆类 50~150g;薯类 50~100g。每日的膳食应合理组合和搭配,平衡膳食模式中碳水化合物供能占膳食总能量的 50%~65%,蛋白质占 10%~15%,脂肪占 20%~30%。

准则二:吃动平衡,健康体重。

体重是评价人体营养和健康状况的重要指标,运动和膳食平衡是保持健康体重的关键。各个年龄段人群都应该坚持每日运动,维持能量平衡,保持健康体重。体重过低和过高均易增加疾病的发生风险。推荐每周应至少进行 5d 中等强度身体活动,累计 150min 以上;坚持日常身体活动,主动身体活动最好每日 6 000 步;注意减少久坐时间,每小时起来动一动,动则有益。

准则三:多吃蔬果、乳类、全谷、大豆。

蔬菜、水果、乳类和大豆及其制品是平衡膳食的重要组成部分,坚果是膳食的有益补充。蔬菜和水果是维生素、矿物质、膳食纤维和植物化学物的重要来源,乳类和大豆类富含钙、优质蛋白质和 B 族维生素,对降低慢性病的发病风险具有重要作用。推荐餐餐有蔬菜,每日摄入不少于 300g 蔬菜,深色蔬菜应占 1/2。推荐日日吃水果,每日摄入 200~350g 新鲜水果,果汁不能代替鲜果。吃各种各样的乳制品,摄入量相当于每日 300ml 以上液态奶。经常吃全谷物、豆制品,适量吃坚果。

准则四:适量吃鱼、禽、蛋、瘦肉。

鱼、禽、蛋和瘦肉可提供人体所需的优质蛋白质、维生素 A、B 族维生素等,有些也含有较高的脂肪和胆固醇。目前我国畜肉消费量高,过多摄入对健康不利,应当适量食用。动物性食物优选鱼和禽类,鱼和禽类脂肪含量相对较低,鱼类含有较多的不饱和脂肪酸。蛋类各种营养成分齐全,瘦肉脂肪含量较低。过多食用烟熏和腌制肉类可增加部分肿瘤的发生风险,应当少吃。推荐成年人平均每日摄入动物性食物总量 120~200g,相当于每周摄入鱼类 2 次或 300~500g,畜禽肉 300~500g,蛋类 300~350g。

准则五:少盐少油,控糖限酒。

我国多数居民食盐、烹调油和脂肪摄入过多,是目前肥胖、心脑血管疾病等慢性病发病率居高不下的重要因素,因此应当培养清淡饮食习惯,推荐成年人每日摄入食盐不超过 5g、烹调油 25~30g,避免过多动物性油脂和饱和脂肪酸的摄入。过多摄入添加糖可增加龋齿和超重的发生风险,建议不喝或少喝含糖饮料,推荐每日摄入糖不超过 50g,最好控制在 25g 以下。儿童青少年、孕妇、乳母不应饮酒。成年人如饮酒,一日饮酒的酒精量不超过 15g。

准则六:规律进餐,足量饮水。

规律进餐是实现合理膳食的前提,应合理安排一日三餐,定时定量,饮食有度,不暴饮暴食。早餐提供的能量应占全日总能量的 25%~30%,午餐占 30%~40%,晚餐占 30%~35%。水是构成人体成分的重要物质并发挥着多种生理作用。水摄入和排出的平衡可以维护机体适宜水合状态和健康。建议低身体活动水平的成年人每日饮 7~8 杯水,相当于男性每日喝水 1 700ml,女性每日喝水 1 500ml。每日主动、足量饮水,推荐喝白水或茶水,不喝或少喝含糖饮料。

准则七:会烹会选,会看标签。

食物是人类获取营养、赖以生存和发展的物质基础,在生命的每一个阶段都应该规划好膳食。了解各类食物营养特点,挑选新鲜的、营养素密度高的食物,学会通过食品营养标签的比较,选择购买较健康的包装食品。烹饪是合理膳食的重要组成部分,学习烹饪和掌握新工具,传承当地美味佳肴,做好一日三餐,家家实践平衡膳食,享受营养与美味。如在外就餐或选择外卖食品,按需购买,注意适宜份量和荤素搭配,并主动提出健康诉求。

准则八:公筷分餐,杜绝浪费。

日常饮食卫生应首先注意选择当地的、新鲜卫生的食物,不食用野生动物。食物制备生熟分开,储存得当。多人同桌,应使用公筷公勺、采用分餐或份餐等卫生措施。勤俭节约是中华民族的文化传统,人人都应尊重和珍惜食物,在家在外按需备餐,不铺张不浪费。从每个家庭做起,传承健康生活方式,树饮食文明新风。社会餐饮应多措并举,倡导文明用餐方式,促进公众健康和食物系统可持续发展。

《中国居民膳食指南科学研究报告(2021)》指出我国居民营养状况极大改善,主要表现在居民膳食能量和宏量营养素摄入充足,优质蛋白摄入不断增加,居民平均身高持续增长,农村5岁以下儿童生长迟缓率显著降低。与此同时我们还应清醒地认识到,各种营养不良问题(包括营养不足、微量营养素缺乏、超重和肥胖症)在我国仍同时存在并将长期存在,膳食结构不合理、饮酒甚至过量饮酒、食物过于精细化导致的浪费等现象普遍存在。

《中国居民膳食指南科学研究报告(2021)》中提出具体的营养指导措施包括:①坚持植物性食物为主的膳食结构;②优化动物性食物消费结构;③增加乳制品摄入;④保证膳食能量来源和营养素充足;⑤进一步控制油、盐摄入;⑥控制糖摄入,减少含糖饮料消费;⑦杜绝食物浪费,促进可持续发展等。

(李述刚)

第三节　各类人群的营养特点

一、孕妇及乳母的营养

(一) 孕妇的营养

孕妇的合理营养对胎儿的正常生长十分重要。孕妇除了保证自身所需营养素外,还需提供胎儿生长所需要的营养素。孕妇营养状况的优劣对胎儿生长发育会产生重要影响。

1. 生理特点　母体自受精卵着床,体内会发生生理变化以适应孕妇自身及胎儿生长发育的需要,并为产后泌乳进行准备。孕妇内分泌和消化系统有显著变化,主要器官的负荷增大,体重增加。健康孕妇体重平均增加约12.5kg。根据孕前不同体重指数(BMI),孕期增重适宜值和增重速率见表2-1。

表2-1　孕妇体重增长范围和孕中晚期周增重推荐值

孕前 BMI/$(kg \cdot m^{-2})$	总增重范围 /kg	孕早期增重范围 /kg	孕中晚期的每周体重增长值率平均范围及范围 /$(kg \cdot 周^{-1})$
体重不足(<18.5)	11.0~16.0	0~2.0[a]	0.46(0.37~0.56)[b]
标准体重(18.5~24.0)	8.0~4.0	0~2.0	0.37(0.26~0.48)
超重(24.0~28.0)	7.0~11.0	0~2.0	0.30(0.22~0.37)
肥胖(≥28.0)	5.0~9.0	0~2.0	0.22(0.15~0.30)

注:[a] 表示孕早期增重 0~2kg;[b] 表示括号内数据为推荐范围。

2. 营养需求

(1) 能量:孕期能量的摄入量应与消耗量保持平衡,能量摄入过多,会造成母亲体重过高,对母子双方无益。妊娠全程应增加体重 12kg 左右,其中孕早期增重不超过 2kg,孕中、后期每周增重约 350g。孕期能量需要量为孕早期不变,孕中期每日增加 300kcal,孕晚期每日增加 450kcal。

(2) 蛋白质:孕期蛋白质的需要量随着妊娠期的延长而增加。孕期蛋白质 RNI 增加值为孕早期不变,孕中期增加 15g/d,孕晚期增加 30g/d。

(3) 脂肪:孕妇需摄入适量的脂类以保证胎儿的正常发育及脂溶性维生素的吸收,尤其是必需脂肪酸,对脑细胞和神经组织的发育具有重要作用。适当的脂肪积累有利于产后乳汁的分泌,妊娠全过程需储存脂肪 2~4kg。孕妇脂肪供能占总能量的 20%~30%。

(4) 碳水化合物:葡萄糖是胎儿的唯一能源,耗用母体的葡萄糖较多,妊娠后半期肝糖原合成及分解增强,因此碳水化合物需求增加。孕早期应尽量摄入富含碳水化合物的谷类和水果。中国营养学会推荐孕妇每日摄入能量的 50%~65% 来自总碳水化合物的摄入,孕早期应保证每日摄入至少含 130g 碳水化合物的食物。

(5) 无机盐:孕期需要大量的无机盐满足胎儿的需要。钙、磷、镁参与骨骼的形成,摄入不足会影响胎儿骨骼的发育。

1) 钙:新生儿体内含有 25~30g 钙,大部分是在孕晚期由孕妇体内转移到胎儿体内的。在此期间母亲肠道内钙的吸收率增加,每日钙潴留 240~300mg,以用于胎儿骨骼和牙齿的发育。孕早期钙的 RNI 为 800mg/d,孕中期、晚期为 1 000mg/d。

2) 铁:孕期应特别注意铁的补充,孕妇及胎儿在整个妊娠期需铁量约为 1 000mg,基本上是在妊娠期后 6 个月,特别是最后 3 个月需要量最大。孕中期铁的 RNI 为 24mg/d,孕晚期 29mg/d。

3) 锌:大量的动物实验研究结果表明,母亲锌摄入量充足可以促进胎儿生长发育和预防先天性畸形。成年妇女体内含锌 1.3g,孕期增至 1.7g。孕妇应于整个妊娠期均增加 2mg/d。孕期锌的 RNI 为 9.5mg/d。

4) 碘:妊娠期母体甲状腺功能活跃,碘的需要量增加。孕妇碘的 RNI 为 230μg/d。

(6) 维生素:妊娠期需要大量的维生素来满足胎儿生长发育的需要,尤其是对叶酸和维生素 B_{12} 的需要量非常大。孕妇叶酸缺乏还可使先兆子痫、胎盘早剥的发生率增高。备孕妇女应从孕前 3 个月开始每日增补 400μg 叶酸,能有效降低神经管畸形的发生率。孕妇叶酸的 RNI 为 600μg/d。维生素 B_{12} 的 RNI 为 2.9μg/d。孕妇对其他维生素的需要量也较非孕时增加。

3. 常见营养问题及合理营养

(1) 营养问题

1) 妊娠呕吐:约半数孕妇在妊娠早期会出现程度不一的妊娠反应,轻微的妊娠反应一般不会影响健康,但少数孕妇恶心呕吐持续时间较长,呕吐频繁而剧烈,进食量减少或者根本不能进食,使机体长时间处于饥饿状态,机体动用脂肪组织供给能量,导致酮体在体内积聚,引起代谢性酸中毒,严重影响孕妇和胎儿的健康。

2) 营养性贫血:包括缺铁性贫血和缺乏叶酸、维生素 B_{12} 引起的巨幼红细胞贫血。2015 年,我国城市和农村孕妇贫血率均高达 13.6%。孕晚期缺铁性贫血是孕妇普遍存在的营养问题,主要病因是铁摄入不足、源于植物性食物的膳食铁吸收利用差、对铁的需要量增加等。应在孕中晚期注意铁的补充。

3) 妊娠糖尿病:妊娠糖尿病呈逐年上升趋势。妊娠糖尿病的可能原因是孕期体内拮抗胰岛素的激素增多。妊娠糖尿病增加了胎儿生长受限、巨大胎儿、胎儿畸形、早产的发生率,对母子均造成很大危害。一旦发生孕期糖耐量异常,必须进行正确的饮食调节和控制,必要时药物治疗。

4) 妊娠高血压:为妊娠与血压升高并存的一组疾病,以高血压、蛋白尿为主要临床症状。严重者发生子痫、心力衰竭、肾衰竭,严重威胁母婴的生命安全。与营养相关的超重、营养不良、肥胖、代谢异常等都是妊娠高血压综合征的危险因素。

5) 膳食结构不合理:脂肪供能较高。膳食中含钙丰富的乳类摄入严重不足,孕晚期蛋白质和铁摄入不足。孕妇的维生素 D 缺乏率和不足率较高。

6) 体重管理不理想:孕期增重适宜的人群占比偏少,孕期增重过多问题严重。

(2) 合理营养:定期测量体重,合理安排膳食和身体活动,有助于维持孕前体重正常和孕期体重适宜增长,获得良好妊娠结局。《中国居民膳食指南(2022)》对备孕和孕期妇女的核心推荐为:①调整孕前体重至正常范围,保证孕期体重适宜增长。②常吃含铁丰富的食物,选用碘盐,合理补充叶酸和维生素 D。③孕吐严重者,可少量多餐,保证摄入含必需量碳水化合物的食物。④孕中晚期适量增加乳、鱼、禽、蛋、瘦肉的摄入。⑤经常户外活动,禁烟酒,保持健康生活方式。⑥愉快孕育新生命,积极准备母乳喂养。

(二) 乳母的营养

乳母是处于哺乳特定生理状态下的人群,乳母不仅需要分泌乳汁喂哺婴儿,并保证 6 个月以内婴儿全面的营养,还需要逐步补偿妊娠、分娩时消耗的营养素储备,以促进各器官功能的恢复。

1. 生理特点 母乳是满足婴儿营养需求的最佳食品,孕妇在分娩后 72h 之内乳腺开始分泌乳汁,称为"乳汁生成期"。乳汁的分泌受乳母的精神、饮食和营养状况等因素影响。自胎儿及附属物娩出,到生殖器官恢复至未孕状态一般需要 6~8 周,这段时间称为产褥期。在此期间内,产妇生理和心理都发生较大的变化,体力和体内储存的营养物质大量消耗,需要充足的食物和营养。

2. 营养需求

(1) 能量:哺乳期乳母对能量的需要量增加。乳母的能量需要除满足自身的能量消耗外,还需满足泌乳的能量消耗。中国营养学会建议我国乳母膳食能量需要量比同等劳动强度非孕妇增加 500kcal。

(2) 蛋白质:乳母对蛋白质的需要量增加,所需蛋白质包括自身需要和分泌乳汁的消耗。中国营养学会建议乳母需每日额外供给蛋白质 25g。

(3) 脂肪:一般而言,每次哺乳过程中后段乳中脂肪含量比前段乳中脂肪含量高,这样有利于控制婴儿的食欲。乳中脂肪含量与乳母膳食脂肪的摄入量有关。脂类与婴儿的脑发育有密切关系,尤其是不饱和脂肪酸对中枢神经的发育特别重要。目前我国乳母脂肪推荐摄入量与成人相同,膳食脂肪供能占总能量的 20%~30%。

(4) 无机盐

1) 钙:乳母膳食钙的 RNI 为 1 000mg/d,比一般女性增加 200mg/d,总量达到 1 000mg/d。乳母要注意膳食多样化,建议每日饮奶至少 250ml,并补充约 300mg 的优质钙,摄入 100g 左右的豆制品和其他富钙食物,加上膳食中其他食物来源的钙,摄入量可达到约 800mg,剩余不足部分可增加饮奶量或采用钙剂补充。此外还要注意补充维生素 D,多晒太阳或服用鱼肝油等,以促进钙的吸收与利用。

2) 铁:乳母每日因泌乳损失的铁约为 0.3mg,加上补充妊娠和分娩时的铁消耗,以及月经恢复后的铁损失,乳母每日铁的需要量大约为 2.0mg。推荐乳母膳食铁的 RNI 为 24mg/d。

3) 碘:乳母膳食碘推荐摄入量比非孕非哺乳女性增加 120μg/d,总量达到 240μg/d。

(5) 维生素

1) 脂溶性维生素:乳汁中的维生素 A、维生素 D、维生素 E 含量受乳母摄入量的影响。乳母维生素 A 的 RNI 为 1 300μg RAE/d。乳母维生素 D 的 RNI 为 10μg/d,不需额外补充,只要保证良好的营养和充足的阳光照射,即能保持正常的维生素 D 营养状况。

2) 水溶性维生素:乳母维生素 B_1 的 RNI 为 1.5mg/d;维生素 B_2 的 RNI 为 1.5mg/d;维生素 B_{12} 的 RNI 为 3.2μg/d。乳汁中的维生素 C 含量变异较大,我国推荐乳母维生素 C 的 RNI 为 150mg/d。乳汁中维生素 C 与乳母的膳食有密切关系。

(6) 水:乳母每日泌乳量约为 750ml,为了增进乳汁的分泌,每日应从食物及饮水中比非孕期多摄入约 1L 水,鼓励乳母多补充流质食物及汤类,如鸡汤、鲜鱼汤等,每餐都应保证有带汤水的食物。

3. 常见营养问题及合理营养

(1) 营养问题:乳母常见的营养问题包括营养素缺乏、血脂异常和脂蛋白血症、缺铁性贫血等症状。当乳母的营养素摄入量不足,可出现各种不同营养素缺乏的症状。在哺育婴儿时,乳母能量摄入过多,易造成超重或肥胖,可能会出现血脂异常和脂蛋白血症。同时,乳母在产后出血且出血量大,未及时补充铁剂和叶酸,易有不同程度的缺铁性贫血。乳母每日膳食能量摄入基本充足,脂肪供能比较高。此外,我国乳母产后高体重滞留率高。

(2) 合理营养:《中国居民膳食指南(2022)》哺乳期妇女的核心推荐为:①产褥期食物多样不过量,坚持整个哺乳期营养均衡。②适量增加富含优质蛋白质及维生素 A 的动物性食物和海产品,选用碘盐,合理补充维生素 D。③家庭支持,愉悦心情,充足睡眠,坚持母乳喂养。④增加身体活动,促进产后恢复健康体重。⑤多喝汤和水,限制浓茶和咖啡,忌烟酒。

乳母一日食物建议量为谷类 225~275g,其中全谷物和杂豆不少于 1/3;薯类 75g;蔬菜类 400~500g,其中,绿叶蔬菜和红黄色等有色蔬菜占 2/3 以上;水果类 200~350g;鱼、禽、蛋、肉类(含动物内脏)总量为 175~225g;牛奶 300~500mL;大豆类 25g;坚果 10g;烹调油 25g,食盐不超过 5g;饮水量为 2 100ml。为保证维生素 A 的需要,建议每周吃 1~2 次动物肝脏,总量达 85g 猪肝或 40g 鸡肝。动物性食物和大豆类食物之间可做适当的替换,豆制品喜好者可以适当增加大豆制品,减少动物性食物,反之亦可。

二、婴幼儿的营养

从出生到满 2 周岁为婴幼儿期。婴幼儿期是人一生中最重要的时期之一,是生长发育的第一个高峰期,身高、体重迅速增长,各器官系统不断发育,对营养的需要相对较成年人高。婴幼儿期营养状况的好坏,对体格和智力发育具有非常重要的影响。

(一) 生理特点

从出生至 28d 为新生儿期,该期各种疾病,不仅发病率高,死亡率也高。由于新生儿期的消化器官发育未成熟,故新生儿消化酶活力差,对淀粉类食物、脂肪的消化和吸收能力较差。出生后 28d 至 1 周岁为婴儿阶段,是快速生长发育期,各项生理功能在逐步发育完善,但是该阶段消化代谢功能仍然不成熟,抵抗不良刺激的能力仍然较差,因此对营养的要求比较高。

(二) 营养需求

1. 能量　婴幼儿对能量的需要相对较高,除维持基础代谢、各种活动和食物特殊动力作用需要外,生长发育所需能量为婴幼儿所特有,其需要量随年龄增长速度的快慢而增减。1 岁以内总能量需要量的 25%~35% 用于生长发育,估计体重每增加 1g 需 4.4~5.7kcal 能量。0~6 个月婴儿的能量需要量为 90kcal/(kg·d),7~12 个月为 80kcal/(kg·d)。

2. 蛋白质　婴幼儿期对蛋白质的需要不仅用于补充代谢的丢失,而且用于满足生长中不断增加的新组织的需要,故该期应处于正氮平衡。0~6 个月婴儿的蛋白质 AI 为 9g/d;7~12 个月婴儿的蛋白质 RNI 为 20g/d。6 个月以后的婴儿膳食中开始增加辅助食品,此时应注意选择肉、蛋、鱼、乳、豆类食物以提高蛋白质的利用率。此外,婴儿期除 8 种必需氨基酸外,组氨酸也是必需氨基酸。

3. 脂肪　婴幼儿对脂肪的需要相对高于成年人,尤其对各种多不饱和脂肪酸和类脂(如磷脂和糖脂)有特别的需求。它们对婴幼儿的生长发育、视网膜、神经和脑的发育有极其重要意义。0~6 个月婴儿脂肪供能约占总能量的 48%。6 个月以后添加辅食,但还是以乳类食品为主,脂肪量相对较高;7~12 月龄婴儿膳食脂肪的 AI 为总能量的 40%,其中亚油酸供给量约为总能量的 6%。1~3 岁幼儿膳食脂肪供能应由总能量的 40% 逐渐降至 35%。

4. 碳水化合物　母乳中所含的乳糖可在肠道内完全溶解,易吸收,又可引起酸性发酵,促进钙的吸收和乳酸菌的生长,抑制大肠杆菌的繁殖。婴幼儿对葡萄糖、果糖、蔗糖的吸收良好。婴儿出生后

2~3 个月内因缺乏淀粉酶,不易消化淀粉类食物,应在出生 3~4 个月后添加。人工和混合喂养的婴儿,应注意选择适量和适当种类的碳水化合物,若长期摄入不足亦可导致营养不良。

5. 无机盐 钙、铁、锌和碘是婴幼儿期容易缺乏的无机盐。

(1) 钙:从生长发育的角度看,婴儿出生时体内钙含量占体重的 0.8%。到成年时增加为体重的 1.5%~2.0%。根据母乳钙的吸收率,0~5 个月母乳喂养婴儿钙的 AI 为 200mg/d,人工喂养婴儿为 400mg/d。半岁以上的婴儿辅食量增加,建议 6 个月 ~1 岁婴儿钙的 AI 为 250mg/d;1~3 岁幼儿为 600mg/d。

(2) 铁:正常新生儿体内总铁量约有 300mg,基本上可满足出生后 4 个月内婴儿对铁的需求。母乳中的铁含量低(约 0.45mg/L),但其吸收率高,亦能满足 4~6 个月的生长需要。我国推荐 0~6 月龄铁的 AI 为 0.3mg/d;6~12 月龄建议 RNI 为 10mg/d,1~3 岁为 9mg/d。4 个月(早产儿和低体重儿出生后 2 个月)体内铁储存逐渐耗竭,应及时添加富含铁的食物。母乳和牛奶含铁量均较低,牛奶中铁含量低于母乳,且母乳中铁的吸收利用率较高,达 50% 左右,牛奶仅 10% 左右。

(3) 锌:正常新生儿体内锌储备较少,当锌不足时易导致锌缺乏而引起生长发育迟缓、脑发育受损、食欲减退、味觉异常、异食癖等。母乳中锌含量与牛奶相近。我国推荐锌的 AI,出生 ~6 个月为 2.0mg/d,6~12 个月为 3.5mg/d,1~3 岁为 4.0mg/d。

(4) 碘:新生儿缺碘可致甲状腺功能低下、新生儿甲状腺肿等疾病。0~6 个月婴幼儿碘的 AI 为 85μg/d,6~12 个月为 115μg/d。

(5) 其他无机盐:如钾、钠、镁、铜、氯、硫及其他微量元素也为机体生长发育所必需,但母乳及牛奶喂养健康婴儿均不易缺乏。

6. 维生素 母乳喂养的婴儿只要乳母获得平衡膳食,营养充足,乳量足够,一般不会发生维生素缺乏症。婴儿是维生素 D 缺乏的危险人群,由于母乳中维生素 D 含量较低,母乳喂养且缺乏阳光照射的婴儿容易发生维生素 D 缺乏症,应及时补充,增加户外活动。婴幼儿体内维生素 A 的储存量有限。维生素 A 的 AI:0~6 个月为 300μg RAE/d,6~12 个月为 350μg RAE/d,1~3 岁为 310μg RAE/d。早产儿和低出生体重儿容易发生维生素 E、维生素 K 缺乏,要注意补充。

(三) 常见营养问题及合理营养

1. 营养问题 婴幼儿的消化器官功能及神经系统的调节功能尚不完善,但又必须摄入相对比成人更多的营养素才能满足快速生长发育的需要,容易出现各种营养问题。营养问题主要有蛋白质 - 能量营养不良、维生素 D 缺乏症[又称为佝偻病(rickets)]、缺铁性贫血(iron deficiency anemia),其中缺铁性贫血是 6 个月 ~3 岁婴幼儿的常见病、多发病,该病多发生在出生 5 个月以后的婴儿,特别是多胎和早产儿更易且更早发生。

2. 合理营养

(1) 6 月龄内婴儿的合理喂养

1)《中国居民膳食指南(2022)》推荐条目:①母乳是婴儿最理想的食物,坚持 6 月龄内纯母乳喂养。②出生后 1h 内开奶,重视尽早吸吮。③回应式喂养,建立良好的生活规律。④适当补充维生素 D,母乳喂养无需补钙。⑤任何动摇母乳喂养的想法和举动,都必须咨询医生或其他专业人员,并由他们帮助做出决定。⑥定期监测婴儿体格指标,保持健康生长。

2) 纯母乳喂养:母乳是 6 个月以下婴儿最适合的食物,能供给该时期婴儿生长发育所需要的全部营养素,因此应该大力宣传和提倡母乳喂养(breast feeding)。WHO 建议全世界婴儿至少母乳喂养 4 个月,4~6 个月开始添加辅助食品,有条件者可遵循 WHO 推荐,坚持母乳喂养 2 年。《国民营养计划(2017—2030 年)》中设定的 2020 年 6 月龄内纯母乳喂养率需达到 50%。因各种原因不能进行母乳喂养时,可采用牛奶、羊奶等动物奶或婴儿配方奶粉进行人工或混合喂养。

3) 人工喂养(artificial feeding):因母乳缺乏或其他原因不能母乳喂养,全部用配方奶、动物奶或植物性代乳品喂养的方法。

Note:

4)混合喂养(mixture feeding):指由于母乳量不足,而用牛、羊奶或其他植物性代乳品补充的喂养方法。可在每次母乳喂养后补充代乳品(补授法),也可一日喂数次代乳品(代授法),其余哺母乳。相比而言,以补授法为好,可以防止母乳越来越少。全日母乳喂养次数不应少于3次,否则母乳可能会迅速减少。

5)及时合理添加辅食:随着婴儿的不断生长发育,母乳将逐渐不能满足婴儿对各种营养素和能量的需求,尤其在婴儿6个月以后,要给婴儿添加辅食。婴儿添加辅食的原则:每次只添加一种新食物,由少到多、由稀到稠、由细到粗,循序渐进。

(2)7~24月龄婴幼儿的合理营养:①继续母乳喂养,满6月龄起必须添加辅食,从富含铁的泥糊状食物开始;②及时引入多样化食物,重视动物性食物的添加;③尽量少加糖盐,油脂适当,保持食物原味;④提倡回应式喂养,鼓励但不强迫进食;⑤注重饮食卫生和进食安全;⑥定期监测体格指标,追求健康生长。

三、儿童的营养

儿童期一般分为学龄前期(2~5岁)和学龄期(6~17岁)两个阶段。儿童期处于快速发育的过程,活动能力加强,智力发育迅速,是培养良好习惯和品德的重要时期。

(一)生理特点

儿童生长发育速度相对平稳,3岁儿童乳牙已出齐,但消化能力仍有限;到小学高年级时逐渐进入第二个生长发育高峰,各内脏器官和肌肉系统发育很快,神经系统不断完善,智力发育迅速,活动量加大,新陈代谢旺盛,对各种营养素的要求比较高。

(二)营养需求

1. **能量** 儿童能量需要量包括基础代谢、生长发育和合理活动的消耗。2~5岁膳食能量需要量:男童依次分别为1 100kcal/d、1 250kcal/d、1 300kcal/d、1 400kcal/d;女童依次分别为1 000kcal/d、1 200kcal/d、1 250kcal/d、1 300kcal/d。

2. **蛋白质** 学龄前儿童蛋白质参考推荐摄入量为25~30g/d,蛋白质供能为总能量的14%~15%。学龄期儿童蛋白质参考推荐摄入量,6~10岁为35~50g/d;11岁男童为60g/d,女童为55g/d。

3. **脂肪** 学龄前儿童脂肪AI占总能量的比:2~3岁为35%,4~5岁为20%~30%。亚油酸供能不应低于总能量的3%,亚麻酸供能不低于总能量的0.5%。学龄期儿童脂肪AMDR以占总能量的20%~30%为宜。在脂肪种类的选择上要注意选择含必需脂肪酸的植物油。

4. **碳水化合物** 学龄前期儿童的膳食以谷类为碳水化合物的主要来源,约需碳水化合物15g/(kg·d),碳水化合物AMDR为总能量的50%~65%,但不宜用过多的糖和甜食,适量的膳食纤维是学龄前儿童肠道所必需的。学龄期儿童膳食中碳水化合物AMDR占总能量的50%~65%为宜。

5. **无机盐**

(1)钙:为满足学龄前期儿童骨骼的生长,中国营养学会建议钙的RNI:4~6岁为800mg/d,7~10岁为1 000mg/d,11~13岁钙的RNI为1 200mg/d。

(2)碘:儿童是缺碘的敏感人群,学龄前儿童碘的RNI为90μg/d。学龄期儿童膳食碘的RNI:7~10岁为90μg/d,11~13岁为110μg/d。

(3)铁:4~6岁儿童铁的RNI为10mg/d;7~10岁RNI为13mg/d;铁的RNI 11~13岁男性为15mg/d,女性为18mg/d。

(4)锌:4~6岁儿童锌的RNI为5.5mg/d;7~10岁为7.0mg/d;11~13岁男性RNI为10mg/d,女性9.0mg/d。

(5)磷:4~6岁儿童磷的RNI为350mg/d,7~10岁RNI为470mg/d,11~13岁为640mg/d。

6. **维生素**

(1)维生素A:4~6岁儿童维生素A的RNI为360μg RAE/d;7~10岁RNI为500μg RAE/d。

(2) B 族维生素:维生素 B_1、维生素 B_2 和烟酸在保证儿童体内的能量代谢以促进其生长发育方面有重要的作用。儿童维生素 B_1 的 RNI,4~6 岁为 0.8mg/d;7~10 岁为 1.0mg/d;11~13 岁男童为 1.3mg/d,女童为 1.1mg/d。维生素 B_2 的 RNI,4~6 岁为 0.7mg/d;7~10 岁为 1.0mg/d;11~13 岁男童为 1.3mg/d,女童为 1.1mg/d。

(3) 维生素 C:主要来源于新鲜蔬菜和水果。维生素 C 的 RNI,4~6 岁为 50mg/d,7~10 岁为 65mg/d,11~13 岁为 90mg/d。

(三) 常见营养问题及合理营养

1. 营养问题 由于儿童的生理和心理特点,易造成学龄期儿童各种不同程度的营养不足。如蛋白质、能量、维生素 A、维生素 B_2、钙、锌、铁不足,季节性维生素 C 不足。我国 5 岁以下儿童生长迟缓率;同时存在能量过剩的情况,如城市肥胖儿童比例逐渐增加。因此,应给予充分重视。

2. 合理营养

(1) 学龄前儿童的合理营养:学龄前儿童处于生长发育阶段,对各种营养素的需要量相对高于成人。因此,平衡膳食、合理营养,保证食物品种的多样化,保证充分供给各种营养素和能量,不仅可以保证他们的正常生长发育,还可以为成年后的健康打下良好的基础。

学龄前儿童应在一般人群膳食指南基础上增加的 5 条核心推荐为:①食物多样,规律就餐,自主进食,培养健康饮食行为;②每日饮奶,足量饮水,合理选择零食;③合理烹调,少调料、少油炸;④参与食物选择与制作,增进对食物的认知和喜爱;⑤经常户外活动,定期体格测量,保障健康生长。

(2) 学龄期儿童的合理营养:学龄期是体格和智力发育的关键时期,充足的营养摄入可以保证体格和智力的正常发育。根据学龄期儿童生长发育的特点和营养需求,学龄期儿童的合理膳食除了遵循中国营养学会制订的一般人群膳食指南外,还增加了以下内容:①主动参与食物选择和制作,提高营养素养;②吃好早餐,合理选择零食,培养健康饮食行为;③日日喝奶,足量饮水,不喝含糖饮料,禁止饮酒;④多户外活动,少视屏时间,每日 60min 以上的中高强度身体活动;⑤定期监测体格发育,保持体重适宜增长。

四、青少年的营养

青少年期是儿童到成人期的过渡时期,是身心发育的关键阶段。随着青春期的到来,所有营养物质的需求量都大大地增加。青春期女性的营养状况甚至会影响下一代的健康。因此,均衡营养尤为重要。

(一) 生理特点

12~17 岁为少年期或青春期,是体格和智力发育的第二个高峰。在这个时期体格生长发育速度加速,第二性征出现,女孩月经到来,生殖器官及内脏功能日益发育成熟,大脑功能和心理的发育也进入高峰,身体各系统逐渐发育成熟,性意识逐渐增强。

(二) 营养需求

1. 能量 每日能量需要量:14~17 岁男性为 2 500kcal,女性为 2 000kcal;18 岁男性为 2 250kcal,女性为 1 800kcal。

2. 蛋白质 每日蛋白质 RNI:14~17 岁男性为 75g/d,女性为 60g/d;18 岁男性为 65g/d,女性为 55g/d;同样高于从事中、轻体力劳动的成年人。

3. 脂肪 脂肪的 AMDR 占总能量 20%~30%,其中饱和脂肪酸供能不超过 8%,多不饱和脂肪酸供能要达到 10%,ω-6 PUFA 与 ω-3 PUFA 的比值为 (4~6)∶1。

4. 无机盐 中国营养学会建议青少年每日钙的 RNI:14~17 岁为 1 000mg/d。磷的 RNI:14~17 岁为 710mg/d。铁的 RNI:14~17 岁,男性为 16mg/d,女性为 18mg/d。锌的 RNI:14~17 岁,男性为 11.5mg/d,女性为 8.5mg/d。碘的 RNI,14~17 岁为 120μg/d。

5. 维生素　维生素 A、维生素 D、维生素 C 及 B 族维生素,对青少年的发育具有重要的作用。维生素 D 的 RNI 为 10g/d,与成人相同。维生素 A 的 RNI:14~17 岁,男性为 820μg RAE/d,女性为 630μg RAE/d。维生素 C 的 RNI,14~17 岁为 100mg/d。B 族维生素随能量摄入及代谢的增加需及时补充,尤其在食品中含量较少的维生素 B₂ 更应注意及时补充。

(三) 常见营养问题及合理营养

1. 营养问题　青少年时期由于快速生长发育,膳食中营养素不平衡导致的青少年体重超重和肥胖症已成为社会的公共卫生问题;另外,盲目节食,甚至发展成为厌食症,造成严重的蛋白质 - 能量营养不良,影响身体发育。

2. 合理营养　青春期能量消耗大,对蛋白质的需求高。为满足青少年充足、全面、平衡、合理营养的要求,饮食上除遵循一般人群膳食指南外,还应注意:①膳食多样化;②养成健康的膳食习惯;③加强体育锻炼,避免盲目节食;④不抽烟,不喝酒;⑤注意考试期间的饮食安排。

五、老年人的营养

随着社会和经济的发展,世界人口老龄化已经日趋明显。为了促进老年人的身体健康,预防与减少老年性疾病的发生,应高度重视老年人的合理膳食。

(一) 生理特点

随着年龄的增加,老年人瘦体重逐步减少,脂肪组织比例增高、细胞数量下降、身体水分减少、骨组织无机盐和骨基质均减少;基础代谢及合成代谢降低,分解代谢增高;消化系统、心脑血管、肾、肝和内分泌功能均随年龄增加而有不同程度的下降;职业性活动减少,对能量的需要量逐渐减少。

(二) 营养需求

1. 能量　按轻体力劳动的能量需要量,65~79 岁男性为 2 050kcal/d,女性为 1 700kcal/d;80 岁及以上男性为 1 900kcal/d,女性为 1 500kcal/d。

2. 蛋白质　一般来说,老年人蛋白质的需要量为 1.0~1.2g/(kg·d),在膳食总能量中应占 15%,男性稍高于女性,故 65 岁及以上老年人膳食蛋白质的 RNI 男性为 65g/d,女性为 55g/d。所摄入的蛋白质应是高生物价的优质蛋白质,优质蛋白质占总蛋白质摄入量的 50%。

3. 脂肪　膳食脂肪的 AMDR 以占总能量的 20%~30% 为宜,饱和脂肪的供能不超过 8%,每日食物中的胆固醇含量不多于 300mg。

4. 碳水化合物　老年人碳水化合物的 AMDR 与成年人相同,占总能量的 50%~65%。

5. 无机盐

(1) 钙:中国营养学会推荐老年人钙的 RNI 为 1 000mg/d,钙的补充不宜过多,每日摄入钙的总量不应超过 2 000mg。

(2) 铁:老年人铁的 RNI 均为 12mg/d。

6. 维生素　中国营养学会为老年人推荐的维生素摄入量与成年人基本一致。由于老年人维生素 D 缺乏可以导致骨质丢失,因此老年人需要增加维生素 D 的摄入量,65 岁及以上维生素 D 的 RNI 为 15μg/d。

7. 水　65 岁以上老年人饮水量不低于 1.2L/d,以 1.5~1.7L/d 为宜。有大量出汗、腹泻、发热等状态下还必须按情况增加水的摄入量。老年人不应在感到口渴时才饮水,而应该有规律地主动饮水。

(三) 常见营养问题及合理营养

1. 营养问题　一方面,有一部分老年人存在能量或蛋白质摄入不足,维生素 B₁、维生素 B₂、叶酸的比例均高于 80%,超过 95% 的老年人都存在钙摄入不足问题,而 90% 的老年人钠摄入超过 PI-NCDs。2015 年中国居民营养与健康检测结果显示,60 岁及以上老年人低体重率(BMI<18.5kg/m²)为 4.8%,80 岁以上高龄老年人低体重率为 8.3%,老年人贫血率达到 10%,农村老年人营养不足问题更为突出。另一方面,由于膳食不平衡造成老年人肥胖以及营养相关慢性疾病问题依然严峻,老年人肥胖率为

13.0%,高血压患病率近 60%,糖尿病患病率近 15%。

2. 合理营养 中国营养学会根据老年人生理特点和营养需求,在一般人群膳食指南的基础上,制订老年人膳食指南。

一般老年人膳食指南(65~79 岁)核心推荐。①食物品种丰富,动物性食物充足,常吃大豆制品。②鼓励共同进餐,保持良好食欲,享受食物美味。③积极户外活动,延缓肌肉衰减,保持适宜体重。④定期健康体检,测评营养状况,预防营养缺乏。

高龄老年人(80 岁及以上)膳食指南核心推荐:①食物多样,鼓励多种方式进食。②选择质地细软,能量和营养素密度高的食物。③多吃鱼禽肉蛋奶和豆,适量蔬菜配水果。④关注体重丢失,定期营养筛查评估,预防营养不良。⑤适时合理补充营养,提高生活质量。⑥坚持健身与益智活动,促进身心健康。

六、素食人群营养

素食是一种饮食习惯或文化,素食人群指以不食畜禽肉、水产品等动物性食品为饮食方式的人群,主要包括全素和蛋奶素。目前我国素食人群已超 5 000 万。为了满足营养需要,科学指导素食人群的膳食很有必要。

(一) 营养需求

素食人群膳食除动物性食物外,其他食物的种类与一般人群膳食类似,因此,除了动物性食物,一般人群膳食指南的建议均适用于素食人群。

(二) 常见营养问题及合理营养

1. 营养问题 如果膳食组成不合理,将会增加蛋白质、维生素 B_{12}、ω-3 PUFA、铁、锌等营养素缺乏的风险。

2. 合理营养 中国营养学会根据素食人群饮食特点和营养需求在一般人群膳食指南的基础上制订了素食人群膳食指南。其核心推荐内容包括:

(1) 食物多样,谷类为主;适量增加全谷物。素食者应更好地享用主食如米饭、面食等,每餐不少于 100g。不足部分也可以利用茶点补足。每日摄入的食物种类至少 12 种,每周至少为 25 种。做到餐餐有谷类,全谷物、杂豆类日日有,薯类不可忘。

(2) 增加大豆及豆制品的摄入,选用发酵豆制品。大豆制备食品多种多样,可以很好地融入一日三餐,发酵豆制品含有丰富的维生素 B_{12},推荐全素者每日摄入 5~10g 发酵豆制品。要巧搭配,发挥蛋白质互补作用,提高蛋白质营养价值。进行合理加工与烹调,提高蛋白质消化率。

(3) 常吃坚果、海藻和菌菇,海藻类和菌菇类食物可作为素食人群 ω-3 PUFA 的来源之一。菌菇类富含的维生素与无机盐可作为素食人群维生素(尤其是维生素 B_{12})和无机盐(如铁、锌)的重要来源。

(4) 蔬菜、水果应充足。

(5) 合理选择烹调油。建议经常变更不同种类的食用油,如豆油、菜籽油、亚麻籽油、紫苏油等。

(6) 定期监测营养状况。

(李述刚)

第四节　营养配餐与食谱编制

一、营养配餐

营养配餐,就是按人们身体的需要,根据食物中各种营养物质的含量,设计每日、每周或每个月的食谱,使人体摄入的蛋白质、脂肪、碳水化合物、维生素和无机盐等几大营养素比例合理,达到均衡膳食。

1. 营养配餐的理论依据 包括中国居民膳食营养素参考摄入量（DRIs）、平均需要量（EAR）、推荐摄入量（RNI）、适宜摄入量（AI）、可耐受最高摄入量（UL）及中国居民膳食指南和平衡膳食宝塔。

2. 食物成分表 是营养配餐工作必不可少的工具。要开展好营养配餐工作，必须了解和掌握食物的营养成分。通过食物成分表，我们在编制和评价食谱时才能将营养素的需要量转换为食物的需要量，从而确定食物的品种和数量。

3. 营养平衡理论

（1）膳食中三种产能营养素必须保持一定的比例，才能保证膳食平衡。蛋白质占 10%~15%，脂肪占 20%~30%，碳水化合物占 50%~65%。

（2）膳食中优质蛋白质与非优质蛋白质保持一定的比例。保证优质蛋白质占蛋白质总供给量的 1/3 以上。

（3）饱和脂肪酸、单不饱和脂肪酸和多不饱和脂肪酸之间的平衡。

二、食谱编制

（一）营养食谱的编制原则

食物品种要多样，且数目要充足，膳食既要满足就餐者需要又要防止过量。一些特殊人群，如生长期的儿童和青少年、孕妇和乳母，还要注意易缺乏的营养素如钙、铁、锌等的供给。各营养素之间的比例要适宜。膳食中能量来源及在各餐中的分配比例要合理，蛋白质占 10%~15%，脂肪占 20%~30%，碳水化合物占 55%~65%。要保证蛋白质中优质蛋白质占适宜的比例，优质蛋白质应占蛋白质总供给量的 1/3 以上；要以植物油作为油脂的主要来源，饱和脂肪酸∶单不饱和脂肪酸∶多不饱和脂肪酸为 1∶1∶1；同时还要保证碳水化合物的摄入；各无机盐之间也要配比适当，钙磷比、钾钠比适当。食物的搭配要合理。注意成酸性食物与成碱性食物、主食与副食、杂粮与精粮、荤与素等食物的平衡搭配。膳食制度要合理。一般应该定时定量进餐，成人一日三餐，儿童三餐以外再加一次点心，老年人也可在三餐之外加点心。

（二）营养食谱的制订方法

营养食谱的制订方法通常有营养成分计算法和食物交换份法。

1. 营养成分计算法 是依据计算得到人体能量需要量，根据膳食组成，计算蛋白质、脂肪和碳水化合物的供给量，参考每日维生素、无机盐供给量，查阅食物营养成分表，选定食物种类和数量的方法。营养成分计算法主要包括以下几个步骤：

（1）确定全日能量供给量：能量供给量可参照膳食营养素参考摄入量来确定。

（2）计算产能营养素全日应提供的能量：三种产能营养素占总能量的比例，取中等值分别为蛋白质占 12%、脂肪占 25%、碳水化合物占 63%。

（3）计算三种产能营养素每餐需要量：早餐占 30%，午餐占 40%，晚餐占 30%。

（4）主食与副食品种和数量的确定：根据计算的三种产能营养素的需要量，按照食物成分表，确定主食和副食的品种和数量。

2. 食物交换份法 是一种粗略的膳食计算方法。该法将常用食品分为四个组，共九类，每类食物交换份的食品所含能量相似（一般 90kcal），每个交换份的同类食品中蛋白质、脂肪、糖类等营养素含量相似。根据不同能量需要，按蛋白质、脂肪和碳水化合物的比例，计算出各类食物的交换份数，并按每份食物等值交换选择，再将这些食物分配到一日三餐中，即得到营养食谱。因此，在制订食谱时同类的各种食品可以相互交换（表 2-2~ 表 2-8）。每个人的身体状况都是不同的，所以要根据不同人的生理情况编制合理的食谱。

表2-2　食物交换份表

组别	类别	每份重量/g	能量/kcal	蛋白质/g	脂肪/g	碳水化合物/g	主要营养素
谷薯类	谷薯类	25	90	2.0	—	20.0	碳水化合物、膳食纤维
菜果类	蔬菜类	500	90	5.0	—	17.0	无机盐、维生素、膳食纤维
	水果类	200	90	1.0	—	21.0	
肉蛋组	大豆类	25	90	9.0	4.0	4.0	蛋白质、脂肪
	乳制品	160	90	5.0	5.0	6.0	
	肉蛋类	50	90	9.0	6.0	—	
油脂组	坚果类	15	90	4.0	7.0	2.0	蛋白质、脂肪
	油脂类	10	90	—	10.0		

表2-3　等值谷、薯类食物交换份

食品	重量/g	食品	重量/g
大米,小米,糯米,薏米	25	绿豆,红豆,芸豆,干豌豆	25
高粱米,玉米渣	25	干粉条,干莲子	25
面粉,米粉,玉米粉	25	油条,油饼,苏打饼干	25
混合面	25	烧饼,烙饼,馒头	35
燕麦面,莜麦面	25	咸面包,窝窝头	35
荞麦面,苦荞面	25	生面条,魔芋条	35
各种挂面,龙须面	25	慈姑	75
通心粉	25	马铃薯,山药,藕,芋艿	125
荸荠	150	凉粉	300

注:每份提供能量90kcal,蛋白质2g,碳水化合物20g,脂肪可忽略不计。

表2-4　等值蔬菜类食物交换份

食品	重量/g	食品	重量/g
大白菜,圆白菜,菠菜,油菜	500	芥蓝菜,塌棵菜	500
韭菜,茴香,茼蒿,鸡毛菜	500	空心菜,苋菜,龙须菜	500
芹菜,茎蓝,莴苣笋,油菜薹	500	绿豆芽,鲜蘑,水浸海带	500
西葫芦,西红柿,冬瓜,苦瓜	500	白萝卜,青椒,茭白	400
黄瓜,茄子,丝瓜,莴笋	500	荸荠,凉薯	150
鲜豇豆,扁豆,四季豆	250	毛豆,鲜豌豆	70
胡萝卜,蒜苗,洋葱	200	百合	50

注:每份提供能量90kcal,蛋白质5g,碳水化合物17g。

Note:

表 2-5　等值水果类食物交换份

食品	重量 /g	食品	重量 /g
西瓜	750	李子,杏	200
草莓,阳桃	300	葡萄,樱桃	200
鸭梨,杏,柠檬	250	橘子,橙子	200
柚子,枇杷	225	梨,桃,苹果	200
猕猴桃,菠萝	200	柿,香蕉,鲜荔枝	150

注:每份提供能量 90kcal,蛋白质 1g,碳水化合物 21g。

表 2-6　肉类食物交换份

食品	重量 /g	食品	重量 /g
熟火腿,瘦香肠,肉松	20	鸭蛋、松花蛋(1 枚,带壳)	60
肥瘦猪肉	25	鹌鹑蛋(6 枚,带壳)	60
熟叉烧肉(无糖),午餐肉	35	鸡蛋清	150
熟酱牛肉,酱鸭,肉肠	35	带鱼,鲤鱼,甲鱼,比目鱼	80
瘦猪,牛,羊肉	50	大黄鱼,鳝鱼,黑鲢,鲫鱼	80
带骨排骨	70	河蚌,蚬子	200
鸭肉,鸡肉,鹅肉	50	对虾,青虾,鲜贝,蛤蜊肉	100
兔肉	100	蟹肉,水浸鱿鱼	100
鸡蛋(1 枚,带壳)	60	水浸海参	350

注:每份提供能量 90kcal,蛋白质 9g,脂肪 6g。

表 2-7　等值豆 / 乳类食物交换

食品	重量 /g	食品	重量 /g
全脂奶粉	20	酸牛奶,淡全脂牛奶	150
豆浆粉,干黄豆	25	豆浆	200
脱脂奶粉	25	牛奶	150
嫩豆腐	150	北豆腐	100
豆腐丝,豆腐干	50	油豆腐	30

注:每份提供能量 90kcal,蛋白质 9g,碳水化合物 4g,脂肪 4g。

表 2-8　等值油脂类食物交换份

食品	重量 /g	食品	重量 /g
花生油,香油(1 汤匙)	10	猪油	10
玉米油,菜籽油(1 汤匙)	10	羊油	10
豆油(1 汤匙)	10	牛油	10
红花油(1 汤匙)	10	黄油	10
核桃仁	15	葵花子(带壳)	25
杏仁,芝麻,松子	15	西瓜子(带壳)	40
花生米	15		

注:每份提供能量 90kcal,脂肪 10g。

(三)食谱评价的原则

确定编制的食谱是否科学合理,与 DRIs 进行比较,相差在 10% 上下,为合乎要求,否则要增减或更换食品的种类或数量。每日的能量、蛋白质、脂肪和碳水化合物的量出入不应该很大,其他营养素以一周为单位进行计算、评价。

1. 食谱的评价内容 ①食谱中所含五大类食物是否齐全,是否做到了食物种类多样化。②各类食物的量是否充足。③全日能量和营养素摄入是否适宜。④三餐能量摄入分配是否合理,早餐是否保证了能量和蛋白质的供应。⑤优质蛋白质占总蛋白质的比例是否恰当。⑥产能营养素(蛋白质、脂肪、碳水化合物)的供能比例是否适宜。

2. 食物评价的步骤 ①首先按类别将食物分类排序,并列出每种食物的数量。②从食物成分表中查出每 100g 食物所含营养素的量,算出每种食物所含营养素的量。计算公式:食物中某营养素含量 = 食物量(g)× 可食部分比例 ×100g 食物中营养素含量 /100。③将所用食物中的各种营养素分别累计相加,计算出一日食谱中三种产能营养素及其他营养素的量。④将计算结果与中国居民膳食营养素参考摄入量中同年龄同性别人群的水平比较,进行评价。⑤根据蛋白质、脂肪、碳水化合物的能量折算系数,分别计算出蛋白质、脂肪、碳水化合物三种营养素提供的能量及占总能量的比例。⑥计算出动物性及豆类蛋白质占总蛋白质的比。

(李述刚)

第五节 食 品 安 全

一、食品安全概述

(一)基本概念

根据 WHO 的定义,食品安全问题是"食物中有毒、有害物质对人体健康影响的公共卫生问题"。《中华人民共和国食品安全法》规定:食品安全指食品无毒、无害,符合应当有的营养要求,对人体健康不造成任何急性、亚急性或者慢性危害。

(二)食品安全法律法规体系

食品安全法律法规指以法律或政令形式颁布的,对全社会具有约束力的权威性规定。食品安全法律法规体系的构成:食品安全法律、食品安全法规、食品安全规章、食品安全标准、其他规范性文件。

1. 食品安全法律 目前我国的食品安全相关法律主要包括《中华人民共和国食品安全法》《中华人民共和国农产品质量安全法》《中华人民共和国进出境动植物检疫法》等。《中华人民共和国食品安全法》包括总则、食品安全风险监测和评估、食品安全标准、食品生产经营、食品检验、食品进出口、食品安全事故处置、监督管理、法律责任、附则,共 10 章 154 条。

2. 食品安全法规

(1) 行政法规:《乳品质量安全监督管理条例》《国务院关于加强食品等产品安全监督管理的特别规定》《突发公共卫生事件应急条例》《农业转基因生物安全管理条例》等。

(2) 地方性法规:由地方(省、自治区、直辖市)人民代表大会及其常务委员会制订,如《北京市食品安全条例》《成都市食用农产品质量安全条例》等。

(3) 食品安全规章:①部门规章指国务院各部门根据法律和国务院的行政法规,在本部门的权限内制订的规定、办法、实施细则、规则等规范性文件,如《保健食品注册与备案管理办法》等。②地方政府规章指省、自治区、直辖市、省会城市和"计划单列市"人民政府根据法律和行政法规,制订的适用于本地区行政管理工作的规定、办法、实施细则、规则等规范性文件,如《重庆市食品安全管理办法》等。食品安全规章的法律效力低于食品安全法律和食品安全法规,但也是食品安全法律体系的重要组成部分。人民法院在审理食品安全行政诉讼案件过程中,规章可起到参照作用。

（4）食品安全标准：食品安全法律规范具有很强的技术性，常需要有与其配套的食品安全国家标，如《食品安全国家标准 食品添加剂使用标准》（GB 2760—2014）等。虽然食品安全标准不同于食品安全法律、法规和规章，其性质是属于技术规范，但也是食品法律体系中不可缺少的部分。《中华人民共和国食品安全法》规定"食品安全标准是强制执行的标准"。

二、营养标签与标识

为指导和规范食品营养标签的标示，引导消费者合理选择食品，促进膳食营养平衡，保护消费者知情权和身体健康，2007 年卫生部组织制订了《食品营养标签管理规范》，2008 年 5 月 1 日起实施；2011 年发布了《食品安全国家标准 预包装食品营养标签通则》（GB 28050—2011），并于 2013 年 1 月 1 日起实施。

（一）基本概念

营养标签是预包装食品标签上向消费者提供食品营养信息和特性的说明，包括营养成分表、营养声称和营养成分功能声称。营养标签是预包装食品标签的一部分。

（二）内容

GB 28050—2011 对预包装食品营养标签的基本要求、标示内容、标示格式及豁免强制标示等进行了规定。具体内容包括范围、术语和定义、基本要求、强制标示内容、可选择标示内容、营养成分的表达方式、豁免强制标示营养标签的预包装食品。同时提供了 4 个附录：食品标签营养素参考值（nutrient reference values，NRV）及使用方法，营养标签格式，能量和营养成分含量声称和比较声称的要求、条件和同义语，能量和营养成分功能声称标准用语。

1. **预包装食品营养标签的基本要求** ①标示的营养信息应真实、客观；②应使用中文；③以一个"方框表"的形式表示；④食品营养成分含量应以具体数值标示；⑤选择适当的营养标签的格式；⑥最小销售单元的包装上应有营养标签。

2. **预包装食品营养标签的强制标示内容** ①能量、核心营养素的含量值及占营养素参考值的百分比；②营养声称或营养成分功能声称的其他营养成分含量及占营养素参考值的百分比；③营养强化后食品中该营养成分的含量值及占营养素参考值的百分比；④使用了氢化油脂时，在营养成分表中还应标示出反式脂肪（酸）的含量。

3. **预包装食品营养标签中能量和营养成分的含量** 应以每 100g 和 / 或每 100ml 和 / 或每份食品可食部分中的具体数值来标示。

4. **豁免强制标示营养标签的预包装食品** ①生鲜食品，如包装的生肉、生鱼、生蔬菜和水果、禽蛋等；②酒精含量≥0.5% 的饮料酒类；③包装总表面积≤100cm^2 或最大表面面积≤20cm^2 的食品；④现制现售的食品；⑤包装的饮用水；⑥每日食用量≤10g 或 10ml 的预包装食品；⑦其他法律法规标准规定可以不标示营养标签的预包装食品。

（李述刚）

────────── 思 考 题 ──────────

1. 患者，男，68 岁，身高 172cm，体重 75kg。患者平日饮酒，200~300g/d；吸烟 1 包 /d；喜欢肉食，炒菜油较多；因为糖尿病，所以主食摄入不多，也很少吃水果；除钓鱼外，没有其他活动。

（1）请考虑该患者的饮食习惯有哪些需要改进之处？

（2）如何指导该患者进行合理饮食？

（3）老年人如何选择食物？

2. 患者，女，25 岁，妊娠 5 个月，早期妊娠反应明显，现饮食正常。患者平素较挑食，不喜欢吃牛肉、猪肝等食物。患者近日常感头晕、体倦、乏力。实验室检查：血红蛋白 76g/L。

Note：

（1）请问患者孕期可能会患何种疾病？

（2）如何指导该患者调整饮食习惯？

（3）妊娠期间如何做到合理营养？

3. 患儿，男，7岁，入学体检身高110cm、体重16kg。平时爱吃零食，不爱吃父母准备的饭，常需追着喂饭，无自主进餐习惯。

（1）请问该患儿目前有何营养问题？

（2）如何指导家长调整该患儿的饮食习惯？

（3）学龄期儿童如何做到合理营养？

第二篇

临床营养学基础

URSING

第三章

营养风险筛查与营养评定

03章 数字内容

学 习 目 标

知识目标:

1. 掌握营养风险筛查方法 NRS 2002 的适用对象、内容及评定结果判定。

2. 熟悉营养评定的主要内容、实验室检查及人体测量指标的判定和常见综合评定量表的使用。

3. 了解 MUST 的使用。

能力目标:

能根据患者情况,采用合理的营养风险筛查工具;能够规范地执行营养风险筛查,并熟悉营养评定的过程。

素质目标:

充分考虑患者的个体差异,具有尊重患者、关爱患者的职业精神。

第一节　营养风险筛查

──────── 导入案例与思考 ────────

患者,男,69 岁,因"发热 20d,咳嗽咳痰 2 周,加重 5d"入院,被诊断为慢性阻塞性肺疾病。患者既往有类似发作史。

膳食调查:食欲差,进食量极少,仅进食少量米汤等流质。

人体测量:身高 175cm,体重 52.5kg,近 3 个月体重下降约 10kg。患者肌肉、脂肪重度消耗,无水肿。

实验室检查:白蛋白 32g/L、血红蛋白 91g/L、白细胞计数 15×10^9/L。

请思考:

1. 该患者是否存在营养风险?

2. 如何对该患者进行营养状况评定?

一、概述

营养风险(nutritional risk)指现存或潜在,与营养因素相关,导致患者出现不利临床结局的风险。值得注意的是,营养风险指与营养因素有关、出现不良临床结局的风险,而不仅仅是出现营养不良的风险。其临床结局包括生存率、病死率、感染性并发症发生率、住院时间、住院费用、成本 - 效果比及生活质量等。

营养风险筛查(nutritional risk screening,NRS)指由临床医师、护理人员、营养医师等进行的一种决定对患者是否需要制订和实施营养支持计划的快速、简便的筛查方法。

二、营养风险筛查方法

临床上常用的营养风险筛查量表有营养风险筛查 2002(nutritional risk screening 2002,NRS 2002)和营养不良通用筛查工具(malnutrition universal screening tools,MUST)。对成人住院患者,最常用的营养风险筛查工具为 NRS 2002。

(一)营养风险筛查 2002(NRS 2002)

NRS 2002 是中华医学会肠外肠内营养学分会推荐使用的住院患者营养风险筛查首选方法。它是在对 128 个随机对照研究进行系统分析的基础上确定的评分标准,具有高强度的循证医学基础。

《临床营养风险筛查》(WS/T 427—2013)规定 NRS 2002 的适用对象:年龄 18~90 岁,住院 1d 以上,次日 8:00 前未行手术,神志清醒,愿意接受筛查的成年住院患者。适用对象在其入院 24h 内进行临床营养风险筛查。首次筛查不存在营养风险的患者,可在入院 1 周后再次进行营养风险筛查。其内容包括初步筛查和最终筛查两部分。

1. **初步筛查**　首次营养监测内容包括 BMI、过去 3 个月体重变化情况、过去 1 周内摄食变化情况及是否有严重疾病四方面,具体内容见表 3-1。

2. **最终筛查**　NRS 2002 总评分包括营养状况受损、疾病严重程度、年龄三部分内容,见表 3-2。

3. **评分结果及判定**

(1)NRS 2002 计分方法:将三项评分内容即"营养状况受损评分、疾病严重程度评分和年龄评分"的最后得分相加即为 NRS 2002 总评分。

(2)NRS 2002 评分及定义

1)1 分:营养需要量轻度增加。慢性疾病患者因出现并发症而住院治疗;患者虚弱但不需卧床;蛋白质需要量略有增加,但可以通过口服补充来弥补。

 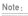

表 3-1　NRS 2002 初步营养筛查

筛查项目	是	否
1. 是否 BMI<18.5kg/m²		
2. 患者在过去 3 个月是否有体重下降		
3. 患者在过去 1 周内是否有摄食减少		
4. 患者是否有严重疾病		

说明：

(1) 中国人 BMI 的下限为 18.5kg/m²，对中国人进行筛查时应询问 BMI 是否 <18.5kg/m²。

(2) 以上任一问题回答"是"，则直接进入第二步营养监测。所有的问题均回答"否"，则每周重复筛查 1 次。

(3) 即使患者对以上所有问题回答均为"否"，如患者计划接受腹部大手术治疗，仍然可以制订预防性营养支持计划，以降低营养风险。

表 3-2　NRS 2002 最终营养筛查

评分内容	0 分	1 分	2 分	3 分
营养状况受损评分	BMI≥18.5kg/m²，近 1~3 个月体重无变化，近 1 周摄食量无变化	3 个月内体重丢失 >5% 或食物摄入比正常需要量低 25%~50%	一般情况差或 2 个月内体重丢失 >5% 或食物摄入比正常需要量低 50%~75%	BMI<18.5kg/m²，且一般情况差或 1 个月内体重丢失 >5%（或 3 个月体重下降 15%）或前一周食物摄入比正常需要量低 75%~100%
疾病严重程度评分		髋骨骨折、慢性疾病急性发作或有并发症者、慢性阻塞性肺疾病、血液透析、肝硬化、糖尿病、一般恶性肿瘤	腹部大手术、脑卒中、重症肺炎、血液恶性肿瘤	颅脑损伤、骨髓移植、急性生理学和慢性健康状况评价 >10 分的患者
年龄评分	18~69 岁	≥70 岁		

2) 2 分：营养需要量中度增加。患者需要卧床，如腹部大手术后，蛋白质需要量相应增加，但大多数人仍可以通过肠外或肠内营养支持得到恢复。

3) ≥3 分：营养需要量重度增加。患者在加护病房中靠机械通气支持，蛋白质需要量增加而且不能被肠外或肠内营养支持所弥补，但是通过肠外或肠内营养支持可以使蛋白质分解和氮丢失明显减少。

(3) 结果判定

1) NRS 2002 总评分≥3 分：严重营养状况受损状态，表明患者有营养不良或有营养风险，应进行营养治疗。

2) NRS 2002 总评分 <3 分：每周重复一次营养风险筛查。

4. NRS 2002 的优点及缺点

(1) NRS 2002 是近几年发展的营养风险筛查工具，其信度及效度在欧洲已得到验证。较其他筛查工具，NRS 2002 具有简单易行、无创、无医疗耗费、花费时间少、不需过多培训等优点。同时，它将年龄也纳入营养风险因素之一。

(2) NRS 2002 的不足之处：若患者卧床无法测量体重，或者有水肿、腹水等影响体重测量的因素，以及意识不清无法回答评定者的问题时，该工具的使用将受到限制；另外，NRS 2002 量表中规定的疾病种类有限，未列入的疾病需要采用"挂靠"类似疾病的方法进行评分，这增加了误差的可能性。NRS 2002 本身只属于筛查工具，不能判定患者是否存在营养不良及程度。

(二) 营养不良通用筛查工具(MUST)

MUST 由英国肠外肠内营养学会多学科营养不良咨询小组于 2000 年发布。最初是为社区应用而设计的,随后应用范围扩大,MUST 成为不同医疗机构的营养风险筛查工具,适合于不同专业人员使用,用于诊断成人营养不良及发生风险的筛查。该工具主要用于蛋白质-能量营养不良及发生风险的筛查,主要包括 BMI、体重下降程度、疾病原因导致近期进食时间(表 3-3)。根据最终总得分,其分为低风险、中等风险和高风险。

MUST 操作方法:重点询问患者入院前 1 周饮食情况,如有减少则需细化饮食较健康时的减少程度;最近 1~3 个月内的体重变化;疾病是否有急性发作情况;并在患者入院次日晨起(6:00~8:00),测量患者空腹、赤脚、身着轻质衣服的身高和体重值(数值精确到小数点后一位)。

表 3-3 MUST 评分标准

项目		评分
BMI	>20.0kg/m²	0 分
	18.5~20.0kg/m²	1 分
	<18.5kg/m²	2 分
体重下降程度	过去 3~6 个月体重下降 <5%	0 分
	过去 3~6 个月体重下降 5%~10%	1 分
	过去 3~6 个月体重下降 >10%	2 分
疾病原因导致近期禁食时间	≥5d	2 分

将以上三项分数相加,0 分为低营养风险状态,需定期进行重复筛查。复查频次:医院每周 1 次,护理院每月 1 次,社区每年 1 次。1 分为中等营养风险状态。2 分为高营养风险状态。如果得分 >2 分,表明营养风险较高,需由临床营养师制订营养治疗方案。

MUST 评定过程中的质控原则:

1. 注意精确把握患者身高、体重测量的工具、测量方法、数据记录的规范化。

2. 应尽量由患者作答其近期的体重和饮食变化,注意问诊技巧和顺序,减少语言暗示带来的数据偏倚。

知 识 链 接

临床营养诊疗流程

临床营养诊疗流程见图 3-1。

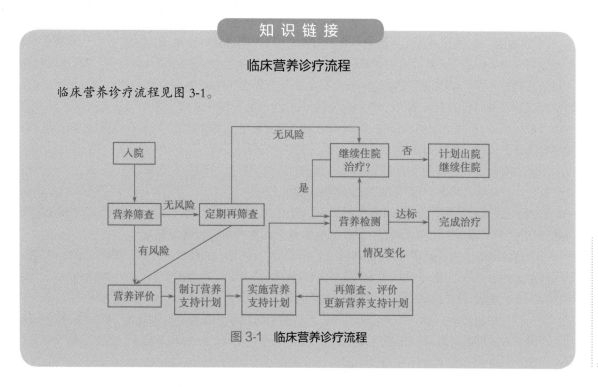

图 3-1 临床营养诊疗流程

Note:

第二节　营养评定

营养评定(nutritional assessment)是通过膳食调查、人体测量、临床检查、实验室检查及多项综合营养评定方法等手段,判定人体营养状况,确定营养不良的类型及程度,估计营养不良后果的危险性,并监测营养治疗的疗效。其中既有主观检查,也有客观检查,但没有任何单一的检查指标能够准确反映患者的整体营养状况。疾病的发生、发展与营养状况的改变相互影响、互相作用,因此,到目前为止,患者的营养状况评定还没有"金标准",临床上一般根据患者的疾病情况,结合营养调查结果进行综合评定,以判断患者营养不良的程度。

营养状况评定的意义在于,通过对患者进行营养调查,初步判断患者的营养状况,从而为确定营养治疗方案提供依据。由于住院患者的营养状况与其临床治疗和营养治疗密切相关,因此动态监测、评定其营养状况也可为及时调整治疗方案和判断整体治疗效果提供依据。

一、膳食调查

在住院患者中,某些病种或疾病营养治疗的某些阶段,需要膳食调查。此调查所得到的数据信息可用于个体化分析,对患者进行营养素需要量的确立和整体营养的评定。

(一) 调查内容

饮食习惯(包括地域特点、餐次、食物禁忌、软烂、口味、烹制方法)、饮食结构、食物频率、膳食摄入量(包括每日三餐及加餐的食物品种和摄入量)及计算出每日能量和所需要各种营养素的摄入量,以及各种营养素之间的比例关系等。

(二) 调查方法

通常采用称量法、记账法、询问法和化学分析法(除外昏迷、智力障碍者)。

1. 称量法(或称重法)　指对某一膳食单位(集体食堂或家庭)或个人一日三餐中每餐各种食物的食用量进行称重,调查时间为 3~7d,计算出每人每日各种营养素的平均摄入量。调查期间,调查对象在食堂或家庭以外摄入的零食或添加的菜肴等都应详细记录,精确计算。此方法能准确反映被调查对象的食物摄取情况,也能反映出一日三餐食物分配情况,适用于团体、个人和家庭的膳食调查,但费时费力,不适合大规模的人群调查。

2. 记账法　对建有饮食账目的集体食堂等单位,可查阅过去一定期间内食堂的食品消费总量,并根据同一时期的进餐人数,粗略计算每人每日各种食品的摄取量,再按照食物成分表计算这些食物所供给的能量和营养素数量。在家庭一般没有食物消耗账目可查,如用本法进行调查时,可于调查开始前登记其所有储存的及新近购进的食物种类和数量;然后详细记录调查期间每日购入的各种食物种类及数量、每日各种食物的废弃量;在调查结束时再次称量全部食物重量,然后计算出调查期间消费的食品总量;计算每日每餐的进餐人数,然后计算总人日数。

记账法简便、快速;可适用于大样本调查,但该调查结果只能得到全家或集体中人均的摄入量,难以分析个体膳食摄入状况;与称重法相比不够精确。

3. 询问法　通过问答方式,回顾性地了解调查对象的膳食营养状况,是目前较常用的膳食调查方法,可适合于个体调查及人群调查。询问法通常包括膳食回顾法和膳食史法。

(1) **膳食回顾法**:由受试者尽可能准确地回顾调查前一段时间的食物消耗量。成人在 24h 内对所摄入的食物有较好的记忆,一般认为 24h 膳食的回顾调查最易取得可靠的资料,称为 24h 膳食回顾法,简称为 24h 回顾法。该法是目前最常用的一种膳食调查方法,一般采用 3d 连续调查方法。

调查时一般由最后一餐开始向前推 24h。食物量通常用家用量具、食物模型或食物图谱进行估计。询问的方式可以通过面对面询问,使用开放式表格或事先编码好的调查表通过电话、录音机或计算机程序等进行。

该方法由于只依靠被调查者的记忆力回忆,描述他们的膳食,因此不适合年龄在 7 岁以下的儿童和超过 75 岁的老年人。24h 回顾法可用于家庭中个体的食物消耗状况调查,也可用于评定人群的膳食摄入量。

(2) 膳食史法:用于评定个体每日总的食物摄入量与在不同时期的膳食模式。通常覆盖过去 1 个月、6 个月或 1 年的时段。该方法由三部分组成:第一部分是询问被调查对象通常的每日膳食模式,以一些家用量具特指的量为食用量单位;第二部分是核对,以确证、阐明被调查者的饮食模式,可用一份包含各种食物的详细食物清单进行反复核对后确认;第三部分由被调查者用家用测量方法,记录 3d 的食物摄入量。

膳食史法与 24h 回顾法相比,是一种抽象的方法,对调查者和被调查者均提出更高的要求,非营养学专家进行这样的调查往往十分困难,也不适用于每日的饮食变化较大的个体。

询问法的结果不够准确,一般在无法用称重法和查账法的情况下才使用。

4. 化学分析法 是分析调查对象每日所摄入食物,在实验室进行化学分析,测定所需要观察的各种营养素及能量的方法。一般选用双份饭菜法。此法能够准确地得出食物中各种营养素的实际摄入量,但是分析过程复杂、代价高,常用于临床营养治疗的研究工作。

(三) 调查结果与评定

整理膳食调查所得的资料,将所得结果与 DRIs 进行比较,将调查者的能量与各种营养素的摄入量与其推荐值比较,以评定其满足程度。评定主要项目:①食物是否多样,营养素种类是否齐全,能量及各营养素摄入数量是否满足需要;②产能营养素能量分配比例是否恰当,主、副食搭配及荤素搭配是否合理,三餐能量分配是否合理;③蛋白质、脂肪食物来源是否合理等,如蛋白质质量及蛋白质互补作用的发挥情况等。

二、人体测量

人体测量数据可以较好地反映营养状况。人体测量可对患者营养状态进行一定程度的评定,内容主要包括体重、皮褶厚度、围度等。

(一) 体重

通过体重的变化可初步了解患者的能量营养状况,反映机体合成代谢与分解代谢的状态,是营养评定中最简单、最直接而又非常重要的指标。

测量时应注意时间、衣着、姿势等方面的一致性,体重可受机体水分多少的影响,应排除水肿、腹水等影响因素,患者出现巨大肿瘤或器官肥大等,也可掩盖脂肪组织和肌肉组织的丢失。常用体重的评定指标:

1. 标准体重

(1) Broca 改良公式

$$标准体重(kg)= 身高(cm)-105$$

(2) 平田公式

$$标准体重(kg)= [身高(cm)-100] \times 0.9$$

2. 体重比 主要反映肌蛋白消耗的情况,见表 3-4。

$$实际体重占标准体重百分比(\%)= 实际体重 / 标准体重 \times 100\%$$

表 3-4 实际体重占标准体重百分比结果评定

结果 /%	体重状况	结果 /%	体重状况
<80	消瘦	110~	超重
80~	偏轻	>120	肥胖
90~	正常		

3. 体重改变 营养评定还应将体重变化的幅度与速度结合起来考虑。评定标准见表 3-5。

$$体重改变(\%)=(平时体重-实测体重)/平时体重 \times 100\%$$

表 3-5 体重改变的评定标准

时间	中度体重丧失 /%	重度体重丧失 /%	时间	中度体重丧失 /%	重度体重丧失 /%
1 周	1~2	>2	3 个月	7.5	>7.5
1 个月	5	>5	6 个月	10	>10

该指标可反映能量与蛋白质代谢的情况,提示是否存在蛋白质 - 能量营养不良。如一日体重改变大于 0.5kg,往往是体内水分改变的结果,如患者出现水肿、腹水等,并非真正的体重改变。若短时间内体重减少超过 10%,同时血浆白蛋白低于 30g/L,在排除其他原因后,应考虑为严重的蛋白质 - 能量营养不良。

(二) 体重指数

体重指数(body mass index,BMI)是目前评定肥胖和消瘦最常用的指标。它是反映蛋白质 - 能量营养不良及肥胖症的可靠指标。

$$BMI=体重(kg)/[身高(m)]^2$$

评定标准:BMI 的评定标准有多种,世界各国广泛采用 WHO 成人标准,我国参考国内发布的标准,但不适用于儿童、发育中的青少年、孕妇、乳母、老年人及身形健硕的运动员。成人详细标准参考表 3-6。

表 3-6 WHO、亚洲、中国 BMI 评定标准

分类	WHO/(kg·m⁻²)	亚洲 /(kg·m⁻²)	中国 /(kg·m⁻²)
营养不良	<18.5	<18.5	<18.5
正常	18.5~24.9	18.5~22.9	18.5~23.9
超重	25.0~29.9	23.0~24.9	24.0~27.9
肥胖	—	—	≥28.0
一级肥胖	30.0~34.9	25.0~29.9	—
二级肥胖	35.0~39.9	≥30.0	—
三级肥胖	≥40.0	—	—

18 岁以下青少年 BMI 的参考值:11~13 岁,BMI<15.0kg/m² 时存在蛋白质 - 能量营养不良,<13.0kg/m² 为重度营养不良。14~17 岁,BMI<16.5kg/m² 时存在蛋白质 - 能量营养不良,<14.5kg/m² 为重度营养不良。

(三) 皮褶厚度

皮褶厚度可以反映人体皮下脂肪的含量,因此临床常用皮褶厚度估计脂肪消耗情况,并作为评定能量缺乏与肥胖程度的指标。常用皮褶厚度的测量部位包括三头肌皮褶、肩胛下皮褶、髂骨上皮褶和腹部皮褶。测量时要求在同一部位连续测量三次,取平均值。

1. 三头肌皮褶厚度(triceps skinfold thickness,TSF)的测量方法 被测者上臂自然下垂,取左(或右)上臂背侧、肩峰与尺骨鹰嘴中点上 1~2cm 处,用左手在被测部位夹提起皮肤和皮下组织,在该皮褶提起点下方用皮褶计测量其皮褶厚度。

正常值:男性为 8.3mm,女性为 15.3mm。

评定标准:实测值占正常值 90% 以上为正常,80%~90% 为轻度营养不良,60%~80% 为中度营养不良,低于 60% 为重度营养不良,超过 120% 以上为肥胖。若皮褶厚度 <5mm,则表示无脂肪,体脂肪

消耗殆尽。我国目前尚无群体调查理想值,但可作为患者治疗前、后自身对比参考值。

2. 肩胛下皮褶厚度(subscapular skinfold thickness,SSF)　临床上常以肩胛下皮褶厚度与三头肌皮褶厚度之和来判断营养状况。

测量方法:被测者上臂自然下垂,在左肩胛骨下角下方2cm处,顺自然皮褶方向(即皮褶走向与脊柱呈45°),用左手在被测部位夹提起皮肤和皮下组织,在该皮褶提起点下方用皮褶计测量其皮褶厚度。

评定标准:男性10~40mm、女性20~50mm为正常;男性>40mm、女性>50mm为肥胖;男性<10mm、女性<20mm为消瘦。

（四）上臂围与上臂肌围

1. 上臂围(upper arm circumference)　是上臂中点的周长。

正常值:我国男性上臂围平均为27.5cm,女性为25.8cm。

评定标准:测量值大于正常值的90%为营养正常,90%~80%为轻度营养不良,80%~60%为中度营养不良,<60%为严重营养不良。

2. 上臂肌围(mid-arm muscle circumference)　是反映肌蛋白量变化的良好指标,能间接反映出体内蛋白质储存的情况。同时它与血清白蛋白水平相关,可作为衡量患者营养状况好转或恶化的指标。计算公式为:

$$上臂肌围(cm)=上臂围(cm)-3.14×三头肌皮褶厚度(cm)$$

正常值:我国男性上臂肌围平均为25.3cm,女性为23.2cm。

评定标准:测量值大于正常值90%为营养正常,80%~90%为轻度营养不良,60%~80%为中度营养不良,<60%为重度营养不良。

（五）腰围和腰臀比

1. 腰围(waist circumference,WC)　肥胖的主要特征不仅表现为体脂含量增多,还表现为体脂分布的异常。腰围在一定程度上反映腹部皮下脂肪厚度和营养状态,是间接反映人体脂肪分布状态的指标。成人腰围是衡量脂肪在腹部蓄积(即中心型肥胖)程度最简单和实用的指标。国际糖尿病联盟提出用腰围作为诊断代谢综合征的必需危险因子,并提供了不同地域人群的不同标准。

评定标准:中国肥胖问题工作组建议中国成年人腰围男性>85cm、女性>80cm即视为腹部脂肪蓄积,可认定为肥胖。根据我国《成年人体重判定》(WS/T 428—2013),腰围男性≥90cm、女性≥85cm判定为中心性肥胖。

2. 腰臀比(waist-to-hip ratio,WHR)　是反映身体脂肪分布的一个简单指标,WHO通常用它来衡量人体是肥胖还是健康,保持臀围和腰围的适当比例关系,对成年人健康及寿命有着重要意义。该比值与心血管发病率有密切关系。计算公式为:

$$腰臀比=腰围(cm)/臀围(cm)$$

正常值:标准的腰臀比为男性<0.8,女性<0.7。

评定标准:我国建议男性>0.9、女性>0.85称为中央型肥胖,也称为内脏型、腹内型肥胖。

（六）生物电阻抗法人体成分分析

1. 生物电阻抗法人体成分分析　生物电阻抗法是通过电学方法进行人体组成成分分析的技术。可用于测定体脂肪量、体脂肪率(%)、非脂肪量、肌肉量、推定骨量、蛋白质量、水分量、水分率(%)、细胞外液量、细胞内液量、基础代谢率、内脏脂肪面积、体型等多项内容。其测定原理主要是利用人体去脂体重和体脂的电流导电性差异对身体组成成分进行估测。较其他人体成分测定方法而言,生物电阻抗法具有安全无创性、结果准确、技术成本和技术难度低、可重复性好等特点,故适用范围广,具有广泛的应用前景。

2. 人体成分分析的常见测量项目及临床意义

（1）肌肉分析

1）骨骼肌总量：骨骼肌重量达到标准值的 90%~110% 属于正常，低于 90% 为不足，超过 100% 则为超量。

2）人体内的无机盐含量：①与身体肌肉重量相关性很高，肌肉重量增加后，骨骼的重量也会增加；②无机盐评定依据的是其占体重的百分比，当受试者体内无机盐低于依据其年龄、性别和体成分所确定的理想体重的 3.5% 时表明无机盐缺乏。无机盐缺乏往往容易导致关节炎、骨折和骨质疏松等疾病的发生。

（2）肥胖 / 脂肪分析

1）体脂肪总量：超过标准值的 160% 属于过多，低于标准值的 80% 则为缺乏，80%~160% 都被认为是正常。

2）体脂百分比：根据 WHO 规定，体脂百分比成年男性≥25%、成年女性≥35% 判定为肥胖。

3）腰臀比：判断腹部肥胖的腰臀比标准，男性为 0.90，女性为 0.85。

4）内脏脂肪面积：指腹部肚脐断面 CT 影像中脂肪组织所占的面积，小于 $100cm^2$ 为正常。

三、临床检查

临床检查是通过病史采集及体格检查来发现患者是否存在营养不良。

（一）病史采集

1. 膳食史　包括有无厌食、食欲减退、进食困难、食物禁忌、吸收不良、消化障碍及能量与营养素摄入量等。

2. 能影响营养状况的病史　包括消化系统疾病如胃炎、消化性溃疡、胆石症、肠易激综合征、胰腺功能不全、结肠炎、慢性肝病；循环、呼吸系统疾病如心力衰竭、冠心病、慢性阻塞性肺炎等；感染性疾病如结核、骨髓炎、亚急性心内膜炎、肺脓肿、艾滋病等；内分泌代谢病如甲亢、糖尿病等；神经运动系统疾病如骨关节炎、帕金森病、脑卒中等。

3. 用药史及治疗手段　包括代谢药物、类固醇、免疫抑制剂、放疗与化疗、利尿剂、泻药等。

4. 对食物的过敏及不耐受性等。

（二）体格检查

通过细致的体格检查，重点发现是否存在下述情况并判定其程度，同时与其他疾病鉴别：肌肉萎缩、水肿或腹水、毛发脱落、皮肤改变、必需脂肪酸缺乏体征、维生素缺乏体征、常量和微量元素缺乏体征、肝大、恶病质等。WHO 专家委员会建议特别注意头发、面色、眼、唇、舌、齿、龈、面（水肿）、皮肤、指甲、心血管系统、消化系统和神经系统（表 3-7）。

表 3-7　营养素缺乏表现及可能因素

部位	临床表现	可能的营养素缺乏
头发	干燥、变细、易断、脱发	蛋白质 - 能量、必需脂肪酸、锌
鼻部	皮脂溢	烟酸、维生素 B_2、维生素 B_6
眼	干眼症、夜盲症、比托斑 睑角炎	维生素 A、维生素 B_2、维生素 B_6
舌	舌炎、舌裂、舌水肿	维生素 B_2、维生素 B_6、维生素 B_{12}、叶酸、烟酸
牙	龋齿	氟
口腔	齿龈出血、肿大 味觉减退、改变 口角炎、干裂	维生素 C 锌 维生素 B_2、烟酸

续表

部位	临床表现	可能的营养素缺乏
甲状腺	肿大	碘
指甲	舟状指、指甲变薄	铁
皮肤	干燥、粗糙、过度角化	维生素 A、必需脂肪酸
	瘀斑	维生素 C、维生素 K
	伤口不愈合	锌、蛋白质、维生素 C
	阴囊及外阴湿疹	维生素 B_2、锌
	癞皮病、皮疹	烟酸
骨骼	佝偻病体征、骨质疏松	维生素 D、钙
神经	肢体感觉异常或丧失、运动无力、腓肠肌触痛	维生素 B_1、维生素 B_{12}
肌肉	萎缩	蛋白质 - 能量
心血管	克山病体征	硒
生长发育	营养性矮小	蛋白质 - 能量
	性腺功能减退或发育不良	锌

四、实验室检查

实验室检查可提供客观的营养评定结果,并且可确定营养素缺乏或过量的种类及程度。营养不良是一个逐渐发展的过程,人体中营养素及代谢衍生物的含量下降、组织功能降低、营养素依赖酶活性降低等均先于临床或亚临床症状出现。因此,实验室检查对早期发现营养素的缺乏具有重要意义。

(一) 血浆蛋白

血浆蛋白水平可反映机体蛋白质营养状况。常用的指标包括白蛋白、前白蛋白、转铁蛋白和视黄醇结合蛋白。

1. 白蛋白(albumin,ALB)　在血浆蛋白质中含量最多,半衰期为 14~20d。短期内蛋白质摄入不足时,机体可通过肌肉分解、释放氨基酸入血等方式提供合成白蛋白的基质,同时还伴有循环外白蛋白向循环内的转移,使得血清白蛋白维持正常浓度。因此,血浆白蛋白含量能反映机体较长时间内的蛋白质营养状况。在手术后或感染中,维持内脏蛋白的水平对患者的存活是非常重要的,白蛋白能有效反映疾病的严重程度和预测手术风险程度,持续的低白蛋白血症是判断营养不良的可靠指标。在应激状态下,血清白蛋白的水平降低,如这种低水平维持 1 周以上,可表示有急性营养缺乏。白蛋白的合成受很多因素的影响,在甲状腺功能减退、血浆皮质醇水平过高、出现肝实质性病变及生理上的应激状态下,白蛋白的合成速率下降。

评定标准:35~50g/L 为正常,28~34g/L 为轻度缺乏,21~27g/L 为中度缺乏,<21g/L 为重度缺乏。

2. 前白蛋白(prealbumin,PA)　又称为甲状腺素结合前白蛋白,主要由肝合成,参与机体维生素 A 和甲状腺素的转运及调节,具有免疫增强活性和潜在的抗肿瘤效应。前白蛋白的半衰期短,仅为 1.9d,血清含量少且体内储存也较少,迅速的转化速率使得它能更加及时的反映营养状况和能量状况。在临床上常作为评定蛋白质 - 能量营养不良和反映近期膳食摄入状况的敏感指标。血清前白蛋白的含量易受多种疾病影响,造成血清前白蛋白升高的主要因素包括脱水和慢性肾衰竭,降低的因素包括水肿、急性分解状态、外科手术后、能量和氮平衡改变、肝脏疾病、感染和透析等。因此前白蛋白不宜作为高度应激状态下营养评定的指标。

评定标准:0.25~0.40g/L 为正常,≥0.16 且 <0.25g/L 为轻度缺乏,≥0.12 且 <0.16g/L 为中度缺乏,<0.12g/L 为重度缺乏。

3. 转铁蛋白(transferrin,TFN) 为血清铁的运载蛋白,对血红蛋白的合成及铁代谢具有重要作用。它的半衰期为 8~10d,能反映内脏蛋白质的急剧变化,比白蛋白灵敏,但也是非特异性指标。在高蛋白摄入后,转铁蛋白的血浆浓度上升较快,能反映营养治疗后营养状态与免疫功能的恢复率。血清转铁蛋白升高见于缺铁性贫血、急性肝炎、急性炎症、口服避孕药、妊娠后期;降低见于蛋白质 - 能量营养不良和蛋白质丢失性疾病如蛋白质摄取或吸收障碍、氨基酸缺乏、大面积烧伤、慢性肾炎、肾病综合征、重症肝炎、肝硬化、急性感染、炎症和应激、部分恶性肿瘤等。

评定标准:2.0~4.0g/L 为正常,≥1.5 且 <2.0g/L 为轻度缺乏,≥1.0 且 <1.5g/L 为中度缺乏,<1.0g/L 为重度缺乏。

4. 视黄醇结合蛋白(retinol-binding protein,RBP) 在肝合成,其主要功能是运载维生素 A 和前白蛋白。视黄醇结合蛋白的半衰期仅为 10~12h,因此能及时反映内脏蛋白质的急剧变化,是一项诊断早期营养不良的敏感指标。视黄醇结合蛋白在肝脏疾病、肾脏病的早期诊断和疗效观察中有重要临床意义。目前视黄醇结合蛋白的检查方法复杂、费用高,临床应用尚不多。

评定标准:正常值为 40~70mg/L。

(二) 氮平衡

氮平衡(nitrogen balance)是评定蛋白质营养状况的常用指标,可反映摄入氮能否满足体内需要及体内蛋白质合成与分解代谢情况,有助于判断营养治疗效果。每日摄入氮包括摄入食物中的氮及其他来源的氮,排出氮主要是尿素氮,占80%,其余为粪氮、体表丢失氮、非蛋白氮及体液丢失氮等。计算公式为:

$$B=I-(U+F+S)$$

式中,B 为氮平衡,I 为摄入氮,U 为尿氮,F 为粪氮,S 为皮肤等氮损失。

一般认为成人每日经肾排出非尿素氮 2g,粪氮丢失约 1g,皮肤丢失氮约 0.5g。故上式可写为:

$$氮平衡(g/d)= 蛋白质摄入量(g/d)÷6.25-[尿素氮(g/d)+3.5(g/d)]$$

创伤和某些严重疾病发生时,尿中尿素氮和非尿素氮的排出量明显改变,此时应测尿总氮排出量,再计算氮平衡。计算公式为:

$$氮平衡(g/d)= 蛋白质摄入量(g/d)÷6.25-[尿总氮(g/d)+1.5(g/d)]$$

评定标准:氮平衡为摄入氮和排出氮相等,提示人体代谢平衡;正氮平衡为摄入氮大于排出氮,提示合成代谢大于分解代谢,常见于生长期儿童;负氮平衡为摄入氮小于排出氮,提示合成代谢小于分解代谢,通常提示饥饿或消耗性疾病。

(三) 肌酐身高指数

肌酐是肌肉中磷酸肌酸经不可逆的非酶促反应,脱去磷酸转变而来。肌酐在肌肉中形成后进入血液循环,最终由尿液排出。因此肌酐的排出水平与肌肉组织密切相关。在肾功能正常时,肌酐身高指数(creatinine-height index,CHI)是测定肌蛋白消耗的指标,也是衡量机体蛋白质水平的一项灵敏的指标。其优点:①成人体内肌酸和磷酸肌酸的总含量较为恒定,每日经尿排出的肌酐量基本一致,正常男性为 1 000~1 800mg/24h,正常女性为 700~1 000mg/24h;②运动和膳食的变化对尿中肌酐含量的影响甚微,故在评定 24h 尿肌酐时不必限制膳食蛋白质;③经 K40 计数测定(K40 是人体内常见的天然放射性核素,研究利用测量放射性 K40 计数),成人 24h 尿肌酐排出量与瘦体重量一致;④在肝病等引起水肿情况而严重影响体重测定时,因为肌酐身高指数不受此影响,其测定价值更大。

测定方法:准确收集患者 24h 尿,连续 3d,取肌酐平均值并与相同性别及身高的标准肌酐值比较,所得的百分比即为肌酐身高指数。正常成人肌酐排出量标准值见表 3-8。

表 3-8　正常成人肌酐排出量标准值

男性		女性	
身高 /cm	肌酐排出量 /(mg·24h⁻¹)	身高 /cm	肌酐排出量 /(mg·24h⁻¹)
157.5	1 288	147.3	830
160.0	1 325	149.9	851
162.6	1 359	152.4	875
165.1	1 386	154.9	900
167.6	1 424	157.5	925
170.2	1 467	160.0	949
172.7	1 513	162.6	977
175.3	1 555	165.1	1 006
177.8	1 596	167.6	1 044
180.3	1 642	170.2	1 076
182.9	1 691	172.7	1 109
185.4	1 739	175.3	1 141
188.0	1 785	177.8	1 174
190.5	1 831	180.3	1 206
193.0	1 891	182.9	1 240

评定标准:肌酐身高指数不足 100% 的患者,首先计算不足百分比。

不足百分比 =100%–CHI 测得值

所得结果进行评定:≥5% 且 <15% 为轻微不足,≥15% 且 <30% 为中度不足,≥30% 为重度不足。

（四）免疫功能

细胞免疫功能在人体抗感染中起重要作用。蛋白质 – 能量营养不良常伴有细胞免疫功能损害,这将增加患者术后感染率和死亡率。通常采用总淋巴细胞计数和迟发型皮肤超敏试验来评定细胞免疫功能。

1. **总淋巴细胞计数**（total lymphocyte count,TLC）　是评定细胞免疫功能的简易方法。但一些原发性疾病,如心力衰竭、尿毒症、霍奇金病及使用免疫抑制剂肾上腺皮质激素等,均可使 TLC 降低,且 TLC 与预后相关性较差,因此 TLC 并非作为营养评定指数的可靠指标。临床上应结合其他指标作为参考评定。计算公式为:

总淋巴细胞计数 = 淋巴细胞百分比 × 白细胞计数

评定标准:$(2.5\sim3.0)\times10^9$/L 为正常,$(1.2\sim2.0)\times10^9$/L 为轻度营养不良,$(0.8\sim1.2)\times10^9$/L 为中度营养不良,低于 0.8×10^9/L 为重度营养不良。

2. **迟发型皮肤超敏试验**（delayed cutaneous hypersensitivity test）　细胞免疫功能与机体营养状况密切相关,营养不良时免疫试验常呈无反应。迟发型皮肤超敏试验是评定细胞免疫功能的重要指标。在前臂表面不同部位皮内注射 0.1ml 抗原(一般一次用 2 种抗原),24~48h 后测量接种处硬结的直径。

评定标准:直径 >5mm 为正常。直径 <5mm 时,表示细胞免疫功能不良,至少有重度蛋白质营养不良。

Note:

五、综合评定

利用单一指标评定人体营养状况局限性较大。目前,多数学者主张采用综合性营养评定方法,以提高营养评定的灵敏性和特异性。

(一)预后营养指数

预后营养指数(prognostic nutritional index,PNI)可以预期手术后并发症的发生率与死亡率。计算公式为:

$$PNI(\%)=158-16.6 \times ALB(g/L)-0.78 \times TSF(mm)-0.20 \times TFN(mg/L)-5.80 \times DHT$$

式中,ALB 为血清白蛋白,TSF 为三头肌皮褶厚度,TFN 为血清转铁蛋白,DHT 表示迟发型皮肤超敏试验(硬结直径 >5mm 者,DHT=2;硬结直径 <5mm 者,DHT=1;无反应者,DHT=0)。

评定标准:PNI<30% 表示发生术后并发症及死亡的可能性均很小,30%~40% 表示存在轻度手术危险性,40%~50% 表示存在中度手术危险性,≥50%,表示发生术后并发症及死亡的可能性均较大。

(二)营养危险指数

营养危险指数(nutritional risk index,NRI)是通过外科患者术前 3 种营养评定参数的结果来计算术后营养危险指数。计算公式为:

$$NRI=10.7 \times ALB+0.003\ 9 \times TLC+0.11 \times Zn-0.044 \times Age$$

式中,ALB 表示血清白蛋白,TLC 表示总淋巴细胞计数,Zn 表示血清锌水平,Age 表示年龄。

评定标准:NRI>60 表示危险性低;NRI≤55 表示存在高危险性。

(三)营养评定指数

营养评定指数(nutritional assessment index,NAI)是对食管癌患者进行营养状况评定的综合指数。计算公式为:

$$NAI=2.64 \times MAMC+0.60 \times PA+3.76 \times RBP+0.017 \times PPD-53.80$$

式中,MAMC 表示上臂肌围(cm),PA 表示血清前白蛋白(mg/L),PPD 表示用纯化蛋白质衍生物进行迟发型皮肤超敏试验(硬结直径 >5mm 者,PPD=2;<5mm 者,PPD=1;无反应者,PPD=0)。

评定标准:NAI≥60 表示营养状况良好;40≤NAI<60 表示营养状况中等;NAI<40 表示营养不良。

(四)住院患者预后指数

住院患者预后指数(hospital prognostic index,HPI)对死亡率的预测可达 72%,灵敏度达 74%,特异性为 66%,但目前还未在临床普遍应用。计算公式为:

$$HPI=0.92 \times ALB(g/L)-1.00 \times DHT-1.44 \times SEP+0.98 \times DX-1.09$$

式中,ALB 表示血清白蛋白;DHT 表示迟发型皮肤超敏试验(有 1 种或多种阳性反应时取 1,所有均呈阳性时取 2);SEP 表示败血症(有败血症取 1,无败血症取 2);DX 表示癌症诊断(有癌取 1,无癌取 2)。

评定标准:HPI=+1,表示有 75% 的生存概率;HPI=0,表示有 50% 的生存概率;HPI=-2,表示仅有 10% 的生存概率。

(五)主观全面评定

主观全面评定(subjective global assessment,SGA)是一种以详细的病史与临床检查为基础,省略人体测量和生化检查的综合营养评定方法。在重度营养不时,SGA 与人体组成评定方法(body composition assessment)有较好的相关性。此方法简便易行,可在临床中推广。SGA 的主要内容分为病史询问和体征。病史询问部分主要内容包括体重改变、进食改变、现存消化道症状、活动能力改变和患者疾病状态下代谢需求等。体征的评定包括皮下脂肪丢失、肌肉消耗和水肿程度。SGA 作为主观评定的方法,体征的评定并非通过测量获得,而是通过调查者的主观评定进行分级。具体内容及评定标准见表 3-9,8 项中至少 5 项属于 C 级或 B 级者,可分别被定为重或中度营养不良。

表 3-9　SGA 的主要内容及评定标准

指标	A 级	B 级	C 级
近期(2 周)体重改变	无 / 升高	减少 <5%	减少 >5%
饮食改变	无	减少	不进食 / 低能量流食
胃肠道症状(持续 2 周)	无 / 食欲不减	轻微恶心、呕吐	严重恶心、呕吐
活动能力改变	无 / 减退	能下床走动	卧床
应激反应	无 / 低度	中度	高度
肌肉消耗	无	轻度	重度
三头肌皮脂厚度	正常	轻度减少	重度减少
踝部水肿	无	轻度	重度

(六) 微型营养评定

微型营养评定(mini nutritional assessment, MNA)与传统的人体营养评定方法及人体组成评定方法有良好的线性相关性。MNA 适用于所有老年人群。新版 MNA 由 2 个部分(2 个表格)构成,第一部分筛查由 6 个条目组成,第二部分评定由 12 个条目组成。临床评定时,分两步进行。第一步见表3-10。

表 3-10　新版 MNA 第一部分

	筛查内容	分值
A	既往 3 个月内,是否因食欲下降、咀嚼或吞咽等消化问题导致食物摄入减少	
	0= 严重的食欲减退　1= 中等程度食欲减退　2= 食欲减退	
B	最近 3 个月内体重是否减轻	
	0= 体重减轻超过 3kg　1= 不知道　2= 体重减轻 1~3kg　3= 无体重下降	
C	活动情况如何	
	0= 卧床或长期坐着　1= 能离床或椅子,但不能出门　2= 能独立外出	
D	在过去 3 个月内是否受过心理创伤或罹患急性疾病	
	0= 是　1= 否	
E	有否有神经心理问题	
	0= 严重痴呆或抑郁　1= 轻度痴呆　2= 无心理问题	
F	BMI 是多少	
	0= 小于 19kg/m^2　1=19~21kg/m^2　2=21~23kg/m^2　3= 大于或等于 23kg/m^2	
合计	筛查分值(13 分)	

结果说明:

得分≥12 分,无营养不良的风险,需要完成进一步的评定。得分≤11 分,可能存在营养不良,继续进行评定。

如果第一部分得分≥12 分,则无须进行第二步评定;如果第一部分得分≤11 分,则继续进行评定,即第二步评定,见表 3-11。

表 3-11　新版 MNA 第二部分

评定内容	分值
G　是否独立生活(不住在养老机构或医院)	
0= 否　　1= 是	
H　每日应用处方药是否超过 3 种	
0= 是　　1= 否	
I　有压力性疼痛或皮肤溃疡吗	
0= 是　　1= 否	
J　患者每日完成几餐	
0=1 餐　　1=2 餐　　2=3 餐	
K　蛋白质的摄入量是多少	
* 每日是否吃至少 1 份乳类及其制品(牛奶、奶酪、酸奶) 　　A)是　 B)否	
* 每周是否吃 2~3 份豆制品或鸡蛋 　　A)是　 B)否	
* 每日是否吃肉、鱼或家禽 　　A)是　 B)否	
0.0=0 或 1 个"是"　　0.5=2 个"是"　　1.0=3 个"是"	
L　每日能吃 2 份以上的水果或蔬菜吗	
0= 否　　1= 是	
M　每日喝多少液体(如水、果汁、咖啡、茶、奶等)	
0.0= 小于 3 杯　　0.5=3~5 杯　　1.0= 大于 5 杯	
N　喂养方式	
0= 无法独立进食　1= 独立进食稍有困难　2= 完全独立进食	
O　如何自我评定营养状况	
0= 营养不良　　1= 不能确定　　2= 营养良好	
P　与同龄人性相比,如何评定自己的健康状况	
0.0= 不太好　　0.5= 不知道　　1.0= 一样好　　2.0= 更好	
Q　中臂围是多少	
0.0= 小于 21cm　　0.5=21~22cm　　1.0= 大于等于 22cm	
R　腓肠肌围是多少	
0= 小于 31cm　　1= 大于等于 31cm	
合计(共计 16 分)	

评定结果:若 MNA≥24,表示营养状况良好;若 17≤MNA≤23.5,表示存在发生营养不良的危险;若 MNA<17,表示有确定的营养不良。

知 识 链 接

营养不良诊断

1. 第一级诊断 营养筛查：一般包含 3 方面，即营养风险、营养不良风险和营养不良。

2. 第二级诊断 营养评定：包含营养评定量表、膳食调查、人体测量、能量需求估算。其中全球营养不良领导倡议（global leadership initiative on malnutrition，GLIM）是国际上推出的新的营养评定方法，指出对不同人群实施营养评定时应该选择不同的量表。

3. 第三级诊断 综合评定：在第二级诊断的基础上，利用患者的现病史、体格检查、实验室检查和仪器检查等，对患者的营养不良进行四大维度的分型，即能耗水平、应激程度、炎症反应、代谢状况，从而得出患者五大层次的营养不良后果，即人体组成、体能、器官功能、心理状况、生活质量。

（胡 雯）

思 考 题

1. 患者，女，70 岁，因"摔倒致左髋疼痛伴活动受限 2d"入院，被诊断为左股骨转子间骨折。患者既往有骨质疏松病史 5 年。膳食调查：患者自发病以来，未进食、进水。体格检查：身高 160cm、体重不详，但患者诉体重无明显变化；腹软，肠鸣音可。实验室检查：白蛋白 34g/L、血红蛋白 123g/L。

（1）该患者是否存在营养风险？

（2）请用 NRS 2002 对患者进行营养风险筛查。

2. 患者，女，45 岁，因"反复口腔溃疡 5 年，腹痛、食欲缺乏 2 年，会阴部溃疡 1 年，腹部包块 7 个月"入院，被诊断为克罗恩病、回肠末端造瘘术后。膳食调查：自患病以来患者食欲差，术后以流质膳食为主，进食量较少。体格检查：身高 155cm、目前体重 35kg，近半年体重下降 15kg；肌肉、脂肪重度消耗，无水肿。实验室检查：血红蛋白 86g/L、白蛋白 29g/L、尿素 7.2mmol/L、肌酐 33μmol/L、尿酸 143μmol/L、钠 123mmol/L、钾 3.5mmol/L。

（1）患者是否存在营养风险？

（2）营养状况评定包括哪些内容？

（3）该患者的营养状况如何？

3. 患者，男，30 岁，因"膝关节疼痛 4d"就诊。患者既往有轻度脂肪肝 1 年。膳食调查：患者平时应酬较多，饮食不规律，喜食肉类、海鲜等食物，饮酒平均 200g/d（4 两 /d）。人体测量：身高 165cm、体重 80kg，近期饮食量及体重无明显变化。实验室检查：白蛋白 42g/L、尿酸 750μmol/L，其他指标均正常。

（1）请问该患者最可能的诊断是什么？

（2）请评定该患者的营养状况。

（3）请评定该患者的体型。

N URSING

第四章

医 院 膳 食

04章 数字内容

学 习 目 标

- **知识目标：**
  1. 掌握常规膳食和治疗膳食的种类、适用范围及特点。
  2. 熟悉医院膳食的食物选择。
  3. 了解医院膳食的配制原则。

- **能力目标：**
  能根据患者具体情况，给予合理的医院膳食推荐。

- **素质目标：**
  充分考虑患者的个体情况，具有尊重患者、关爱患者的职业精神。

第一节 常 规 膳 食

 ———————— 导入案例与思考 ————————

患者,女,65岁,因"车祸致右侧颌面部、上臂肿胀伴右肩、右肘活动受限3d"入院,被诊断为右锁骨中段骨折、右肱骨中段骨折、右侧颌面部多发骨折、左肺挫伤。患者既往无其他慢性疾病史。急诊行清创和骨折固定手术。

膳食调查:患者牙齿脱落4颗,因疼痛张口稍困难,仅进食少量流质膳食。

体格检查:身高155cm,体重53kg;腹软,肠鸣音正常。

请思考:

1. 目前应给予该患者何种医院常规膳食?

2. 该类医院常规膳食适用范围是什么?

常规膳食(routine diet in hospital)是按照不同疾病的病理和生理需要,将各类食物通过改变食物质地或改变烹调方法配制而成的膳食。其按质地分为4种形式:普通膳食、软食、半流质膳食和流质膳食。

一、普通膳食

普通膳食(general diet)简称为普食,与正常人膳食基本相同,是医院膳食应用中所占比例最高的一种膳食。

(一) 适用范围及特点

普通膳食适用于体温正常或接近正常,无咀嚼功能障碍,消化吸收功能正常,无特殊膳食要求,不需限制任何营养素的住院者或疾病恢复期的患者。

普通膳食的各种营养素充分均衡地供给,达到平衡膳食的要求,不使者住院期间因饮食配制不当而导致营养缺乏。

(二) 配制原则

普食是一种平衡膳食,其配制应以平衡膳食和接近正常膳食为原则,要求供给种类齐全、数量充足、比例恰当的营养素。住院患者活动较少,能量制订应根据个体差异(如年龄、身高等)适当调整。碳水化合物供给量应占总能量的55%~65%。脂肪供给量占总能量的20%~30%,不宜超过30%。蛋白质供给量占总能量的10%~15%,每日供给量为70~90g,其中优质蛋白质占蛋白质总量的1/3以上。维生素供给量应参考DRIs供给充足。无机盐供给量应参考DRIs供给充足。其中注意全日膳食中钙的摄入量为800mg,磷为钙的1.0~1.5倍。如无消化系统疾病,膳食纤维供给量可同健康人。

按能量分配,早中晚三餐的比例为3:4:3或2:4:4。食物要求有适当的体积,以满足患者的饱腹感。同时要注意食物种类多样化,选择合理的烹调方式,做到色、香、味、形俱全以增进食欲。

(三) 食物选择

1. 宜用食物 各种食物均可食用,与正常人饮食基本相同。

2. 忌(少)用食物 包括辛辣刺激性食物及调味品,如辣椒、大蒜、芥末、胡椒、咖喱等;不易消化、过分坚硬及易产气的食物,如油炸食物、动物油脂、大豆类等。

二、软食

软食(soft diet)比普食更容易消化,是介于普通膳食和半流质膳食之间过渡的一种膳食。

(一) 适用范围及特点

软食适用于轻度发热、消化道有疾病、消化不良或吸收功能差、牙齿咀嚼不便而不能进食大块食物的患者,以及老年人和幼儿;也可用于肛门、结肠、直肠术后患者,以及痢疾、急性肠炎等恢复期患者。软食的特点是质地软、易咀嚼、少渣。

(二)配制原则

软食也是一种平衡膳食,各类营养素应该满足患者的需求。通常软食每日提供的总能量为1 800~2 200kcal,蛋白质为70~80g,主食不限量。其他营养素按正常需要量供给。

1. 软食的烹调加工应保证食物细、软、烂,易咀嚼、易消化,限制含膳食纤维和动物肌纤维多的食物,如选用应切碎、煮烂后食用。

2. 蔬菜及肉类均需切碎、煮烂,因此易导致维生素和无机盐丧失,应多补充菜汁、果汁等,以补充维生素和无机盐不足。

(三)食物选择

1. **宜用食物** 主食可选软米饭、馒头、粥、包子、饺子、馄饨、面条等;肉类应选择肌纤维较细、短的瘦肉,如鸡肉、鱼肉、虾肉,也可制作成肉丸、肉末等;幼儿和眼科患者最好不选用整块、刺多的鱼;蛋类、豆制品如豆腐、豆浆、粉皮、粉丝、豆腐乳等均可食用;蔬菜、水果类可多用含粗纤维少的蔬菜及水果,如南瓜、冬瓜、菜花、土豆和胡萝卜,以及香蕉、橘子、苹果、梨、桃等;蔬菜类应选用嫩菜叶,切成小段后进行烹调,可煮烂或制成菜泥;水果应去皮生食,或者制成水果羹食用。

2. **忌(少)用食物** 忌选煎炸、过于油腻的食物,如煎鸡蛋;忌选生冷及含粗纤维多的蔬菜,如芹菜、韭菜、竹笋、榨菜、生萝卜、葱头等;忌选硬果类食物如花生仁、核桃、杏仁、榛子等,但制成花生酱、杏仁酪、核桃酪后可食用;忌选整粒的豆类、糙米、硬米饭;忌选刺激性的调味品,如辣椒粉、芥末、胡椒粉、咖喱等。

三、半流质膳食

半流质膳食(semi-liquid diet)简称为半流食,是介于软食与流质膳食之间的过渡膳食。

(一)适用范围及特点

半流质膳食适用于发热、胃肠消化道疾病、身体比较衰弱、缺乏食欲、咀嚼吞咽困难、口腔疾病患者,刚分娩的产妇,某些外科手术后可暂作为过渡的饮食。

半流食比较稀软、外观呈半流体状态,易于咀嚼和消化。

(二)配制原则

1. **能量及营养素要求** 术后早期或虚弱、高热的患者给予过高的能量不易接受,全日供给的总能量一般为1 500~1 800kcal。蛋白质应按正常量供给;主食定量,一般全日不超过300g;注意补充足量的维生素和无机盐。尽量保持营养充足平衡合理,并注意食物品种的多样化,烹调方法要合理,做到色、香、味俱全,以增进食欲。

2. **食物性状** 食物细软呈半流体状态,易咀嚼吞咽和消化吸收,含膳食纤维少,无刺激性的半固体,避免摄入辛辣、油腻、坚硬食物。

3. **餐次要求** 半流质膳食含水量大,能量密度低,需少量多餐,以保证在减轻消化道负担的同时,能够满足患者能量及营养素的需求。通常每隔2~3h一餐,每日5~6餐。

(三)食物选择

1. **宜用食物** 主食可选粥、软面条、软面片、馄饨、小笼包、小花卷、藕粉等;肉类可选用瘦嫩的猪肉制成肉泥、肉丸等,鸡肉可制成鸡肉泥,也可选用软烧鱼块、余鱼丸、碎肝片等;蛋类除油煎炸之外,各种烹调方法均可以选用,如蒸鸡蛋、蛋花汤、炒鸡蛋等;乳类及其制品,如牛奶、奶酪等都可选用;豆类宜制成豆浆、豆腐脑、豆腐等食用;水果及蔬菜宜制成果冻、果汁、菜汁、菜泥等后再食用,也可选用少量的碎嫩菜叶加于汤面或粥中。

2. **忌(少)用食物** 忌选硬而不易消化的食物,如粗粮、蒸米饭、蒸饺、煎饼等;忌选大豆类、大块肉类、大块蔬菜,以及油炸食品,如熏鱼、炸丸子等;忌选浓烈、有刺激性调味品。

四、流质膳食

流质膳食（liquid diet）简称为流食，医院常用流质膳食一般分 5 种形式，除普通流质膳食外，为了适应病情的需要，流食中还有浓流质、清流质、冷流质和不胀气流质（忌甜流质）膳食。

（一）适用范围及特点

流质膳食多适用于高热、急性重症、极度衰弱、无力咀嚼患者，消化道急性炎症、急性传染病患者，肠道手术术前准备及术后患者等。清流质和不胀气流质膳食可用于由肠外营养向全流质或半流质膳食过渡。清流质膳食也可用于急性腹泻和严重衰弱患者恢复肠内营养的最初阶段。浓流质膳食适用于口腔、面部、颈部术后。冷流质膳食可用于喉咽部术后的最初 1~2d。

流质膳食极易消化、含渣很少，呈流体状态或在口腔内能溶化为液体，是一种不平衡膳食，只能短期使用。

（二）配制原则

1. 膳食结构　与其他几类膳食不同，流质膳食是一种不平衡膳食，所含营养素不均衡，只能短期使用，长期使用会导致营养不良。流质膳食能量供给不足，平均每日仅 800kcal 左右，最多能达到 1 600kcal。其中浓流质膳食能量最高，清流质膳食最低，常作为过渡期膳食短期应用。有时为了增加膳食中的能量，在病情允许的情况下，可给予少量芝麻油、奶油、黄油和花生油等易消化的脂肪。

2. 膳食性状　流质膳食所选用的食物均为流体状态，或者进入口腔后即溶化成液体，易吞咽，易消化，咸、甜应适宜，以增进食欲。

3. 餐次要求　每餐液体量 200~250ml，少量多餐，每日 6~7 次。

（三）食物选择

1. 宜用食物

（1）普通流质：可选用各种肉汤、蛋花汤、蒸蛋羹、牛奶、牛奶冲鸡蛋、麦乳精、米汤、奶酪、杏仁豆腐、酸奶、藕粉及蔬菜汁、水果汁、豆浆、豆腐脑、去壳过箩赤豆汤或绿豆汤等。如果患者需要高能量，应选用浓缩食品，如奶粉、鸡蓉汤等，或者进行特别制备。

（2）清流质：不含产气食物，残渣最少，较流质膳食更加清淡，可选用过箩米汤、稀藕粉、过箩猪肉汤、过箩牛肉汤、排骨汤、过滤蔬菜汤、过滤果汁、果汁胶胨、淡茶等。

（3）浓流质：宜选用无渣较浓稠食物，如较稠的藕粉、鸡蛋薄面糊、牛奶冲麦乳精、牛奶、可可奶等。

（4）冷流质：一般选用冷牛奶、冷米汤、冷豆浆、冷蛋羹、冷藕粉、冰激凌、冰砖、冰棍、甜果汁、冷的果汁胶胨等。

（5）不胀气流质：应忌用蔗糖、牛奶、豆浆等产气食品，其他同流质。

2. 忌（少）用食物　一切非流质的固体食物、含膳食纤维多的食物，以及过于油腻、厚味、刺激性的食物，均不宜选用。

第二节　治疗膳食

———————————————　导入案例与思考　———————————————

患者，男，77 岁，因"跖趾关节疼痛 1 个月余"入院。患病以来，患者精神、食欲及睡眠欠佳，大小便正常。患者既往有痛风病史，主要累及跖趾关节。

人体测量：身高 168cm、体重 68kg，近期体重无明显下降。

实验室检查：白蛋白 37.2g/L、尿素氮 12.7mmol/L、肌酐 109.0μmol/L、尿酸 676.0μmol/L。

Note：

请思考：

1. 适合该患者的治疗膳食是什么？

2. 列举几种该患者需禁用的食物。

治疗膳食（therapeutic diet）也称为调整成分膳食，是根据患者不同的病情，调整营养素，以满足不同疾病治疗对营养素的需要，以治疗疾病和促进健康的膳食。治疗膳食的种类较多，本节介绍常用类型。

一、高能量膳食

(一) 适用范围及特点

高能量膳食适用于消瘦或体重不足者、营养不良者、甲状腺功能亢进者、体力消耗增加者，癌症、严重烧伤和创伤、高热、肿瘤患者。此类膳食所含的能量高于正常人普通膳食标准。

(二) 配制原则

1. **增加总能量** 为避免造成胃肠功能紊乱，增加能量摄入量时应循序渐进，少量多餐，每日能量供给量以增加 300kcal 为宜。

2. **增加主食量** 高能量膳食主要通过增加主食量、调整膳食内容来增加能量供给，应最大可能地增加主、副食量。

3. **平衡膳食** 为保证能量充足，膳食应有足量的碳水化合物、蛋白质，适量的脂肪；同时也需要相应增加无机盐和维生素的供给，尤其是提高与能量代谢密切相关的 B 族维生素的供给量；由于膳食中蛋白质的供给量增加，导致维生素 A 与钙需要量增加，注意及时补充；为防止血脂升高，应调整脂肪酸比例，尽量降低胆固醇和精制糖的摄入量。

(三) 食物选择

1. **宜用食物** 各类食物均可食用，加餐以面包、馒头、蛋糕、牛奶、藕粉、马蹄粉等含能量高的碳水化合物类食物为佳。

2. **忌(少)用食物** 无特殊禁忌，只需注意选择高能量食物代替部分低能量食物。

二、低能量膳食

(一) 适用范围及特点

低能量膳食适用于需减重的患者，如单纯性肥胖；需减少机体代谢负担而控制病情的患者，如糖尿病、高血压、高脂血症、冠心病等。此类膳食所含的能量低于正常人普通膳食的标准。

(二) 配制原则

1. **限制总能量** 成年患者每日能量摄入量比平日减少 500~1 000kcal，减少量需根据患者具体情况而定，但每日总能量摄入量不应低于 1 000kcal，以防体脂动员过快，引起酮症酸中毒。

2. **平衡膳食** 由于限制总能量，蛋白质在膳食中的供能比相应提高，占总能量的 15%~20%，保证蛋白质供给不少于 1g/(kg·d)，且优质蛋白质应占 50% 以上；碳水化合物的供能比占 50% 左右，应尽量减少精制糖的供给；膳食脂肪的供能比一般应占 20% 左右，胆固醇的摄入量应控制在 300mg/d 以下。

3. **充足的无机盐、维生素和膳食纤维** 由于进食量减少，易出现无机盐和维生素供给的不足，如铁、钙、维生素 B_1，必要时可使用制剂进行补充；膳食可多食用富含膳食纤维的蔬菜和低糖的水果，必要时可选用琼脂类食品，以增加患者的饱腹感。

4. **适当减少食盐** 患者体重减轻后可能会出现水钠潴留，所以应适当减少食盐的摄入量，一般不超过 5g/d。

5. **增加运动** 采用低能量膳食的患者，活动量不宜减少，否则难以达到预期效果。并注意饮食与心理平衡,防止出现神经性厌食症。

（三）食物选择

1. 宜用食物　包括谷类、乳类、蔬菜、水果和低脂肪富含蛋白质的食物如瘦肉、禽类、蛋、脱脂乳、豆类及豆制品等,但应限量选用。宜用蒸、煮、拌、炖等烹调方法。

2. 忌（少）用食物　少食肥腻的食物和甜食,包括肥肉及动物油脂如猪油、牛油、奶油等,以及花生、糖果、奶油蛋糕、冰激凌、白糖、红糖、蜂蜜等;忌用油煎、油炸等烹调方法。

三、高蛋白质膳食

（一）适用范围及特点

高蛋白质膳食适用于明显消瘦、营养不良、创伤、烧伤、手术前后、低蛋白血症、慢性消耗性疾病患者,如结核病、恶性肿瘤、贫血、溃疡性结肠炎等患者,其他消化系统炎症的恢复期患者,以及孕妇、乳母和生长发育期儿童。

此类膳食所含的蛋白质高于正常人普通膳食的标准。目的是使蛋白质更好地被机体利用,同时需要适当增加能量的摄入量,以防止蛋白质分解供能。

（二）配制原则

高蛋白质膳食一般不需单独制作,可在原来膳食的基础上添加富含蛋白质的食物,如在午餐和晚餐中增加一个全荤菜（如炒猪肝、炒牛肉）。

1. 足够的能量　根据患者不同情况适当增加能量摄入量,以 25~30kcal/kg 为宜。

2. 平衡膳食　每日蛋白质供给量可达 1.5~2.0g/kg,成人每日摄入量宜 100~200g;碳水化合物宜适当增加,以保证蛋白质的充分利用,以每日 400~500g 为宜;脂肪适量,以防血脂升高,每日 60~80g。

3. 充足的无机盐和维生素　高蛋白质膳食会增加尿钙排出,长期摄入,易出现负钙平衡,故膳食中应增加钙的供给量,如选用富含钙的乳类和豆类食品。长期的高蛋白质膳食,维生素 A 的需要量也随之增多,且营养不良者一般肝中维生素 A 储存量也下降,故应及时补充。与能量代谢关系密切的 B 族维生素供给量应充足。贫血患者还应注意补充富含维生素 C、维生素 K、维生素 B_{12}、叶酸、铁、铜等的食物。

4. 逐渐加量　注意循序渐进,视病情需要及时调整。推荐的膳食中的热氮比为(100~200)kcal∶1g,有利于减少蛋白质分解。

（三）食物选择

可多选用含蛋白质高的食物,如瘦肉、鱼类、蛋类、乳类、豆类,以及富含碳水化合物的食物,如谷薯类、山药、荸荠、藕等,并选择新鲜蔬菜和水果。

四、低蛋白膳食

（一）适用范围及特点

低蛋白膳食适用于急、慢性肾炎,急、慢性肾功能不全,肝性脑病或肝性脑病前期患者。

此类膳食中蛋白质含量较普通膳食低,目的是减少体内氮代谢产物,减轻肝、肾负担,以较低水平蛋白质摄入量维持机体接近正常生理功能的运行。

（二）配制原则

1. 充足的能量　能量供给量需根据具体病情而定,充足的能量供给节省蛋白质的消耗,减少机体组织的分解。可采用含蛋白质较低的食物,如麦淀粉、马铃薯、甜薯、芋头等代替部分主食,以减少植物蛋白的来源。

2. 蛋白质种类合适　蛋白质需要量根据肝、肾功能而定,一般每日摄入量不超过 40g。肝衰竭的患者应选择含高支链氨基酸、低芳香族氨基酸的豆类食品,避免动物类食物。肾衰竭的患者应尽量选择含必需氨基酸丰富的食物,如蛋、乳、瘦肉类等。限制蛋白质供给量,应根据病情随时调整,病情好转后需逐渐增加摄入量,否则不利于疾病康复,这对生长发育期的患儿尤为重要。

3. **充足的无机盐和维生素** 供给充足的蔬菜和水果,以满足机体对无机盐和维生素的需要。无机盐的供给还应根据病种和病情进行调整,有水肿的患者,需限制钠的供给。

4. **合适的烹调方法** 使用低蛋白质膳食的患者食欲普遍较差,故应注意烹调的色、香、味、形和食物的多样化,以促进食欲。

(三)食物选择

1. **宜用食物** 包括蔬菜类、水果类、食糖、植物油,以及麦淀粉、藕粉、马铃薯、芋头等低蛋白质的淀粉类食物。谷类食物含蛋白质 6%~11%,且为非优质蛋白质,根据蛋白质的摄入量标准应适当限量使用。

2. **忌(少)用食物** 少食含蛋白质丰富的食物,如豆类、干果类、蛋类、乳类、肉类等。但为了适当供给优质蛋白质,可在蛋白质限量的范围内,肾脏疾病适当选用蛋、乳、肉类等;肝病选用豆类及其制品。

五、低脂肪膳食

(一)适用范围及特点

低脂肪膳食适用于急、慢性肝炎,急、慢性胰腺炎,胆囊炎,胆石症等;脂肪消化吸收不良患者,如肠黏膜疾病、胃切除和短肠综合征等所致的脂肪泻者;肥胖症、高血压、冠心病、血脂异常等患者。

此类膳食中脂肪含量较低,目的是减少膳食中脂肪的摄入量,改善脂肪代谢紊乱和吸收不良而引起的各种疾病。

(二)配制原则

1. **减少脂肪摄入量** 根据患者不同病情,限制脂肪供能比,必要时采用完全不含脂肪的纯碳水化合物膳食。临床上低脂肪膳食分 3 种。①轻度限制脂肪膳食:膳食脂肪供能不超过总能量的 25%,脂肪总量每日不超过 50g;②中度限制脂肪膳食:膳食中脂肪占总能量的 20% 以下,脂肪总量每日不超过 40g;③严格限制脂肪膳食:膳食脂肪供能占总能量的 10% 以下,脂肪总量每日不超过 20g。

2. **平衡膳食** 由于限制脂肪易导致多种营养素的缺乏,包括必需脂肪酸、脂溶性维生素,以及易与脂肪酸共价结合随粪便排出的无机盐,如钙、铁、铜、锌、镁等,应注意在膳食中及时补充这些营养素。

3. **选择合适的烹调方法** 为了达到限制脂肪的膳食要求,除选择含脂肪少的食物外,还应选择蒸、煮、炖、煲、熬、烩、烘等烹调方式,减少烹调油用量,禁用油煎、油炸的烹调方式。

(三)食物选择

1. **宜用食物** 包括谷薯类、豆类,瘦肉类、禽类、鱼类,脱脂乳制品、蛋类,以及各种蔬菜和水果。

2. **忌(少)用食物** 包括含脂肪高的食物如肥肉、肥瘦肉、全脂乳及其制品,坚果、蛋黄,以及油酥点心和各种油煎炸的食品等。

六、低饱和脂肪酸低胆固醇膳食

(一)适用范围及特点

低饱和脂肪酸低胆固醇膳食适用于高脂血症、高血压、动脉粥样硬化、冠心病、肥胖症、胆石症等。膳食中要控制总能量、限制饱和脂肪酸和胆固醇。

(二)配制原则

1. **控制总能量** 膳食应控制总能量,使之达到或维持理想体重。但成年人每日能量供给量最低不应少于 1 000kcal,这是较长时间能坚持的最低水平,否则有害健康。碳水化合物占总能量的 60%~70%,并以复合碳水化合物为主(如淀粉、非淀粉多糖、寡糖等),少用精制糖。

2. **限制脂肪** 脂肪供能应占总能量的 20%~25%,一般不超过 50g/d。调整膳食脂肪酸比例,减少饱和脂肪酸的摄入量,使其不超过膳食总能量的 10%,必要时不超过总能量的 7%;单不饱和脂肪酸降低总胆固醇及低密度脂蛋白,不饱和双键少,可提高供能比例至 10%;多不饱和脂肪酸的不饱和双键易发生氧化反应,不宜多用。

3. 限制胆固醇 胆固醇摄入量控制在 300mg/d 以下,有高胆固醇血症者,胆固醇控制在 200mg/d 以下。在限制脂肪与胆固醇时应注意保证优质蛋白质的供给,可选择一些生物价值高的植物蛋白(如大豆及其制品)代替部分动物蛋白。

4. 充足的维生素、无机盐和膳食纤维 膳食中提供充足的维生素、无机盐和膳食纤维;可多选用些粗粮、杂粮、豆类及其制品、香菇、木耳,以及新鲜蔬菜和水果等。

(三) 食物选择

1. 宜用食物 包括谷薯类、豆类和各种蔬菜和水果,以及脱脂乳制品、鸡蛋白、瘦畜肉类、瘦禽肉类、植物油(在限量之内使用)、坚果(在限量之内使用)、鱼油。

2. 忌(少)用食物

(1) 脂肪含量高的食物,如肥肉、油脂类制作的主食、全脂乳及其制品、畜禽类的皮及其脂肪。

(2) 含胆固醇高的食物,如蛋黄、蟹黄、鱼子、动物的内脏和脑组织、动物性油脂(海洋生物油脂除外)等。

七、低盐(钠)膳食

(一) 适用范围及特点

低盐(钠)膳食适用于肝硬化腹水、心功能不全、肾脏病、高血压、水肿、先兆子痫、用肾上腺皮质激素治疗的患者等。

膳食中限制钠含量,以减轻由于水、电解质代谢紊乱而出现的水、钠潴留。临床上限钠膳食一般分 3 种。①低盐膳食:全日供钠 2 000mg 左右;②无盐膳食:全日供钠 1 000mg 左右;③低钠膳食:全日供钠不超过 500mg。

(二) 配制原则

1. 根据病情及时调整 如肝硬化腹水患者,开始时可用无盐或低钠膳食,然后逐渐改为低盐膳食,待腹水消失后,可恢复正常饮食。有高血压或水肿的肾小球肾炎、肾病综合征、子痫的患者,使用利尿剂时用低盐膳食;不使用利尿剂而水肿严重者,用无盐或低钠膳食。不伴高血压或水肿及排尿钠增多者不宜限制钠摄入量。最好是根据 24h 尿钠排出量、血钠和血压等指标确定是否需限钠及限钠程度。

2. 改进烹调方法 食盐是最重要的调味剂,限钠(盐)膳食味道较乏味,应改进烹调方式以提高患者食欲。采用番茄汁、芝麻酱、糖醋等调味,或者用原汁蒸、炖法以保持食物本身的鲜味。另外,一些含钠高的食物如芹菜、菜心、豆腐干等,可用水煮或浸泡去汤方法减少其含钠量,用酵母代替食碱或发酵粉制作馒头也可减少其含钠量。烹调时还应注意色、香、味、形,尽量引起食欲。必要时可适当选用市售的低钠盐或无盐酱油,这类调味剂是以氯化钾代替氯化钠,故高血钾患者不宜使用。

3. 慎重限钠 某些年龄大、储钠能力迟缓的患者,心肌梗死、回肠切除术后、黏液性水肿和重型甲状腺功能低下合并腹泻的患者,限钠应慎重,最好是根据血钠、血压和尿钠排出量等临床指标来确定是否限钠及限制程度。

(三) 食物选择

1. 宜用食物 谷薯类、畜禽肉类、鱼虾类,乳类、豆类及其制品,蔬菜水果类,烹饪时宜少许盐或酱油。

2. 忌(少)用食物 包括各类腌制品,如咸鱼、咸肉、香肠、咸菜、腌萝卜、榨菜等;各类调味品,如盐、酱油、豆瓣酱、火锅调料等。

八、高纤维膳食

(一) 适用范围及特点

高纤维膳食适用于慢性便秘、无并发症的憩室病等,高脂血症、冠心病、糖尿病、肥胖症等。

高纤维膳食是一种增加膳食纤维数量的膳食。膳食纤维可增加肠道蠕动,促进粪便排出;产生挥发性脂肪酸,具有滑泄作用;吸收水分,使粪便软化利于排出;减轻结肠管腔内压力,改善憩室病症状;与胆汁酸结合,增加粪便中胆汁酸的排出,有利于降低血脂,减轻体重。

(二) 配餐原则

1. 在普通膳食的基础上,增加膳食纤维丰富的食物,健康成人建议每日摄入 25~35g。

2. 膳食中可添加有润肠通便作用的食物,如蜂蜜、香蕉等。适当增加植物油用量,也有利于排便。

3. 长期过多食用膳食纤维可能产生腹泻,并增加胃肠胀气,还影响食物中如钙、镁、铁、锌及一些维生素的吸收利用,不宜长期过多食用。

(三) 食物选择

1. **宜用食物**　含膳食纤维丰富的食物包括燕麦、玉米、小米、黑米、黑面、糙米等粗粮;韭菜、芹菜等蔬菜;蘑菇、海带等菌藻类;水果类;魔芋制品、琼脂及果胶等。

2. **忌(少)用食物**　少用精细食物,如精细谷类。忌用辛辣调味品。

九、低纤维膳食

(一) 适用范围及特点

低纤维膳食适用于消化道狭窄并有梗阻危险的患者,如食管或肠管狭窄、食管静脉曲张、肠憩室病、各种肠炎、痢疾、伤寒、肠道肿瘤、肠道手术前后及痔瘘患者等,可以是全流质至半流质或软食的过渡膳食。

膳食中膳食纤维(植物性食物)和结缔组织(动物性食物)含量极少,易于消化。目的是尽量减少膳食纤维对消化道的刺激和梗阻,减少肠道蠕动,减少粪便量。

(二) 配制原则

1. **限制膳食纤维**　选用的食物应细软、渣少、便于咀嚼和吞咽,如肉类应选用嫩的瘦肉部分;蔬菜选用嫩叶、花果部分;瓜类应去皮;果类用果汁。尽量少用富含膳食纤维的食物,如粗粮、蔬菜、水果、整粒豆、坚果,以及含结缔组织多的动物跟腱、老的畜肉等。

2. **控制膳食脂肪**　腹泻患者对脂肪的消化吸收能力减弱,易致脂肪泻,故应控制膳食脂肪的量。

3. **适宜的烹调方法**　将食物切碎煮烂,做成泥状,忌用油炸、油煎的烹调方法。

4. **充足的维生素和无机盐**　由于食物的限制,特别是限制蔬菜和水果,易引起维生素 C 和部分无机盐的缺乏。必要时可补充维生素和无机盐制剂。

5. **限制食用时间**　长期缺乏膳食纤维,易导致便秘、痔疮、肠憩室及结肠肿瘤病等的发生,也易导致高脂血症、动脉粥样硬化和糖尿病等,故此膳食不宜长期使用,待病情好转应及时调整。

(三) 食物选择

1. **宜用食物**　包括精细米面制作的粥、烂饭、软面条、面包、饺子、饼干;含结缔组织少的嫩肉、鸡、鱼等;豆浆、豆腐脑;乳类、蛋类;菜水、菜汁,去皮质软的瓜类、番茄、胡萝卜、马铃薯;果汁、去皮苹果等。

2. **忌(少)用食物**　包括各种粗粮、整粒豆类、坚果;富含膳食纤维的蔬菜、水果;油煎炸的油腻的食物;辣椒、胡椒、咖喱等浓烈刺激性调味品。

十、低嘌呤膳食

(一) 适用范围及特点

低嘌呤膳食适用于痛风、高尿酸血症。膳食中限制嘌呤含量。目的是减少外源性嘌呤的摄入,降

Note:

低血尿酸水平,增加尿酸的排出量。

（二）配制原则

1. 限制嘌呤摄入量 选用嘌呤含量低于 150mg/100g 的食物。

2. 限制总能量 每日摄入总能量应较正常人减少 10%~20%,肥胖症患者应逐渐递减,以免出现酮血症,促进尿酸的生成,减少尿酸的排泄。

3. 平衡膳食 每日蛋白质的摄入量为 50~70g,并以含嘌呤少的谷类、蔬菜类为主要来源,或者选用含核蛋白很少的乳类、干酪、鸡蛋、动物血、海参等动物蛋白。痛风患者多伴有高脂血症和肥胖症,且体内脂肪堆积可减少尿酸排泄,故应适量限制脂肪。脂肪应占总能量的 20%~25%。碳水化合物具有抗生酮作用,并可增加尿酸的排出量,每日摄入量可占总能量的 60%~65%。但果糖可促进核酸的分解,增加尿酸生成,应减少摄入果糖类食物如蜂蜜等。

4. 增加蔬菜和水果 尿酸及尿酸盐在碱性环境中易被中和、溶解,因此应多食用蔬菜、水果等碱性食物。

5. 多饮水 每日饮水总量达到 2 000~3 000ml,以增加尿量,促进尿酸的排出。应选白开水、茶水、矿泉水、果汁饮用,不选浓茶水、咖啡等。

（三）食物选择

1. 宜用食物 患者应长期控制食物中嘌呤的含量,可以多选择低嘌呤食物,常见食物的嘌呤含量见表 4-1。

2. 忌(少)用食物 不论病情如何,痛风患者和高尿酸症者都忌(少)用高嘌呤食物,禁酒。浓茶、浓咖啡、辣椒及胡椒、芥末、生姜等辛辣调味品因其能使神经系统兴奋,诱使痛风急性发作,应尽量避免使用。

表 4-1 **常见食物的嘌呤含量**

嘌呤含量	常见食物
低嘌呤食物 （<50mg/100g）	主食类:精细米面及其制品;乳类及其制品、各种蛋类、动物血等;根茎类:马铃薯、芋头等;叶菜类:青菜、卷心菜、芹菜;茄果瓜菜:胡萝卜、黄瓜、茄子、西葫芦、萝卜;各种水果
中嘌呤食物 （50~150mg/100g）	菌菇类:蘑菇、香菇等;部分蔬菜:花菜、芦笋、菠菜;鲜豆类:毛豆、豌豆;粗粮:麦片、玉米等;禽畜类:鸡肉、鸭肉、猪肉等;鱼类:青鱼、鲫鱼、鲈鱼、带鱼等;大豆类:绿豆、黄豆、白扁豆、蚕豆;坚果类:花生、核桃、腰果等
高嘌呤食物 （>150mg/100g）	动物内脏:动物肝、肾、心等;鱼类及其制品:沙丁鱼、凤尾鱼、鲨鱼等海鱼、鱼子、鱼皮等;籽虾、蟹黄;各种浓荤汤汁:火锅汤、肉汤、鸡汤、鱼汤等;贝壳类:蛤蜊、干贝等

（胡　雯）

思 考 题

1. 患者,女,30 岁,因"停经 38^{+2} 周,阴道流血性分泌物 2h"入院,被诊断为妊娠 38^{+2} 周、左枕前待产、妊娠高血压。目前剖宫产术后第一日。膳食调查:患者食欲欠佳,厌油腻,仅进食少量稀饭等流质膳食。体格检查:轻度腹胀,肠鸣音弱,肛门未排气。实验室检查:血红蛋白 110g/L、白蛋白 34g/L。

（1）目前适合该患者的医院常规膳食什么?

（2）该类医院常规膳食的适用范围是什么?

（3）待患者胃肠功能好转后,应给予何种治疗膳食?

2. 患者,男,49 岁,因"近 3 个月时有饥饿感、多食、多尿"入院。患者既往无其他疾病。人体测量:身高 170cm,体重 55kg,近 3 个月体重下降 10kg;视力模糊,脚趾末端感觉异样。实验室检查:白蛋白 41g/L、空腹血糖 6.7mmol/L、糖化血红蛋白 7.0%。

（1）该患者最可能是什么疾病？

（2）请问该患者该采取何种治疗膳食？

（3）列举几种适合该患者的食物。

3. 患者，女，71岁，因"因肾功能异常4年余，伴咳嗽咳痰10d"入院，被诊断为慢性肾脏病、肺部感染。自发病以来，患者精神睡眠稍差。膳食调查：食欲欠佳，全日主食摄入量约75g，鸡蛋1个，肉类约100g，奶粉30g，少量蔬菜。人体测量：身高160cm，体重65kg，近1个月体重未见明显变化。双下肢重度凹陷性水肿。实验室检查：白蛋白38.1g/L、尿素12.70mmol/L、肌酐400.0μmol/L、钠139.2mmol/L、钾5.1mmol/L、血红蛋白109g/L。

（1）请问该患者的饮食治疗原则是什么？

（2）请给予该患者合理的饮食指导方案。

肠内营养与肠外营养

05章　数字内容

学 习 目 标

● 知识目标：

1. 掌握肠内营养和特殊医学用途配方食品的概念，肠内营养的管路护理、并发症与处理；肠外营养的供给途径、组成及配制。

2. 熟悉特殊医学用途配方食品的类型和特点、肠内营养的配制、监测方法，肠外营养的并发症及处理原则。

3. 了解肠内、肠外营养的适应证和禁忌证。

● 能力目标：

将理论知识运用于临床实践，运用所学知识为患者选择合适的营养支持方式和治疗方法，在临床工作中为患者提供可量化、个性化、人文化的营养治疗和健康教育。

● 素质目标：

注重培养学生良好的职业道德，使学生具有尊重患者、关爱患者的职业精神。

第一节 肠内营养

患者,男,54岁,因"颅脑外伤2个月"入院治疗。患者意识为浅昏迷,无恶心、呕吐,但有间断抽搐史。患者2个月前在当地医院行开颅血肿清除术 + 去骨瓣减压术 + 气管切开术。患者既往无重大疾病,无食物过敏或不耐受,无高血压、糖尿病、冠心病史。

人体测量:身高175cm,体重68kg,近2个月体重下降8kg。生命体征平稳。

请思考:

1. 该患者有无营养风险?
2. 该患者应选择的营养支持方式是什么?
3. 该患者应如何制订需要达到的能量目标?

一、概述

肠内营养(enteral nutrition,EN)又称为肠内喂养(enteral feeding),是通过胃肠道途径为人体提供代谢所需营养素的营养支持方法。与肠外营养比较,具有符合生理状态、维护肠屏障功能、减少代谢性并发症、改善临床结局、节约医疗费用等优点,但不能替代肠外营养。因此,建议只要患者胃肠道功能存在,应首选肠内营养。

(一) 肠内营养的支持途径

肠内营养根据支持途径,可分为口服和管饲。

1. **口服** 当膳食提供的能量、蛋白质等营养素在目标需求量的50%~75%时,应用肠内营养制剂或特殊医学用途配方食品进行口服补充的一种营养支持方法,称为口服营养补充(oral nutritional supplement,ONS)。ONS的适用人群十分广泛,包括存在营养不良或营养风险的各类住院患者;能量和蛋白质摄入较低的患者;虚弱或食欲减退的老年人;部分接受手术或放、化疗的恶性肿瘤患者。ONS的起始剂量和浓度速度需视患者胃肠道耐受性而定。口服的肠内营养液不一定要求等渗,但口服剂量应能满足营养素的需要并纠正既往经口饮食的缺乏,大部分患者能够在1~3d内达到目标量。通过餐间补充、小口啜服或全代餐的方式提供均衡的营养素,以满足机体对营养物质的需求,维持或改善患者的营养状况。

2. **管饲** 指通过鼻胃、鼻肠途径或经胃、经空肠等有创造口的方式留置导管,通过导管将患者所需的流质食物、水等注入胃肠道进行肠内营养的方法。①鼻胃管:是从鼻腔经食管留置胃的导管,可以经此给予肠内营养或进行胃肠减压;适用于胃肠道完整,不能主动经口摄食者,如口咽、食管疾病患者或昏迷、精神障碍、早产儿等。②鼻空肠管:适用于无远端肠道梗阻、小肠吸收或运动功能正常且短期内需营养支持但有高吸入风险者,如昏迷、胃动力障碍、急性胰腺炎的患者。③胃造口:适用于无原发胃部疾病或十二指肠排空障碍、咽反射障碍的需长期肠内营养支持患者,如食管闭锁或狭窄、意识障碍、昏迷、肺部并发症危险性大而不能耐受经鼻置管者。④空肠造口:适用于需长期肠内营养者,如胃动力障碍者、重症急性胰腺炎、多发性创伤、重大复杂手术后、胰瘘、胆瘘或胃肠吻合口瘘者。

(二) 肠内营养的输注方式

肠内营养根据输注方式可分为推注、重力滴注及泵注;按照输注时间可分为一次性推注、持续性输注和间歇性输注等。

1. **一次性推注** 是将配制的肠内营养液置于注射器(≥50ml)中,缓慢推注入鼻饲管(推注速度宜≤30ml/min),每次250~400ml,每日4~6次。

2. 间歇性重力滴注　指营养液在重力作用下经鼻饲管缓慢注入胃内。优点是简便,类似于正常经口摄食的餐次且患者有较多的下床活动时间,缺点是可能发生胃排空延缓。

3. 连续性泵注　指肠内营养液经肠内营养输注泵的动力作用连续输入,每日可持续性输注16~24h,适用于危重患者及十二指肠或空肠近端喂养者。优点是输注速度匀速,最大限度地减轻胃肠道负担,利于营养物质的充分吸收,缺点是不方便患者离床活动。

二、肠内营养制剂的分类及特点

肠内营养制剂是用于临床肠内营养支持的各种产品的统称。目前统称为特殊医学用途配方食品,并按照《特殊医学用途配方食品通则》(GB 29922—2013)和《特殊医学用途配方食品良好生产规范》(GB 29923—2013)两项国家标准进行管理。

（一）按照组成成分分类

1. 非要素制剂　又称为多聚体膳,是以整蛋白为氮源,其中以未加工蛋白为氮源的包括混合奶和匀浆制剂。非要素制剂的渗透压接近等渗(300~450mmol/L),具有使用方便、耐受性强、适用范围广等优点,适用于胃肠道功能基本正常的患者。

2. 要素制剂　又称为单体膳,是一种营养素齐全、不需消化或稍加消化可吸收的少渣营养剂。一般以氨基酸(或游离氨基酸与短肽)为氮源,以葡萄糖、蔗糖或糊精为碳水化合物来源,以植物油(如玉米油等)、中链甘油三酯为脂肪来源,并含有多种维生素和无机盐,故又称为化学组成明确制剂。优点是易吸收、无渣或少渣、无乳糖、低脂等,不足之处包括渗透压高、气味差等,适用于肠道功能低下、脂肪泻患者。

3. 组件制剂　又称为不完全营养制剂,是以某种或某类营养素为主的肠内营养制剂。它可对完全制剂进行补充或强化,以弥补完全制剂在适应个体差异方面欠灵活的不足;亦可采用两种或两种以上的组件制剂构成组件配方,以适合患者的特殊需要。组件制剂主要包括蛋白质组件、肽类组件、脂肪组件、糖类组件、膳食纤维组件、维生素组件和无机盐组件、益生菌组件、增稠组件等。

4. 特殊应用型肠内营养制剂　按照适用人群进一步分为通用型(或常规型)与特定疾病型。通用型的配方组成通常参照一般人群营养素推荐摄入量,特定疾病型则需根据治疗需要进行组方。常用制剂包括糖尿病制剂、肝病制剂、肾病制剂、创伤制剂、呼吸系统疾病制剂、肿瘤制剂、婴儿制剂等。

（二）特殊医学用途配方食品

1. 定义　特殊医学用途配方食品(food for special medical purpose,FSMP)是针对进食受限、代谢紊乱、消化吸收障碍或特定疾病状态人群,满足其对营养素或膳食的特殊需要而专门加工配制的配方食品。FSMP 的概念最早源于美国,目的是帮助航天员解决在太空的饮食问题,作为宇航员保持和恢复机体功能的营养治疗;随后 20 世纪 80 年代被广泛应用,国际食品法典委员会(Codex Alimentarius Commission,CAC)于 1981 年、1991 年分别发布了《婴儿配方及特殊医用婴儿配方食品标准》《特殊医学用途配方食品标签和声称法典标准》,对 FSMP 的定义、标签要求进行了详细规定,并指出 FSMP 是经过特殊加工或配方的,必须在临床医师或营养师指导下用于患者膳食管理的一种特殊膳食,对维持保障生理功能和促进身体康复具有重要作用。我国为解决 FSMP 不足的情况,保障 FSMP 的安全,促进其在国内的健康发展,满足临床需求,我国推出《特殊医学用途婴儿配方食品通则》(GB 25596—2010)、《特殊医学用途配方食品通则》(GB 29922—2013)和《特殊医学用途配方食品良好生产规范》(GB 29923—2013)。

2. 分类　FSMP 包括适用于 0~12 月龄的特殊医学用途婴儿配方食品和适用于 1 岁以上人群的FSMP。

（1）特殊医学用途婴儿配方食品:指针对患有特殊紊乱、疾病或医疗状况等特殊医学状况的 0~12月龄婴儿的营养需求而设计制成的粉状或液态配方食品。在临床医师或营养师的指导下,单独食用或与其他食物配合食用时,其能量和营养成分能够满足 0~6 月龄特殊医学状况婴儿的生长发育需求。常见的特殊医学用途婴儿配方食品有无乳糖配方或低乳糖配方食品、乳蛋白部分水解配方食品、乳蛋白深度水解配方或氨基酸配方食品、早产 / 低出生体重婴儿配方食品、母乳营养补充剂食品、氨基酸代谢障碍配方食品。

(2) FSMP:适用于 1 岁以上人群使用,可分全营养配方食品、非全营养配方食品和特定全营养配方食品三类。①全营养配方食品:可作为单一营养来源满足目标人群营养需求,按其营养成分又可以分为适用于 1~10 岁人群和适用于 10 岁以上人群的全营养配方食品。②非全营养配方食品:仅可满足目标人群部分营养需求,不适用于作为单一营养来源。常见的非全营养配方食品主要包括营养素组件、增稠组件、电解质配方、流质配方和氨基酸代谢障碍配方等。③特定全营养配方食品:主要包括糖尿病全营养配方食品、呼吸系统疾病全营养配方食品、肾脏疾病全营养配方食品、肿瘤全营养配方食品、肝病全营养配方食品、肌肉衰减症全营养配方食品等 13 种。特定全营养配方食品可作为单一营养来源能够满足目标人群在特定疾病或医学状况下营养需求。特定全营养配方食品的能量和营养成分含量是在全营养配方食品的基础上,根据疾病或医学状况对营养素进行适当调整。

三、肠内营养的应用

(一) 适应证

1. 胃肠道功能正常但营养物质摄入不足或不能摄入　如意识障碍、昏迷、烧伤、大手术后、危重症等。

2. 胃肠功能基本正常但合并其他脏器功能不良　如糖尿病、肝衰竭、肾衰竭。

3. 胃肠道部分功能不良的胃肠疾病　如胃肠瘘、短肠综合征、克罗恩病、溃疡性结肠炎等。

4. 吞咽和咀嚼困难或无进食能力。

5. 其他可引起营养风险或伴有营养不良的疾病　如慢性阻塞性肺疾病、心力衰竭。

6. 放疗和化疗。

(二) 禁忌证

1. 持续性呕吐、顽固性腹泻、重度炎性肠病。

2. 严重应激状态早期、休克、代谢紊乱、腹膜炎、重症感染。

3. 完全性机械性肠梗阻、胃肠道活动性出血、严重腹腔感染。

4. 小肠广泛切除术后 4~6 周内及缺乏足够吸收面积的肠瘘。

5. 高流量的小肠瘘、重度吸收不良。

(三) 肠内营养并发症及处理

肠内营养并发症的发生与肠内营养制剂配方、营养支持途径和疾病本身有关,主要包括胃肠道并发症、代谢性并发症、感染性并发症和机械性并发症。

1. 胃肠道并发症　是最常见的并发症,主要表现为腹泻、腹胀、恶心、呕吐、便秘,主要与患者或疾病本身、营养液选择不当和喂养操作失误相关。低蛋白血症、胃排空障碍、菌群失调、乳糖不耐症、胃肠动力差的患者发生率较高,与肠内营养液渗透压、浓度、温度、输注速度、喂养体位不当有关。

(1) 腹泻:每日大便次数 >3 次,粪便不成形,且含水量 >80%。腹泻是肠内营养常见的并发症之一。2%~6% 的腹泻发生在鼻胃管饮食期间。因此在实施肠内营养过程中应注意以下几点来预防和减少腹泻的发生率。

1) 充分评估:肠内营养开始前应进行胃肠耐受性评估,评估肠鸣音及排便次数、量与性状,根据患者情况,选择合适的营养液,如选用不含乳糖配方和低脂配方可预防乳糖酶缺乏或脂肪含量过高导致的腹泻。

2）规范操作：配制营养液时应按照营养处方和医嘱规范执行，现配现用。已开启的营养液，应在24~48h内密闭输注，未输完的营养液，放置不宜超过24h，避免污染。输注时给予合适的浓度、速度和总量，从小到大、逐步递增便于肠道适应。重症患者推荐使用营养泵输注，根据营养液的总量调节泵入速度，开始速度为10~20ml/h，待胃肠功能适应后，逐渐调大泵入速度，最大不宜超过120ml/h。输注前后进行规范冲管，避免喂养管堵管。

3）密切监测：积极加强原发病治疗，合理使用药物治疗，评估观察患者病情和治疗效果，及时纠正严重营养不良引起的低蛋白血症和肠黏膜萎缩，避免因肠道吸收和分泌异常导致的腹泻。

4）及时处理：一旦发生腹泻，不能习惯性地停止肠内营养，应鉴别原因并做相应处理，如进行大便培养分析和排除感染性腹泻、药物性腹泻等。如果腹泻持续存在，则应考虑暂时减慢输注速率、修改制剂配方、将间歇性输注改为持续性输注等方法进行处理。若采用了以上方法问题仍然存在，则应考虑暂停肠内营养，改用肠外营养支持。

5）准确评价：评价患者输注肠内营养治疗效果，有利于及时向医师和营养师进行反馈，以便动态进行方案调整。

（2）腹胀：指患者主诉腹部有胀气感，体格检查可见腹部膨隆，叩诊呈鼓音或腹围较鼻饲前增加且腹部触诊较硬、移动度降低且紧张度增高。腹胀为肠内营养常见并发症。其发生与快速输注营养液，营养制剂类型选择不当，配方制剂温度过低，高渗透压，吸收不良等因素有关。因此，实施肠内营养过程中应注意：

1）营养液现配现用，按照营养液浓度由低到高、剂量由少到多、速度由慢到快的基本原则进行，循序渐进。

2）如在肠内营养时出现腹痛腹胀、肠痉挛，首先鉴别患者是否发生肠梗阻。如为肠梗阻，则应立即停止输注肠内营养。如为其他原因引起，则可通过减慢肠内营养输注速度、降低浓度或更换营养配方等进行调整。

3）必要时可遵医嘱应用胃肠动力药物。

4）腹部有病理症状、低灌注或液体过负荷、重症胰腺炎的患者，在接受肠内营养支持期间，应监测腹腔压力。

5）其他方法：如增加胃肠道水分供应或补充膳食纤维。

（3）恶心、呕吐：发生率为10%~20%。恶心、呕吐会增加吸入性肺炎发生的风险，主要与营养液高渗透压导致胃潴留、营养液气味难闻、营养液脂肪比例过高、输注过快、输注量过大、患者对乳糖不耐受等因素有关，其中胃排空延迟是导致恶心、呕吐的最主要原因。应给予促胃动力药物，化疗患者使用止吐药等。

（4）便秘：由于卧床时间长、活动减少、水摄入减少（如高能量配方）、肠道动力降低、大便阻塞或膳食纤维缺乏引起。脱水和肠道动力缺乏可导致大便阻塞和腹胀，如发生便秘，要加强补充水分和选用含有不可溶性纤维营养配方，必要时予以通便药物、低压灌肠或其他排便措施。

2. 代谢性并发症　因个体使用营养液配方差异性，危重、年老、意识障碍的患者较易发生代谢性并发症。临床上肠内营养与肠外营养的代谢性并发症相似，但发生率及严重程度明显低于肠外营养，最常见的症状是脱水和高血糖。

（1）糖代谢紊乱：包括高血糖和低血糖。①高血糖：发生率10%~30%。其发生与手术应激状态、肠内营养液输注过快、胰岛素相对缺乏，高能量喂养有关。若患者发生高血糖，应降低营养液浓度及输注的速度，降低碳水化合物比例，并遵医嘱补充胰岛素或口服降糖药，加强血糖监测。②低血糖：多由于营养液输注过少、过快或长期接受鼻饲营养突然停止引起，因此为了预防低血糖，不可突然停止喂养，应缓慢停用。治疗期间应观察患者是否有心慌、乏力、头晕、出冷汗等低血糖反应，若出现低血糖，应遵医嘱补充葡萄糖并密切监测记录患者的血糖值。

（2）水代谢异常：高渗性脱水发生率高，占5%~10%，其多见于气管切开、昏迷患者，年幼患儿及虚

 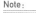

弱的年老患者常有肾衰竭的情况,也易发生水代谢异常。这类患者使用高蛋白和高渗配方,脱水情况会更为常见。若患者自觉口渴,应适当增加水分摄入,并严密监测体重、血液电解质及24h液体出入量情况。但心、肝、肾功能不全的患者,特别是老年人患者,更应注意要严格控制出入量,防止发生水潴留的现象。

(3) 电解质异常:血钠、血钾异常是肠内营养治疗期间最常见的电解质异常。

1) 高钠血症:常见于营养摄入不足、体液丢失过多或摄入过量钠时。当腹泻、水分摄入过多或丢失过多消化液可引起低钠血症,此时应限制患者液体摄入量。肠内营养前应先纠正患者水、电解质紊乱,并在治疗期间密切监测患者体重、出入液量、血液电解质。

2) 高钾血症:多见于心、肾功能不全、代谢性酸中毒者,使用高钾配方的营养液等。出现高钾,可更换营养配方,减少钾的摄入,监测血钾浓度并评估患者有无意识改变、乏力、腹泻等情况。

3) 低钾血症:多见于应用利尿剂、代谢性碱中毒、腹泻、再喂养综合征等。患者表现为头晕、乏力、呕吐、躁动不安等。遵医嘱及时干预和处理,在积极补钾纠正低钾血症的同时关注是否存在低镁血症,纠正镁离子异常。

(4) 酸碱平衡紊乱:与原发疾病及肠内营养制剂使用不当有关,其发生率不高。摄入能量过多会引起高碳酸血症,特别是呼吸功能障碍的患者。针对此类患者,应密切监测肺功能,避免过度通气,同时选择适合肺部疾病专用的低糖、高脂肪比例的肠内营养制剂。

(5) 肝功能异常:少数患者因长期进行肠内营养治疗,尤其以经空肠喂养多见,主要原因与长期经空肠营养支持导致胃及十二指肠缺少食物刺激后胆汁排泄障碍导致肝内胆汁淤积有关。胆汁淤积引起胆道压力增高,肝内酶系统新的活性被激活、增强导致转氨酶升高。停用肠内营养后,患者肝功能各项指标可恢复正常,因此,长期接受肠内营养的患者需定期进行肝功能检查,防止发生肝功能异常。

(6) 再喂养综合征:指在长期饥饿后再喂养(包括经口摄食、肠外肠内营养)引起的、与代谢异常相关的一组表现,包括以低磷血症、低钾血症、低镁血症为突出表现的严重水电解质失衡,以及葡萄糖耐受性下降和维生素缺乏等。其通常在再喂养开始1周内发生,主要表现为心律失常、急性心力衰竭、心搏骤停、低血压、休克、呼吸肌无力、呼吸困难、呼吸衰竭、神经精神系统异常等。

再喂养综合征发生率高达19%~28%。营养不良患者尤其是数月内体重下降超过10%的患者、长期饥饿或禁食、嗜酒、神经性厌食者,吸收不良综合征患者,以及消耗性疾病如癌症和艾滋病、部分术后患者是高危人群。预防再喂养综合征的发生,可通过从小剂量开始实施营养支持,且密切监测水电解质及代谢反应。

3. 感染性并发症 常见原因有误吸、吸入性肺炎及营养液污染。

(1) 误吸、吸入性肺炎:为最严重的肠内营养并发症。误吸主要表现为呛咳和明显的呕吐、心动过速、发绀,进一步发展为肺炎。常因隐性或显性误吸导致患者出现呼吸功能障碍或衰竭,发生率1%~4%,发生原因与年龄、置管位置、患者卧位及吞咽功能等因素有关,严重者可在短时间(几分钟内)发生急性肺水肿,表现为发绀、低血压、呼吸困难及气促等症状,X线检查结果则提示有实质性炎症浸润的表现。

若治疗不及时,将会导致患者死亡。因此预防的根本是防止胃内容物潴留及反流。具体措施:

1) 选择合适的喂养管和喂养途径,如选择幽门后喂养,选择鼻空肠管进行肠内营养的患者发生吸入性肺炎的概率明显低于经鼻胃管者。

2) 保持床头抬高30°~45°,条件允许者可给予半卧位。

3) 监测喂养管位置及胃残留量、定时冲洗及固定喂养管,以防止堵管和非计划性拔管。如发生误吸,应立即停止输注肠内营养,判断患者意识和监测生命体征,若意识清楚且生命体征稳定,可鼓励其自主咳出气管内液体;若意识丧失且生命体征不稳定,应立即给予心肺复苏及吸痰等抢救,必要时机械通气支持或气管镜检查。

4）积极治疗基础疾病,适当使用抗生素预防感染。

（2）营养液污染:营养液现配现用、无菌操作、定期更换输注器具。配制后的营养液暂未使用,应放入 4℃冰箱中保存,并在 24h 内使用完毕。

4. 机械性并发症　经鼻置管和长期留置管道,均可引起鼻咽部及食管黏膜损伤,甚至溃疡;喂养管堵塞、移位、喂养管拔管困难及造口的并发症,称为机械性并发症。

（1）导管刺激和感染:选用细孔导管来预防喂养管本身可能引起接触性咽、食管、胃和十二指肠的黏膜坏死、溃疡和脓肿及呼吸道并发症,建议使用生物相容性材料制成的小孔径饲管,切勿使用橡胶管、乳胶管或聚氯乙烯管,避免引发乳胶过敏和聚氯乙烯在接触胃液后变硬而引发局部损伤的现象。同时,为减少食管胃括约肌损伤,提高患者舒适度,建议选择直径在 3mm 以下的鼻胃管。预估肠内营养时间超过 4 周的患者,选用胃造口置管代替鼻胃管。

（2）导管移位:用胶带加以妥善固定,固定部位定期调整,并每日检查有无潮湿、脱落,如有以上情况应及时更换,以避免误吸的发生。

（3）造口并发症:胃造口并发症常与胃管和腹前壁之间未严密固定有关,表现为胃内容物的溢出及造口出血。空肠造口并发症表现为造口周围渗漏、局部皮肤感染或糜烂、造口出血、喂养管脱出。因此需密切检查并固定造口术部位,一旦出现并发症,及时查明原因并针对性处理。

四、肠内营养的配制

(一) 配制环境要求

1. 肠内营养配制室应邻近膳食操作间,建筑面积不应 <60m²。做好严格分区,包括清洗间、消毒间、准备间、配制间、制熟间及发放区,其中配制间的环境要求需满足层流净化条件,同时要求地面耐磨防滑抗菌防静电,室内墙壁为防菌涂层预成型材料。配制间内还需配备齐全的设备,如净化工作台、降温设备、操作台、捣碎机、匀浆机、微波炉、冰箱、冰柜、保鲜柜、电磁炉、蒸锅、清洗消毒设备、天平等计量仪器设备及各种配制工具和容器。

2. 设置独立配制间,严格区分清洁区和污染区,配制间应避免明沟,遵守人流、物流分开原则,设置专用且标准的传递窗口,并进行定时的空气消毒净化。

(二) 配制人员要求

肠内营养配制人员必须符合肠内营养制剂配制准入资质;满足肠内营养制剂配制技术能力要求;履行肠内营养配制岗位职责;遵守肠内营养制剂配制标准;落实配制中的无菌操作技术;掌握肠内营养制剂的相关知识,如肠内营养制剂的配制方法、制剂间的配伍禁忌及注意事项、制剂保存及质量监测方法等。

(三) 配制操作要求

1. 肠内营养应由具有专业技术资格的专业人员负责配制。配制人员按照处方进行正确配制,落实核对并记录,注明配制日期和时间。

2. 遵守肠内营养配制规范。进入配制区域的人员必须进行二次更衣,在清洁双手后戴好帽子、口罩方可进入,其他人员一律不得随意进出。

3. 每日进行空气消毒(如紫外线照射消毒等),各类配制用具应采取相应的清洁消毒方式。

4. 配制过程中严格遵守无菌操作原则和规范。①擦洗配制台:配制者应按照先用清水擦洗再用酒精擦洗的方式先清洁配制台,并擦干。②擦洗外包装:配制者用酒精擦洗营养制剂外包装,检查制剂名称、生产日期及有效期,并擦干。③准备用物:准备好已消毒的配制容器及工具。④洗手戴口罩及帽子:配制者用肥皂水或洗手液充分清洗双手并擦干,避免污染营养制剂。⑤配制:将所需营养制剂倒入灭菌容器中,使用量杯倒取适量的 40℃温开水,将营养制剂搅拌为糊状,再使用量杯取水称量加入,将营养制剂搅拌为混悬液,过滤后使用。⑥核对分装:核对患者姓名、床号及配制时间和日期,进行分装并标注。⑦保存:营养制剂现配现用,配制完毕及时分发。配好备用的营养制剂冷却后放于

4℃冰箱内保存,保存时间≤24h。⑧清洗消毒:配制完毕后使用清水清洁配制台,清洗并消毒配制器具、环境及设备,每2周对所有物品进行细菌培养并及时登记。

(四)配制注意事项

1. 配制前肠内营养方案的选择应充分评估患者和营养制剂的情况及参数。

(1)患者方面:年龄、临床诊断及治疗、营养状况、代谢状态及营养素和能量的需要量、胃肠道功能、有无乳糖不耐受或脂肪吸收不良等情况。

(2)营养制剂方面:主要参数有蛋白质含量、蛋白质来源、能量密度、肠内营养支持途径;次要参数有脂肪含量、脂肪来源、渗透压、膳食纤维含量、糖类(尤其是乳糖)含量、电解质、无机盐及维生素含量、剂型、价格等。

2. 操作中遵守操作规程,严格无菌操作原则。用具要清洗消毒,每餐烹制后及时分发使用,配好的营养液在室温下不得放置超过8h,暂不使用的营养液应放入4℃冰箱保存,于24h内使用完毕。使用高速组织捣碎机时,通常机器转动每2~3min需稍停片刻,然后再开机。如果连续运转,容易损坏机器。

3. 因要素膳渗透压较高,建议管道放置于十二指肠、空肠段进行管饲。遵循由低到高、由少到多、由慢到快的输注原则逐步增加,在此过程中密切监测患者耐受程度,确认患者耐受后再确定配制要素膳食的营养成分、浓度、用量和输注速度。

4. 自制匀浆的注意事项　①食物先煮熟,因生食先捣碎后再煮熟容易凝结成块、不利于输注;②食物新鲜卫生;③由于自制匀浆膳黏稠,通常需要添加更多的水以利于推注,喂养后要及时、充分冲管以免堵管。

五、肠内营养的监测与管理

(一)肠内营养的监测

虽然肠内营养并发症的发生率较低,但应用时仍需在代谢与营养两个方面严密监测,以最大限度预防并发症。主要监测内容:

1. 胃肠功能监测

(1)胃残余量:是昏迷患者和危重症患者的重要监测指标。胃残余量增多不仅使反流误吸风险增加,而且使目标营养达标率降低。当患者连续2次监测胃残余量,胃残余量>500ml或胃残余量监测值超过前2h喂养量的50%时,视为高水平胃残余量。

高水平胃残余量的重症肠内营养支持患者,推荐使用胃肠动力药物,必要时更换喂养途径,可选择幽门后喂养。危重症患者,应监测胃残余液量变化,每4h抽吸胃残留液1次,观察总量、颜色和性状。

当肠内营养液浓度与体积可满足患者营养需要并能耐受时,每日检查胃残留物1次,其量不应超过150ml。如残留物过多,应降低滴速或停止输注数小时。如胃残留物为咖啡色絮状物或有新鲜血块,需暂禁食水,并进行隐血试验。隐血试验阳性结合临床症状判断出血量,如无活动性出血或出血量小可继续肠内营养。

目前,胃排空障碍的监测方法较多,包括放射性核素影像法、X线检查、磁共振和超声检查。临床上仍多采用注射器抽吸的方式来监测胃残留量。

(2)腹内压(intra-abdominal pressure,IAP)监测:可分为直接测量法和间接测量法。

直接测量法:在腹腔内放置导管,利用水压计或压力传感器进行监测;使用腹腔镜的气腹机或自动电子充气装置持续测量IAP等。间接测量法:包括膀胱内压力、胃内压力、直肠内压力和静脉内压力监测等,其中最常用的方法是膀胱内压力监测。根据IAP监测结果调整肠内营养喂养方案,至少每4h监测1次IAP。若IAP为12~15mmHg时,可继续常规肠内营养;若IAP为16~20mmHg时,应采用滋养型喂养;当IAP>20mmHg时,则应暂停肠内营养。

2. 治疗效果监测

（1）体重：每日 1 次，每日体重增加 0.1~0.2kg 通常提示液体潴留。

（2）血糖：是糖尿病患者和急危重症患者重要的监测指标。血糖水平不仅预示疾病严重程度，还与不良结局相关。营养支持治疗期间加强血糖监测，并据此选择合理的营养配方和应用适量的胰岛素。血糖 >10mmol/L 时予以胰岛素控制，控制目标为 8.3~10.0mmol/L，但应避免低血糖发生。营养制剂以泵注方式给予时，胰岛素亦应以泵注方式输注，胰岛素用量以血糖监测结果为据。初始阶段每 1~2h 监测血糖 1 次；血糖稳定后每 4h 监测 1 次；血糖正常后，每周监测 1~3 次。血糖控制过程中，需要避免血糖过低（<8mmol/L）。

（3）血脂：是脑卒中和急危重症患者的重要监测指标。缺血性脑卒中患者常出现总胆固醇和低密度脂蛋白增高，高密度脂蛋白降低。危重症患者脂类代谢变化复杂，应激状态下可发生高甘油三酯血症，也可出现低胆固醇血症，并与不良结局相关。每周监测 1 次血脂变化。

（4）血清白蛋白和前白蛋白：血清白蛋白是急危重症患者的重要监测指标。血清白蛋白降低预示营养不足或机体处于强烈应激状态。每周至少监测 1 次血清白蛋白和前白蛋白变化。当血清白蛋白 <25g/L 时，可补充人血白蛋白。

（5）液体出入量：危重症患者应密切监测液体出入量变化，每 24h 记录 1 次。肠内营养液与额外摄入的液体应分开记录。

（6）血清电解质和肾功能：血清电解质每日监测 1 次，直至稳定后每周 2~3 次；肾功能每周监测 1~2 次。

（7）胃肠功能：危重患者应每 4h 监测胃肠功能，记录恶心、呕吐、腹胀、腹痛、呕血、便血等症状和体征。

（二）肠内营养的管理

1. 管道的管理

（1）标识清晰：根据导管风险给予相应标识，并记录置入时间及刻度等。

（2）妥善固定：使用弹力胶布采用高举平台法妥善固定在皮肤上，以防止管路滑脱，做好健康宣教，保持管道的通畅。

（3）确认部位：在每次进行肠内营养治疗前，可通过抽吸胃内容物和 X 线摄片确定导管位置。

2. 肠内营养的护理

（1）肠内营养的输注，原则上遵循"容量由少到多、速度由慢到快、浓度由低到高"的输注原则。

（2）"六度"管理法：速度、浓度、温度、角度、清洁度、舒适度。①速度：从 25~30ml/h 开始，无不良反应后，根据医嘱营养液总量来设置，24h 匀速连续输注，有足够时间让营养物质与肠道充分接触，确保营养物质被消化吸收。②浓度：肠内营养制剂的渗透浓度与胃肠耐受性密切相关，选择等渗的非要素型制剂不容易引起腹泻且胃肠耐受性良好。③温度：37~38℃较为适宜，22~24℃的室温环境中持续性输注，同时可使用恒温器对营养液进行加温。④角度：在患者输注肠内营养期间床头抬高 30°~45°，防止呕吐、腹胀等消化道并发症。⑤清洁度：严格无菌操作下配制，每日更换肠内营养输液管，消毒肠内营养支持所用容器。⑥舒适度：重视患者的主诉，如有无恶心呕吐等不适症状。为防止导管堵塞，在每次喂养前后应以 30~50ml 温水脉冲式冲洗喂养管。

（3）康复锻炼：长期卧床不利于患者的康复，容易出现压力性损伤、坠积性肺炎、深静脉血栓等多种并发症。评估患者无康复禁忌的前提下尽早开始呼吸和运动康复，如主动呼吸循环训练、踝泵运动、股四头肌训练等。

（4）心理护理：护理人员应及时地对患者进行心理疏导，加强和患者及其家属的沟通，减轻患者负性情绪并以积极的心态面对疾病。

（李素云）

Note：

第二节 肠 外 营 养

────── 导入案例与思考 ──────

患者,男,55 岁,因"进食后腹胀 6 个月,腹胀加重伴多次呕吐 20d"入院。患者既往有胃溃疡病史约 15 年,未予正规的内科治疗。患者 6 个月前出现进食后腹胀,偶有胃区疼痛,症状逐渐加重;20d前间断出现餐后呕吐,呕吐物含隔夜宿食;近 1 个月体重下降约 8kg。

体格检查:身高 175cm,体重 45kg;营养不良,贫血貌,腹部可见"胃型"。

辅助检查:上消化道造影见胃潴留,胃蠕动波消失,造影剂不能通过幽门。

1. 该患者是否存在营养风险? 是否需营养干预?

2. 最适合该患者目前状况的营养支持方式是什么?

一、概述

肠外营养(parenteral nutrition,PN)指无法经胃肠道摄取营养或摄取营养物不能满足自身代谢需要的患者,通过肠道外通路(通常为静脉途径)输注包括氨基酸、脂肪、糖类、维生素及无机盐在内的营养素,提供能量,纠正或预防营养不良,并使胃肠道得到充分休息的营养治疗方法。它不仅能有效地改善并维持机体的营养状态,还能满足妊娠、哺乳、生长发育等特殊营养需求。

在 20 世纪 70 年代,在临床工作中营养的重要性逐渐被重视,在患者的胃肠道功能有障碍时,输注葡萄糖、氨基酸、脂肪乳剂等静脉注射剂作为补充,但由于经外周静脉难以耐受高渗、低 pH 的液体,仍不能满足临床需要。1968 年,Dudrick 与 Wilmore 采用腔静脉置管输注全营养混合液后,解决了这一难题,并报告了应用该方法救治婴儿的成功经验,引起全世界的重视。此后该项技术被迅速推广。但腔静脉置管有一定的并发症,穿刺可直接造成腔静脉损害,置管能导致感染、脓毒症。因此,等渗浓度的氨基酸、高浓度的脂肪乳剂、经外周静脉穿刺的中心静脉导管等技术随之产生,营养支持治疗的理念也从首选肠外营养发展到现在的首选肠内营养、必要时肠内营养与肠外营养联合应用。

肠外营养根据患者能否进行肠内营养治疗,可分为完全肠外营养(total parenteral nutrition,TPN)和补充性肠外营养(supplementary parenteral nutrition,SPN)。前者指患者需要的所有营养物质均由静脉途径输入;后者又称为部分肠外营养(partial parenteral nutrition,PPN),指肠内营养不足时,部分能量及蛋白质需求由肠外营养补充的混合营养治疗方式。

除上述常规技术外,针对不同临床需求的患者,实际应用中还有家庭肠外营养(home parenteral nutrition,HPN)、透析内肠外营养(intra-dialytic parenteral nutrition,IDPN)等。

二、肠外营养的应用

(一) 适应证

肠外营养的基本适应证是胃肠道功能障碍或胃肠道衰竭的需要营养支持治疗。凡是存在营养风险或营养不良的患者,估计 1 周以上无法经肠道满足 60% 目标需要量者,都有肠外营养治疗的指征。营养不良者的围手术期、大面积烧伤、炎性肠道疾病的急性期、重症急性胰腺炎等,过早的开始肠内营养可能使病情加重,故先采用肠外营养补充机体营养需要。

1. 消化系统疾病 凡是胃肠需要充分休息或存在严重消化吸收障碍时,需肠外营养支持。绝对适应证是肠梗阻等梗阻类病症。其他常见适应证有消化道瘘(尤其是高位小肠瘘、多发性肠瘘)、炎症性肠病急性发作期、短肠综合征术后早期、无法耐受 EN 的重症急性胰腺炎、严重营养不良伴胃肠功能障碍、长期顽固性的恶心呕吐、小肠黏膜萎缩、放射性肠炎、严重腹泻等。

Note:

2. 消化系统以外的疾病 如大面积烧伤、颅脑外伤、严重复合伤、大范围的手术、接受大剂量放疗或化疗、严重感染与败血症等。患者处于强烈的应激状态,代谢旺盛,同时消化功能受到抑制,不能经胃肠道补充足够营养素。严重肝、肾衰竭,患者常因水肿、营养不良等无法经肠道摄取充足的营养,需要联合肠外营养。药物导致严重的胃肠道反应或黏膜溃疡、妊娠剧吐、神经性厌食等,也是肠外营养的适应证。

(二)禁忌证

肠外营养并无绝对的禁忌证,但某些情况下并不适宜或应慎用。在患者生命指征不稳定的情况下,如严重的呼吸衰竭、循环衰竭、水电解质代谢紊乱,不宜进行营养支持,包括肠外营养和肠内营养。下列情况应慎用肠外营养:

1. 胃肠道功能正常,能获得足量营养者。

2. 一般情况良好、预计需要肠外营养时间少于 5d 者。

3. 原发病需立即进行急诊手术者,术前不宜强求肠外营养。

4. 预计发生肠外营养并发症的危险性大于其可能带来的益处者。

5. 心血管功能紊乱或严重代谢紊乱尚未控制或处于纠正期间的患者。

6. 临终或不可逆昏迷患者。

(三)并发症

大多数的并发症是可以预防和处置的,因此,对肠外营养并发症的认识和防治,直接关系着其实施的安全性。

1. 穿刺置管并发症 均与中心静脉导管的置入技术及护理有关。常见有气胸、血胸、血肿,损伤胸导管、动脉、神经、空气栓塞等。此外,护理不当也可造成导管脱出、折断等。为了预防导管穿刺置管并发症,需建立和严格遵守中心静脉穿刺置管操作规程。穿刺前纠正凝血功能异常、采用超声静脉定位、选择合适的体位、穿刺时先用细针头定位、插管时采用 J 形头导丝引导技术等,都有助于减少并发症的发生。中心静脉置管后,应常规行影像学检查,确定导管尖端位置,同时也有助于判断是否存在气胸。少量气胸(肺压缩小于 20%),可在数日内自行吸收,常可不予特殊处理;重症者需反复穿刺抽出积气或放置胸腔闭式引流管予以引流。

2. 感染性并发症 在导管置入、营养液配制、输入过程中极易发生感染。导管性败血症是肠外营养常见的严重并发症。营养液是良好的培养基,可使细菌迅速繁殖,导致脓毒血症,因此,每一步骤必须严格按无菌操作技术规定进行。在中心静脉性营养治疗过程中突然出现寒战高热,而无法用其他病因来解释时,则应考虑导管性败血症。应立即拔除旧导管,作导管头及血细菌培养(包括真菌培养),同时辅以经外周静脉性营养。必要时应根据药物敏感试验配合抗生素治疗。导管性败血症的预防措施:①置管过程的严格无菌技术;②在超净工作台内配制营养液;③采用全封闭式输液系统;④定期消毒穿刺点皮肤并更换敷料等。

3. 血栓或栓塞并发症 置管患者常处于与疾病相关的特殊状态,而这些状态多与静脉血栓高危因素高度重叠,如手术、恶性肿瘤、长期卧床等,同一患者往往存在多重危险因素的叠加。随着肠外营养时间延长,与导管相关的静脉血栓发生率逐渐增高,文献报道发生率为 3.9%~38%。导管相关的静脉血栓常发生于锁骨下静脉和上肢静脉,血栓形成后可逐渐增大并脱落,造成血栓栓塞,严重时可导致患者死亡。

置管过程中应尽量避免反复穿刺、退送导管,因其会加重血管内膜损伤、增加血栓发生风险。要恰当地选择置管血管、导管规格。如对乳腺癌根治术后的患者,应尽可能避开患侧肢体。在化疗前 2d 置管可能降低血栓性浅静脉炎风险。抗凝治疗可减少导管相关静脉血栓发生的概率和血栓栓塞的风险,但不推荐肠外营养配方中加入肝素。低分子肝素和华法林均有预防作用,口服华法林患者必须做好对患者的宣教,定期监测凝血功能。已有血栓形成的患者可进行溶栓治疗,可试用溶栓药冲洗,必要时更换导管。

4. 代谢性并发症 多与对病情动态监测不够、治疗方案选择不当或未及时纠正有关,可通过加强监测并及时调整治疗方案予以预防。

(1) 液体量超负荷:液体量过多可致心肺功能不堪负荷而出现衰竭症状。对老年人、心肺功能与肾功能不全者,应特别注意控制液体输入量与输液速度。

(2) 糖代谢紊乱:葡萄糖是肠外营养液中最常用的糖类。有研究显示,人体正常葡萄糖代谢的速度为 $4\sim5mg/(kg\cdot min)$。需肠外营养治疗的患者往往因原发疾病、糖尿病、应激状态等情况而产生不同程度的胰岛素抵抗。

大多数营养不良患者治疗前已存在进食量少、胰岛素分泌量不足、胰高血糖素等升血糖激素分泌增多等状况,葡萄糖输入过多、过快,外源性胰岛素补充不足,则会出现高血糖。可对营养液中糖与脂肪的比例加以调整,或者给予外源性胰岛素予以预防此情况。高血糖所致的高渗状态可使脑细胞脱水,严重时可出现高渗性非酮性昏迷。高血糖高渗状态发生后应立即停用肠外营养。补液是治疗的首要措施,原则上先快后慢。补液首选 0.9% 氯化钠溶液,第一个小时给予 $1.0\sim1.5L$,随后补液速度根据脱水程度、电解质水平、血渗透压、尿量等调整。当补足液体而血浆渗透压不再下降或血钠升高时,可考虑给予 0.45% 氯化钠溶液。当血糖下降至 16.7mmol/L 时,需补充 5% 含糖液,直到血糖得到控制。

低血糖的发生相对少见,长期肠外营养治疗的患者,如突然停止输液,或者感染控制后组织对胰岛素敏感度突然增加,可导致反应性低血糖症。低血糖反应是由于持续输入高渗葡萄糖,刺激胰岛细胞增加胰岛素分泌,使血中有了较高的胰岛素水平。若突然停用含糖溶液,有可能导致血糖急性下降,发生低血糖反应,甚至低血糖性昏迷,严重者危及生命。因此,肠外营养时切忌突然换用无糖溶液。为安全起见,可在高糖液体输完后,以等渗糖溶液维持数小时过渡,再改用无糖溶液,以免诱发低血糖。出现低血糖现象,首先应及时推注高浓度葡萄糖溶液 $25\sim100ml$,直到症状消失。

应用肠外营养支持的患者,应每日测定尿糖 $2\sim4$ 次,每周测定血糖 $2\sim3$ 次,以便及时发现血糖异常,及早处理。

(3) 肝损害:长期肠外营养可致肝功能损害,一般表现为转氨酶和碱性磷酸酶升高。肠外营养影响肝功能的因素较复杂,多数与营养液中的某些成分有关,如过量的葡萄糖输入、高剂量脂肪的应用、长期大量地应用氨基酸制剂等。营养液用量越大,肝功能异常的发生机会就越多,尤其是葡萄糖的用量。处理措施主要是尽量去除或纠正诱因,积极进行护肝等治疗。近年来,随着中/长链脂肪乳、结构脂肪乳制剂的开发应用,肝功能异常已不再是肠外营养的禁忌证。

(4) 酸碱平衡失调:高糖溶液的 pH 为 $3.5\sim5.5$,大量输入时可影响血液 pH。氨基酸溶液中某些氨基酸(如精氨酸、组氨酸、赖氨酸及胱氨酸)的碱基代谢后可产生氢离子,导致高氯性酸中毒。特别是伴有腹泻的患者,更易产生代谢性酸中毒。少数伴有先天性代谢障碍的患者,在输入果糖、山梨醇后可出现乳酸性酸中毒。与成人相比,婴幼儿在快速输入大量糖溶液与水解蛋白时,因不能耐受高渗性溶液而更容易出现代谢性酸中毒。一旦发生此并发症,应及时消除原因、对症治疗。代谢性碱中毒,除肾衰竭患者外,在肠外营养中较少出现。

(5) 电解质紊乱:在肠外营养时较易发生,最常见的是低钾、低镁及低磷。其中要特别注意的是磷的补充,长期肠外营养治疗的患者,大量磷、钾、镁从细胞外进入细胞内,导致低磷、低钾、低镁血症。尤其是有肠外瘘的患者,更应注意补充。由于各种电解质的补充量没有固定的标准,故办法是定期监测其血液浓度,因病因人及时调整补充。

(6) 代谢性骨病:长期肠外营养病例中可出现骨质软化症、骨质疏松症、纤维性骨炎、佝偻病等,增加钙、磷、镁的摄入,调整维生素 D 剂量等,可有助于预防。

5. 肠道并发症 主要是肠道黏膜萎缩。肠外营养对肠道黏膜屏障功能的影响,目前正日益受到重视。较长时期的肠外营养,特别是不能经口摄食者,容易发生胆囊结石及肠道黏膜萎缩。后者又容易导致肠道内细菌移位,发生内源性感染性并发症。有研究资料显示,补充谷氨酰胺(glutamine,Gln)

可预防肠道黏膜的萎缩,保护肠道的屏障功能。预防此并发症的措施就是尽早恢复肠内营养,促使萎缩的黏膜增生,保持肠道正常功能。

三、肠外营养制剂

当患者必需的所有营养物质均从胃肠外途径供给时,称为全肠外营养。从制剂角度,将葡萄糖、氨基酸和脂肪乳混合在一起,加入其他各种营养素后放置于一个无菌无热原的袋子中输注,称为全合一(all-in-one,AIO)系统,最终的制剂称为全营养混合液(total nutrient admixture,TNA)。合理的 TNA 要满足无菌、无毒、无热原,适宜的 pH 和渗透压,良好的相容性、稳定性等要求。

TNA 的组成成分包括水、葡萄糖、氨基酸、脂肪乳、电解质、多种微量元素和维生素,需根据患者的年龄、性别、体重或体表面积及病情等,进行个体化设计。临床上推荐每日非蛋白能量摄入推荐量见表 5-1。需要注意的是,危重症患者的能量需求往往因代谢应激变化而降低。营养支持治疗不仅仅是起到能量供给的作用,更重要的是通过营养素的药理作用纠正代谢紊乱、调节免疫功能,增加机体抗病能力,从而影响疾病的发展和转归。

表 5-1 每日非蛋白能量摄入推荐量

人群类型	非蛋白能量摄入量 / (kcal·kg^{-1})	人群类型	非蛋白能量摄入量 / (kcal·kg^{-1})
早产儿	120~140	12~18 岁青少年	30~60
<6 个月婴儿	90~120	无应激或轻度应激成人	20~25
6~12 个月婴儿	80~100	中度应激成人	25~30
1~7 岁儿童	75~90	严重应激、高分解代谢成人	25~30
7~12 岁儿童	60~75		

为了维持血浆中有效药物浓度,降低输液总量,减少污染和器材费用,某些药物(如谷氨酰胺、ω-3 脂肪酸、维生素等)也可加入混合液中。因胰岛素可被营养袋表面吸附而失去作用,且加入后不易调整剂量,所以胰岛素不作为常规推荐加至 TNA 中,可单独途径外源给予。需注意所有的添加物和添加顺序及添加方式均可能影响 TNA 的稳定性和相容性。

(一)营养液成分

1. 葡萄糖溶液 葡萄糖是肠外营养液中必需添加的糖类。为了提供足够的能量,在肠外营养液配方中常应用高浓度的葡萄糖作为肠外营养的能量来源,一般每日提供糖 200~250g,占总能量的 60%~70%。高浓度(25%~50%)葡萄糖溶液渗透压很高,只能经中心静脉途径输入,若经外周静脉输入容易导致血栓性静脉炎。由于机体利用葡萄糖的能力有限,因此输入太快可发生高血糖、糖尿及高渗性脱水。

2. 脂肪乳剂 肠外营养中所应用的脂肪乳剂常是以大豆油或红花油为原料,经卵磷脂乳化制成的脂肪乳剂(以长链甘油三酯为主),与人体内的乳糜颗粒相似,只是缺少载脂蛋白外壳。进入机体后,脂肪乳剂颗粒立即获得游离胆固醇载脂蛋白与胆固醇酯,从而在组成结构与代谢上与人体乳糜微粒完全相同。

中/长链脂肪乳是在长链甘油三酯(long-chain triglyceride,LCT)中添加了中链甘油三酯(medium-chain triglyceride,MCT)的脂肪乳剂,与 LCT 相比具有氧化快速完全、很少引起脂肪浸润、对肝功刺激小等特点,目前在临床应用较多。用法与 LCT 基本相同,但生酮作用更强,糖尿病患者使用时需监测酮体。另外需要注意的是,等量、等浓度的 LCT 和 MCT/LCT 中,MCT/LCT 所提供的必需脂肪酸只有 LCT 的一半左右。

结构脂肪乳(structured triglyceride,STG)是一种人工合成的脂肪酸甘油酯,是将长链和中链脂肪

Note:

酸结合到同一个甘油分子形成的脂肪酸甘油酯,与中/长链脂肪乳相比,STG清除速率更快,能更显著改善氮平衡,不易发生酮症,适用于肝功异常和糖尿病患者。

含有脂肪乳剂的肠外营养是一种安全、平衡、重要的营养支持复合物。优点:①与高渗葡萄糖、电解质溶液同时输入,可降低营养液浓度,减少对血管壁的损伤;②脂肪乳剂释放的能量是碳水化合物的2倍,可在输入液体总量不变的情况下获得更多能量;500ml 10%脂肪乳剂可产生450kcal的能量,成人用量为1~2g/(kg·d);③作为非蛋白质的能量来源,可减少葡萄糖用量,降低与高糖输入有关的危险因素,又可提供必需脂肪酸(亚油酸与α-亚麻酸),避免必需脂肪酸的缺乏;④脂肪乳剂的呼吸商为0.7,比碳水化合物的呼吸商低,比等能量的糖溶液产生的二氧化碳少,有利于呼吸道受损的患者。

临床上应用的有10%、20%和30%的脂肪乳剂,一般提供总能量的30%~50%,脂肪代谢紊乱、动脉硬化、肝硬化、血小板减少等患者应慎用,详见表5-2。输注脂肪乳时需注意调节输注速度,输入太快可能出现不良反应,如发热、畏寒、心悸、呕吐等。通常10%溶液在最初15~30min内的输入速度不要超过1ml/min,30min后可逐渐加快。应尽量避免单瓶脂肪乳剂输注。

表5-2 临床常用脂肪乳

通用名称	主要成分	规格	适应证
脂肪乳注射液(C_{14-24})	大豆油等	250ml、500ml 10%、20%、30%	无特殊代谢需求
长链脂肪乳注射液(OO)	80%橄榄油、20%大豆油	100ml、250ml、1 000ml 20%	无特殊代谢需求
中/长链脂肪乳注射液(C_{6-24})	大豆油、MCT等	250ml、500ml 10%、20%、30%	肝功能轻度异常、应激状态等
ω-3鱼油脂肪乳注射液	10%鱼油等	100ml 10%	调节炎症反应、增加细胞免疫
结构脂肪乳注射液(C_{6-24})	结构甘油三酯	250ml、500ml 20%	肝胆胰疾病、肝功能异常

3. 氨基酸溶液 复方氨基酸溶液是肠外营养的基本供氮物质,由人工合成的结晶左旋氨基酸根据临床需要以不同模式配制而成,包括必需氨基酸与某些非必需氨基酸。它除了可提供能量外,主要用于提供氮源,维持正氮平衡、促进体内蛋白质合成、组织愈合及合成酶和激素。它具有纯度高、含氮量低、不良反应小、利用率高等特点。补充氨基酸必须注意氨基酸的成分与总含氮量,其需要量一般为1~1.5g/(kg·d)。

目前使用的结晶复方氨基酸溶液一般均含有8种必需氨基酸和数量不同的非必需氨基酸。对持续分解代谢状况,补充必需与非必需氨基酸都是必要的。目前临床上常规使用的成人平衡型氨基酸溶液中含有13~20种氨基酸,包括所有必需氨基酸。

肾衰竭患者,应提倡用必需氨基酸疗法(EAA疗法),应选用高比例的必需氨基酸溶液,使尿素氮水平下降。肝功能不全的患者,由于患者血中芳香族氨基酸(苯丙氨酸、酪氨酸、色氨酸)水平上升,进入大脑后可引起肝性脑病,因此应选择支链氨基酸(branched chain amino acid,BCAA)为主的氨基酸溶液。在某些特殊情况下,应注意条件必需氨基酸的补充,如谷氨酰胺。临床常用氨基酸注射液见表5-3。

表5-3 临床常用氨基酸注射液

通用名称	规格	氨基酸种类	氨基酸浓度	支链氨基酸浓度
复方氨基酸注射液(6AA)	250ml:21.1g	6	8.4%	47.2%
复方氨基酸注射液(9AA)	250ml:13.98g	9	5.6%	37.1%

Note:

续表

通用名称	规格	氨基酸种类	氨基酸浓度	支链氨基酸浓度
复方氨基酸注射液(15AA)	250ml∶20g	15	8%	35.0%
复方氨基酸注射液(18AA-Ⅶ)	200ml∶20.65g	18	14.72%	35.9%
复方氨基酸注射液(18AA-Ⅴ)	250ml∶8.06g	18	3.22%	21.0%
复方氨基酸注射液(20AA)	500ml∶50g	20	10%	33.0%
复方氨基酸(15)双肽(2)注射液	500ml∶67g	18∶双肽	13.4%	15.5%
小儿复方氨基酸注射液(18AA-Ⅰ)	250ml∶17.5g	18	7.0%	20.0%
丙氨酰谷氨酰胺注射液	50ml∶10g	—	—	—

4. 水与电解质　人体只能短期耐受失水状态,缺水 3~4d,即出现脱水状态,成人失去相当于体重 10%~25% 的水分(体内总水量的 40%)就难以生存,儿童更为敏感。

在正常情况下人体每日水的摄入和排出保持相对稳定状态,摄入水分除饮水和食物含水外,还包括代谢营养成分所产生的水量,每代谢 1g 蛋白质、碳水化合物和脂肪分别产生代谢水量为 0.41ml、0.60ml 和 1.0ml(表 5-4)。排出量分显性失水量和非显性失水量。非显性失水受环境因素影响,如成人基础状态非显性失水量为 500~800ml/d,发热患者体温每升高 1℃,非显性失水每小时增加 0.5~1.0ml/kg。开放气道的患者,呼吸道丢失量是正常人的 2~3 倍。一般情况下成人每日生理需水量为 25~30ml/kg,儿童 30~120ml/kg,婴儿 100~150ml/kg。高能量摄入、妊娠、发热、大量出汗、腹泻、烧伤、外科引流等情况下,机体对水的需要量增加。心、肾功能不全时,常需限制液体供给。

表 5-4　正常人体水分摄入量和排出量的平衡

摄入	摄入量 /(ml·d⁻¹)	排出	排出量 /(ml·d⁻¹)
饮水	500~1 200	尿量	500~1 600
食物含水	700~1 000	粪便含水	100
代谢内生水	300	呼吸道蒸发	300
		皮肤蒸发	500

每日水的需要量也可以按照摄入能量计算,每摄入 1kcal 能量,需摄入水量为 1ml。电解质主要是用于维持血液的酸碱平衡和水盐平衡,以保持机体有恒定的内环境。电解质在无额外丢失的情况下,钠、镁、钙等按生理需要量补给。值得强调的是电解质的补给量不是固定不变的,因患者的病情、病程不同而有相应的变化,需根据血清及 24h 尿中的电解质检查结果予以调整用量。常用的肠外营养的电解质溶液有 10% 氯化钠、10% 氯化钾、10% 葡萄糖酸钙、25% 硫酸镁及有机磷制剂等。

5. 维生素与微量元素　维生素参与糖、脂肪、蛋白质代谢及人体生长发育、创伤修复等。肠外营养一般只能提供生理需要量,有特殊营养需求的患者(如烧伤、肠瘘等)需要额外补充,否则可出现神经系统与心血管系统的损害和维生素缺乏症。长期肠外营养的患者应注意避免脂溶性维生素过量。微量元素虽在体内含量很少,但却是机体不可缺少的,参与酶、核酸、多种维生素和激素的作用,每一种微量元素都有它的特殊功能。长期使用全肠外营养时,常出现患者微量元素的缺乏,必须引起重视,注意补充。肠外营养中的微量元素需要量较难确定,因为其血中的浓度并不一定反映其组织中的含量、生物活性及代谢平衡状况。目前,国内已有水溶性维生素、脂溶性维生素和微量元素等静脉用制剂。

(二) 肠外营养液的配方

根据病情,可按下列程序制订当日营养液用量:①确定当日拟补充的总能量、总氮量及总液体摄入量;②根据总能量和总液体摄入量,确定葡萄糖液的浓度及量。若加用脂肪乳剂,通常占能量的30%左右;③选用合适的氨基酸液,根据总氮需要量,确定其用量;④加入适量电解质溶液、复合维生素及微量元素,电解质溶液需按病情而定,复合维生素及微量元素则常规给予每日正常需要量。

一般而言,肠外营养液中不主张加入其他药物,如抗生素、止血剂、强心剂等,这些药物应由另外的静脉途径输入。近来有报道关于各种药物对肠外营养制剂的配伍禁忌,提出了初步结果,但尚不成熟,应尽量避免混合使用。

学 科 前 沿

肠外营养配方

肠外营养配方分个体化配方和标准化配方。个体化肠外营养配方指针对个体患者的特殊病情、代谢和年龄等特点而形成的、仅适用于该个体的配方。标准化肠外营养配方指可适用于多数无明显代谢紊乱、病情相对单纯的营养不良患者或高风险者,临床上多用即用型预混式多腔袋形式的标准化配方。目前市场上已有多种配方和规格的即用型预混式多腔袋肠外营养液供患者使用。

个体化肠外营养配方的优点是配方更符合患者的个体需求,不足是要由熟悉肠外营养治疗的营养治疗小组制订、易在配制环节发生差错、保存时间短等。标准化肠外营养配方的优点是操作、使用简便,减少了污染和差错环节,能满足大部分病情平衡的营养不良患者的需求,不足是无法满足个体化肠外营养的要求。

四、肠外营养的配制

(一) 配制营养液的设备要求

合理的配制方法,严格的无菌操作规程,是肠外营养持续应用的重要环节之一。肠外营养具有许多优越性,但也可以引起一些比较严重的并发症,其中之一是输注污染的营养液所致的感染。空气中的细菌是污染营养液的一个因素,应尽量避免。

肠外营养液的配制必须在专门的配液室内进行。配液室包括准备室(相对无菌区)和配制室(无菌区)。配制室内应配备洁净台,营养液的混合、灌注都应在洁净台上操作。为减少配制过程中由人为操作带来的污染,最好使用自动配液混合器。

通过对净化工作台面与病区治疗室台面空气培养结果比较,净化工作台空气可以达到无菌的要求,而病区治疗室内空气中流动大量细菌,环境污染严重。因而,在专设房间内的净化工作台面配制营养液是较为安全的,减少营养液污染的效果是肯定的。

配制好的营养液应立即装入容器,最好选用一次性 3L 输液袋,以减少输液过程中的换液次数,减少细菌对营养液的污染机会。目前临床常用的是聚乙烯醋酸乙酯制成的混合输液袋,袋身有容量刻度线。按袋内有无分隔可分为单腔袋、双腔袋、三腔袋,将混合后性质不稳定的溶液分装在隔层内,输注时将分隔挤破、混匀。

(二) 配制营养液的技术要求

肠外营养所用营养制剂必须严格按照配方组成按无菌技术操作,在消毒处理的房间或在无菌操作箱、水平层流操作台内进行配制。配制前工作人员应清洁消毒,穿戴事先消毒的无菌衣、鞋、帽子、口罩和手套进行操作,并严格按无菌技术操作规程进行配制。

配液时要严格执行"三查七对"的制度。检查药品的颜色、有效期限、瓶口是否松动、密封是否严密、有无破裂等,发现异常时应禁用。所用注射器、针头、接管等在使用前均应为无菌,以减少热原。配液时要遵循营养液配方,设计最佳操作程序,减少针头穿刺瓶塞的次数。加药时要注意各种药物相互配伍关系,边加药边摇动容器,使其在营养液中分布均匀;每一种药物使用一个注射器,以免药物之间发生相互反应。个别有禁忌的药物,可分别稀释后再混合。营养液配制完成后,应在容器的外壁贴好标签,标明患者姓名、床号、住院号、各种药物用量、配制人及核对人姓名、配制日期及最终使用日期,并注明组次、输入时间及输入速度等,然后置 4℃冰箱内保存。

（三）肠外营养制剂的质量要求

1. **pH**　健康人血液的 pH 约为 7.4。在配制肠外营养制剂时,必须调整其 pH 在血液缓冲范围内。

2. **渗透压**　血浆渗透压一般为 280~320mmol/L。若输入营养制剂渗透压过低,水分子将进入细胞内,严重时可有溶血现象。若营养制剂渗透压过高,对血管刺激较大,尤其是外周静脉途径时,可引起静脉炎、静脉栓塞。

3. **微粒异物**　不相容的各种盐类混合,会产生不溶性晶体小微粒,如果直径超过 5μm,肺栓塞风险增加。

4. **无菌、无热原。**

（四）配制营养液的混合顺序

1. 将高渗葡萄糖或高渗盐水、电解质（除磷酸盐外）、胰岛素（不推荐将胰岛素加入 TNA 内,可单独途径外源给予）加入葡萄糖中。

2. 将磷酸盐加入氨基酸中。

3. 将微量元素加入另一瓶 / 袋氨基酸中。

4. 将水溶性维生素和脂溶性维生素混合加入脂肪乳中。

5. 将已加入电解质的氨基酸及葡萄糖分别加入或经过滤输注管滤入 3L 袋内,在滤入混合过程中轻轻摇动,肉眼检查袋中有无沉淀和变色等现象。

6. 确认无沉淀和变色后,将已加入维生素的脂肪乳滤入 3L 袋内。

7. 应不间断地一次性完成混合、充袋,并不断轻摇 3L 袋,使之混合均匀,充袋完毕时尽量挤出袋中存留的空气。

8. 贴上营养液输液标签。

（五）配制注意事项

1. 混合顺序非常重要,pH 改变和电解质的浓度均可以影响脂肪乳的稳定性,氨基酸分子是两性分子,具有一定缓冲作用,因此对脂肪乳剂有一定保护作用。

2. 钙剂和磷酸盐应分别加在不同的溶液中稀释,以免发生磷酸钙沉淀。在氨基酸和葡萄糖混合后,用肉眼检查袋中有无沉淀生成,在确认没有沉淀后再加入脂肪乳剂。

3. 混合液中不要加入其他药物,除非已有资料报道或验证过。

4. 液体总量应不小于 1 500ml,不宜大于 3 000ml,混合液中葡萄糖的最终浓度应为 3.3%~23%,有利于混合液的稳定。

5. 现配现用,24h 内输完,如不即刻使用,应将混合物置于 4℃冰箱内保存,在恢复室温后 24h 内使用。

6. 电解质应避免直接加入脂肪乳剂中,否则其中的阳离子可中和脂肪颗粒上磷脂的负电荷,使脂肪颗粒相互靠近,发生聚集和融合,最终导致水油分层。一般控制一价阳离子浓度 <150mmol/L,镁离子浓度 <3.4mmol/L,钙离子浓度 <1.7mmol/L。

7. 配好的 3L 输液袋上应注明配方组成、营养液总液量、输注途径、姓名、床号及配制时间和配制者姓名等。

五、肠外营养的输注

（一）供给途径

肠外营养的静脉输注途径主要有经中心静脉肠外营养（central parenteral nutrition,CPN）和经外周静脉肠外营养（peripheral parenteral nutrition,PPN）。中心静脉途径指静脉导管尾端位于上腔或下腔静

Note:

脉,常用的中心静脉途径包括锁骨下静脉途径、颈内静脉途径、股静脉途径、经外周静脉穿刺的中心静脉导管(peripherally inserted central venous catheter,PICC)等,适用于需要长期肠外营养、高渗透压营养液的患者。经外周静脉途径指浅表静脉,通常选择上肢末梢静脉,具有应用方便、安全性高、并发症少等特点,一般适用于预计肠外营养治疗不超过2周的患者。

1. 中心静脉肠外营养　适用于预计肠外营养治疗需2周以上的患者。由于选择管径较粗、血流较快的上/下腔静脉作为营养输注途径,故CPN可使用高渗溶液(>900mmol/L)和高浓度营养液。经腔静脉置管输液不受输入液体浓度和速度的限制,而且能在24h内持续不断地输注液体,这就能最大限度地依据机体的需要,较大幅度地调整输液量、输入液体的浓度和输液速度,保证机体需要,还能减少患者遭受反复经外周静脉穿刺的痛苦,避免表浅静脉栓塞、炎症等并发症。

(1) 静脉选择:多选用上腔静脉,可穿刺锁骨下静脉、锁骨上静脉、颈内静脉、颈外静脉,PICC多采用肘部静脉(如正中静脉、头静脉、贵要静脉),将静脉导管送入上腔静脉。当这条途径不能进行时,可采用下腔静脉。

(2) 导管:硅胶管刺激性小、保留时间长,正常维护可用3个月甚至更长时间。必要时,可用X线透视检查导管位置。

(3) 穿刺(以颈部静脉穿刺为例):患者平卧,双肩后垂,头后仰15°,使静脉充盈,头转向对侧。按手术要求对局部皮肤进行消毒,铺无菌巾,穿刺方法根据不同静脉略有差异。穿刺途径有锁骨下静脉锁骨上入径、锁骨下静脉锁骨下入径、颈内静脉颈前下方入径、颈内静脉颈后方入径。

(4) 导管护理:①导管进皮处保持干燥,定期更换敷料;②静脉导管与输液器接头应牢固,并用无菌敷料包裹,以防导管脱落与污染;③按无菌操作要求,每日更换输液管;④防止管道扭曲、导管堵塞、输液瓶内气体进入输液管;⑤输液瓶进气管的前端应装有无菌棉过滤装置,使进入输液瓶内的空气经过过滤;⑥不可经肠外营养管道输血、抽血;测试中心静脉压及加压时,应绝对细心,以防止污染输液管道;⑦必要时用肝素抗凝;⑧拔管时应按无菌技术进行操作,并剪下导管尖端做细菌培养。

2. 经外周静脉肠外营养　疗程一般在15d以内,主要是改善患者手术前后的营养状况,纠正营养不良。由于采用外周静脉穿刺,操作比CPN方便,并可在普通病房内实施,故推荐所用营养液的渗透压≤900mmol/L,以避免对静脉造成损害。渗透压低于CPN的PPN液含有相对较少的能量和营养素,故对需要限制液体量的患者而言,PPN可能无法满足其营养需要。

(1) 静脉选择:采用浅表静脉,多为上肢末梢静脉。一般先在手背行静脉穿刺,然后将穿刺点逐渐向前臂、上臂上移。如患者只需短期PPN,则可直接选择前臂静脉穿刺。

(2) 导管:应选择质地较软、管径较细的导管。

(3) 穿刺:可在病房内操作。将穿刺点局部消毒后进行穿刺、插管并固定套管。

(4) 操作时注意事项:①尽可能采用手背静脉,如穿刺失败再改用前臂静脉;②宜选择管径较粗的静脉,减少静脉炎等并发症;③可选择静脉分叉处穿刺,以避免插管时血管移位;④不宜选择紧靠动脉的静脉,以免形成动静脉瘘;⑤插管不要跨关节,防止插管弯曲及移位;⑥尽量避免选用下肢静脉,以防活动减少而诱发血栓形成。

(二) 供给方式

肠外营养液的输注也可以分为重力滴注和泵输注两种,危重患者多用泵输注,以精确控制输注速度和输注量。

在肠外营养早期,营养液的输注多采用多瓶输液系统,即使用0.5~1.0L输液瓶同时或相继输注葡萄糖、氨基酸、脂肪乳等,不仅加大了工作量,还增加了错漏、污染的机会。目前应用较为普遍的是全合一输液系统,就是将所有肠外营养成分混合在一个容器中。

全合一具有节省费用,营养物质被更好地利用吸收,减少代谢性并发症(如高血糖和电解质紊乱),脂肪代替葡萄糖可减少过量的糖摄入而产生的不良反应;添加脂肪乳剂可降低营养液渗透压,从而减少对静脉的刺激,减少管道连接、输液瓶更换等操作,降低败血症发生率;利用带有终端过滤器的自动配液混合器,可以将各种液体快速并准确定量地输入混合输液袋内,减少了药物暴露时间,也提高了配液的精确度。

肠外营养液一般采用持续性输注,输注速度不能过快,否则容易刺激血管内壁,并可能发生代谢紊乱。可由 1ml/min 开始低浓度、小量、慢速输注,然后根据患者耐受程度逐渐递增。一般全日营养液在 8~12h 内输完,如不能耐受此速度,可适当延长输注时间。但持续性输注的时间越长、肠外营养应用时间越长,静脉的损伤就越大,可能导致或加重相应的并发症。

另外,实施肠外营养支持时,营养液配方或输注速度的任何改变都应十分谨慎。不能突然去除营养液中的某一成分,或者使营养液中某成分的浓度明显改变,也不能突然明显改变营养液滴注速度,更不能突然停止肠外营养输注,尤其是应用肠外营养 1 周以上者。以上操作均可能导致代谢性并发症,常见的是突发性血糖水平异常。整个肠外营养支持过程中,必须让患者逐渐适应浓度和渗透压的变化,开始 PN 时要逐渐递增,拟停止 PN 时也要逐渐递减。

六、肠外营养的监测

全面监测肠外营养支持治疗者至关重要。应根据临床和实验室监测结果,评估观察和判断患者每日需要量、各种管道器件及疗效有关的指标,以减少或避免营养支持相关并发症,提高营养支持安全性和疗效。

(一) 临床观察

1. 每日测体温、血压、脉搏、体重,记录 24h 液体出入量。观察生命体征是否平稳,若生命体征不平稳,则以积极纠正为先;若体温异常升高,提示有感染可能,应积极查找病因、对因治疗。

2. 观察神志改变,有无水、钠潴留或脱水,有无黄疸、胃潴留,黄疸多见于长期肠外营养所致胆汁淤积性肝病;水肿和脱水反映体液平衡情况,有助于判断营养支持的补液量是否充足或过量。根据体液平衡状况作出相应调整。

(二) 导管监测

导管皮肤出口处有无红肿感染,导管接头有无裂损,导管是否扭曲或脱出。胸部 X 线监测导管是否置入正确部位。导管插入部位应每日做局部皮肤严格消毒处理,发现导管引起感染,应将导管头剪下,送细菌、真菌培养。

(三) 实验室监测

1. 血生化测定　开始肠外营养的前 3d,应每日测血糖、电解质(钾、钠、氯、钙、磷),稳定后每周测 2 次。如代谢状况不稳定应增加检测次数。高血糖患者每日测 3~4 次血糖(指末法)或尿糖(试纸法)。

2. 肝、肾功能　每周测 1~2 次血胆红素、转氨酶、尿素氮及肌酐。

3. 监测血常规、血浆白蛋白、凝血酶原时间等。

4. 血气分析　开始时每日测一次,稳定后在必要时监测。

5. 氮平衡　监测每日尿氮排出量,计算氮平衡。

(四) 营养评价

包括体重、上臂围、肱三头肌皮褶厚度、BMI,以及肌酐身高指数、血浆白蛋白浓度、血清运铁蛋白浓度、免疫功能试验(总淋巴细胞计数、皮下超敏反应)等,每周 1 次。

(张新宇)

思 考 题

1. 患者,男,40 岁,因"胰腺癌"行胰十二指肠切除术。术后经鼻肠管进行肠内营养支持,患者使用营养输注泵输注肠内营养液 300ml 后诉腹胀明显,自行关闭输注泵,输注泵报警并提示堵塞。

(1) 该患者出现腹胀的原因可能是什么?

（2）营养泵管堵塞后如何处理？

2. 患者，男，30岁，因"突发上腹痛4h"入院，被诊断为急性胰腺炎。体格检查：身高175cm，体重97kg，BMI 31.67kg/m²；全腹压痛，上腹部显著，肠鸣音未闻及。辅助检查：CT见胰腺轮廓不清，周围脂肪坏死渗出影。

（1）请问该患者入院后应首先选择哪种营养治疗方式？

（2）请计算该患者每日非蛋白能量摄入范围。

第三篇

常见疾病的营养治疗与护理

NURSING

第六章

营养缺乏性疾病的营养治疗与护理

06章　数字内容

———— 学 习 目 标 ————

知识目标:

1. 掌握营养缺乏性疾病的营养治疗和营养护理。

2. 熟悉相关营养素与这些疾病的关系及患者食物的选择原则。

3. 了解疾病的定义、病因、临床表现等。

能力目标:

能根据患者的营养情况,给予合理的膳食指导。

素质目标:

树立大健康理念,以预防为主,助力全民健康。

第一节　蛋白质 - 能量营养不良

导入案例与思考

患者，男，60岁，因"头晕、乏力半年"来医院就诊，被诊断为蛋白质 - 能量营养不良。患者既往体健，自述半年前妻子去世后一直不思饮食，进食量明显减少，体重减轻近 10kg，自觉乏力，失眠多梦。

体格检查：身高 172cm，体重 51kg；三头肌皮褶厚度减少；神志清，精神萎靡，无恶心、呕吐；无胸闷、胸痛。

请思考：

1. 计算该患者的 BMI，并对患者的营养问题进行分析。
2. 该患者应如何给予膳食调整？

一、概述

蛋白质 - 能量营养不良（protein-energy malnutrition，PEM）是由于蛋白质、糖类、脂肪等营养素缺乏或摄入不足、丢失过多、利用障碍等因素造成的营养不足状态；极易发生感染相关并发症，增加死亡等不良临床结局；常见于晚期肿瘤、消化道瘘、消化道梗阻和年老患者；根据营养不良的原因可分为原发性和继发性。原发性 PEM 与人群的生活水平、居住环境、生活习惯、心理状态等均有关系。继发性 PEM 由各种疾病引起，常与某些慢性疾病导致的蛋白质、能量摄入不足，或者与某些慢性疾病导致的蛋白质、能量消耗量和需要量增加有关。

PEM 患者的临床表现及体成分改变常因 PEM 的程度、持续时间、病史特点、生活环境及产生原因而异；在临床上一般可分为干瘦型营养不良、水肿型营养不良和混合型营养不良三种类型；根据缺乏程度分为轻、中、重三度。我国以轻症混合型为常见，多属继发性营养不良。

PEM 的诊断主要根据饮食习惯史、营养不良史和临床表现。蛋白质和能量摄入量采用询问、登记和称重的方法，可了解到患者蛋白质和能量摄入量明显低于营养素推荐摄入量；询问病史，患者往往有蛋白质和能量摄入不足或消耗过多的情况，如长期喂养不当、外科手术、消耗性疾病，以及感染、食欲差、慢性腹泻等消化系统疾病。体格测量和实验室检查可见皮下脂肪消耗、体重减轻、水肿、血浆总蛋白和白蛋白降低，以及 24h 尿肌酐 / 身高比值降低等。临床常见症状包括消瘦、水肿、精神萎靡、疲乏、头晕、畏寒、注意力不集中、记忆力减退和易感染等。

二、营养治疗

PEM 治疗主要是鼓励患者增加能量和蛋白质特别是优质蛋白质的摄入，使体重逐渐增加至理想体重范围，同时注意维生素和无机盐的补充。必要时应采用有效的营养补充途径，尽快纠正营养素的失衡。继发性 PEM 患者还要注意原发疾病的治疗。

（一）增加能量摄入

PEM 患者要增加能量摄入，每日可摄入 35~40kcal/kg，1 岁以下的婴儿，每日可摄入 150kcal/kg。补充能量要注意循序渐进，可从 20~25kcal/kg 始逐步增加至所需的量。

（二）增加蛋白质摄入

PEM 不管是干瘦型、水肿型还是混合型，只要肝、肾功能正常，都应该增加蛋白质的摄入，一般每日可摄入 1.2~1.5g/kg 优质蛋白质；1 岁以下的婴儿，每日要摄入 3.5g/kg 蛋白质。鼓励多进食富含优质蛋白质的食物，如畜肉、禽肉、鱼虾类、蛋类、乳类、豆类及其制品等。

（三）选择合适的补充途径

可根据患者的疾病状态及胃肠功能等情况来选择营养补充途径。如果胃肠道功能正常，可自主进食，应选择正常饮食加 ONS；如果胃肠道功能正常，但不能自主进食，可选择管饲；如果胃肠道功能障碍或肠内营养不能满足患者 60% 目标能量需要量，可视病情给予部分肠外营养或全肠外营养。口服营养治疗时要注意食物应易于消化吸收，重症患者可先用流质或半流质膳食；开始进食量不宜过多，如无不良反应，再逐渐增加进食量。

（四）纠正并发症

PEM 患者由于食物摄入不足，常伴有失水、电解质紊乱等并发症，要注意监测并及时纠正，可根据皮肤口唇的干燥程度、眼眶下陷情况、血压、肢温、尿量等进行判断。患者应有足够的尿量。儿童至少排尿 200ml/d，成人至少 500ml/d。注意监测血糖、尿素氮、钾、钠、钙、磷、镁的水平。重视对感染、低血糖、心力衰竭等并发症的对症处理。继发性 PEM 患者，要同时积极治疗原发病。

三、营养护理

（一）营养健康教育

1. 协助改变不良饮食习惯 PEM 患者除了应该积极治疗原发病，还应改变挑食、节食等不良饮食习惯和一些错误的观点。如有些老年人长期素食、严格控制体重，有些习惯常年吃咸菜配稀饭，或者长期以流食为主。护理人员应加强与患者的沟通，了解患者发生 PEM 的相关因素，耐心细致地做好营养教育，鼓励患者平衡膳食、合理营养，摄入充足的能量和蛋白质，使体重维持在正常范围。

2. 做好营养评估和指导工作 护理人员对新入院患者要开展营养风险筛查；住院期间关心患者的进食情况，协助医师、营养师做好营养支持；出院前做好患者出院后家庭康复阶段的营养指导；对继发性 PEM，要加强与医师的沟通，及时把病情和发现的临床问题反馈给主管医师。

3. 鼓励适度体育锻炼 PEM 患者应进行适度的体育锻炼，以促进身体康复，特别是肌肉和心肺功能的康复。锻炼时要循序渐进，量力而行。轻度 PEM 患者可进行散步、慢跑、太极拳等轻体力活动；中重度 PEM 患者早期以卧床休息为主，随着体力恢复要逐渐增加活动量，可先增加下床活动的次数，然后过渡到轻体力活动。

4. 其他 PEM 患者在加强营养的同时，还应有充分的睡眠和休息时间，每周测体重 1 次。

（二）食物的选择

1. 宜选食物 富含优质蛋白质的食物，如蛋类、乳类、畜禽肉类、鱼虾类和豆类及其制品等；多选用新鲜蔬菜和水果。尽可能选择营养密度高的多样化的食物，必要时也可酌情选用要素膳。使用母乳喂养的婴幼儿，尽量保证母乳喂养，所增加的食物应符合辅食补充原则。

2. 忌（少）用食物 包括辣椒、胡椒、浓茶和酒等刺激性食物。

第二节　缺铁性贫血

──────────────── 导入案例与思考 ────────────────

患者，女，19 岁，因"头晕、乏力 3 个月，加重伴面色苍白 1 个月"就诊，被诊断为缺铁性贫血。患者既往体健，平素月经规律，近半年来每次月经时间长达 8~9d，量稍大，饮食睡眠可，两便正常。

体格检查：身高 160cm，体重 52kg；神志清楚，精神可，面色苍白，皮肤黏膜无出血点，三头肌皮褶厚度减少；心肺无异常。

实验室检查：血红蛋白 83g/L、血清铁蛋白 13.8ng/ml、血清铁 8.0μmol/L、总铁结合力 75.5μmol/L、运铁蛋白饱和度 12%。

请思考：

1. 该患者的贫血类型是什么？依据有哪些？
2. 该患者应该如何调整膳食？

一、概述

贫血(anemia)指人体外周血红细胞容量减少,低于正常范围下限,不能运输足够的氧至组织而产生的综合征。由于红细胞容量测定较复杂,故临床上常测定血红蛋白(hemoglobin,Hb)诊断贫血。我国贫血诊断标准:成年男性 Hb<120g/L,成年女性(非妊娠)Hb<110g/L,孕妇 Hb<100g/L。缺铁性贫血(iron deficiency anemia,IDA)是体内铁缺乏导致血红蛋白合成减少,临床上以小细胞低色素性贫血、血清铁蛋白减少和铁剂治疗有效为特点的贫血症。IDA 以婴幼儿发病率最高,严重危害儿童健康。

病因包括需铁量增加而铁摄入不足(如婴幼儿辅食添加不足、青少年偏食、孕妇、乳母)、铁吸收利用障碍(如胃大部切除术后、胃肠道功能紊乱、长期腹泻、慢性肠炎、铅中毒)、铁丢失过多(如妇女月经量增多、胃肠道肿瘤)等。

缺铁性贫血常见症状为乏力、面色苍白、头晕、头痛、心悸、气短、眼花、耳鸣、食欲减退;精神行为异常如烦躁易怒、注意力不集中、异食癖;体力、耐力下降;易感染;儿童生长发育迟缓、智力低下;口腔炎、舌炎;毛发干枯、脱落;指(趾)甲缺乏光泽、脆薄易裂,重者指(趾)甲变平,甚至凹下呈勺状(匙状甲)。

二、营养治疗

治疗 IDA 的主要原则是去除病因和补充铁剂。营养治疗措施主要包括改善饮食、强化食物中的铁及服用铁制剂。

(一) 摄入富含铁食物

人体内的铁包括功能铁如血红蛋白铁、肌红蛋白铁等,以及储存铁如铁蛋白和含铁血黄素,其中血红蛋白铁占体内铁总量的 65%~70%。铁在食物中存在的形式主要有两种。

1. 血红素铁　指与血红蛋白、肌红蛋白中的卟啉结合的铁,是以卟啉铁的形式直接被肠黏膜上皮细胞吸收,不受植酸、维生素 C 等因素的影响,其吸收率较非血红素铁高。胃黏膜分泌的内因子有促进血红素铁吸收的作用。

2. 非血红素铁或离子铁　主要以 $Fe(OH)_3$ 络合物形式存在于植物性食物中。这种形式的铁必须在胃酸作用下还原为亚铁离子才能被吸收。膳食中的植酸盐、草酸盐、磷酸盐和碳酸盐,可与离子铁形成不溶性铁盐而抑制其吸收,称为铁吸收的抑制因素。胃内缺乏胃酸或过多服用抗酸药物,会使胃内容物 pH 升高,不利于铁离子的释出,也将阻碍铁的吸收。某些因素对非血红素铁的吸收有利,称为铁吸收的促进因素,如维生素 C、枸橼酸、果糖、葡萄糖等因与铁形成可溶性螯合物,有利于铁的吸收。维生素 C 还可作为还原性物质,在肠道内直接将三价铁还原为二价铁而促进铁的吸收。

肉类食物血红素铁含量丰富,且吸收率高,可达 25% 甚至更高,而大部分蔬菜、谷类、豆类中的铁主要为非血红素铁,吸收率较低,如菠菜中的铁只能吸收 2% 左右。因此,补铁应以增加畜肉、禽肉、动物血及肝脏等动物性食物为主。黑木耳、紫菜、黑芝麻等非动物性食物含铁也很丰富,可适当增加摄入。慢性胃肠道疾病、食欲不佳、消化不良或咀嚼有困难的患者,烹饪时可将食物切细切碎做成肉末、肉泥、肝泥、菜末、菜泥等形式,以利于铁的吸收。研究表明,食物强化是改善人群铁缺乏和缺铁性贫血最经济、最有效的方法,因此,必要时可选用强化铁的酱油、面粉和其他制品。

(二) 增加蛋白质摄入量

应供给充足的蛋白质,成人患者可按 1.5g/kg 供给。正在生长发育期的儿童、青少年每日蛋白质供给量应保证 2~3g/kg,其中来自畜禽肉类和鱼类的蛋白质应至少占总摄入量的 1/3。

Note:

（三）增加维生素 C 摄入

鼓励患者摄入足量的新鲜蔬菜和水果。蔬菜中的铁虽然吸收率相对较低,但富含维生素 C 可促进铁的吸收。水果中除维生素 C 外,枸橼酸、果糖等也有助于铁的吸收,可通过进食新鲜水果或随餐饮用鲜榨果汁以促进铁的吸收。维生素 C 极易被氧化破坏,应注意保持食材的新鲜度,减少加工烹调过程中的流失。

（四）补充铁剂

首选口服铁剂,如硫酸亚铁或右旋糖酐铁。餐后服用可减少胃肠道反应。口服铁剂后,先是外周血网织红细胞增多,高峰在开始服药后 5~10d,2 周后血红蛋白浓度上升,一般服用 2 个月左右血红蛋白可恢复正常,但应再继续服用 4~6 个月,待铁蛋白恢复正常后再停药。口服不能耐受或吸收障碍者,可选择铁剂肌内注射,右旋糖酐铁是最常用的注射铁剂。必要时可选择补铁和改善贫血症状的营养补充剂。

三、营养护理

（一）营养健康教育

1. 强调平衡膳食 护理人员应向患者及其家属宣传和强调平衡膳食,注意食物多样化,保证餐餐荤素搭配,以提高膳食铁的吸收率。指导患者改变偏食、挑食的不良饮食习惯,强调膳食中包含一定量动物性食物的重要性,相对容易出现缺铁性贫血的婴幼儿、青少年、育龄妇女、老年人等平时应重视补充富含铁的食物。婴儿 6 个月后要及时添加富含铁的辅食,如强化铁的米粉、猪肝泥、红肉泥等。

2. 治疗原发疾病 住院期间护理人员应根据患者的贫血症状、血常规、骨髓检查、体内铁含量,协助医师评估患者一般营养状况和贫血严重程度,密切观察患者营养治疗的效果。应尽可能地去除导致缺铁的病因,如婴幼儿、青少年和孕妇营养不足引起的 IDA,应改善饮食;月经过多引起的 IDA 应调理月经;寄生虫感染者应驱虫治疗;消化性溃疡者应抑酸治疗等。

（二）食物选择

1. 宜选食物 富含铁的食物如瘦肉、动物血、肝、肾、海参、虾米、海带、紫菜、干蘑菇、香菇、黑木耳、黑芝麻、芝麻酱、黄豆、黑豆、豆腐干等;富含维生素 C 的新鲜蔬菜和水果,如辣椒、豌豆苗、番茄、菜花、苦瓜、萝卜、酸枣、酸梨、柠檬、木瓜、橘子、猕猴桃等。

2. 忌(少)用食物 钙剂、锌制剂、抗酸剂等能影响铁的吸收,应避免与铁剂同时服用。食物中的磷、肌醇六磷酸、草酸、鞣酸、咖啡因等也能影响铁的吸收。富含磷的食物有杏仁、全谷、可可、花生、脑髓、乳类等。富含肌醇六磷酸的食物有麦麸、黄豆、杏仁、花生、核桃等。富含草酸的食物有菠菜、苋菜、茶叶、咖啡、可可等。应避免上述食物与富含铁的食物同食。

第三节 佝 偻 病

 ———————————— 导入案例与思考 ————————————

患儿,男,10 个月,因"多汗、烦躁并加重 1 周"就诊,被诊断为维生素 D 缺乏性佝偻病。患儿出生后牛奶喂养,偶有腹泻、呕吐。

体格检查:枕秃,前囟大,方颅。

辅助检查:血钙 1.45mmol/L;X 线片示长骨干骺端临时钙化带呈毛刷样。

请思考:

1. 佝偻病的典型临床表现有哪些?

2. 该患儿的营养治疗措施有哪些?

一、概述

佝偻病(rickets)是儿童常见的营养性疾病,是由于维生素 D 缺乏引起体内钙、磷代谢紊乱,而使骨骼钙化不良的一种疾病。维生素 D 缺乏性佝偻病的发生与日光照射、季节、气候、地理、喂养方式、出生情况、生活习惯、环境卫生、遗传等因素有关。病因包括维生素 D 及钙磷摄入不足或吸收障碍、日光照射不足、钙丢失增加等。在我国,随着多年的佝偻病防治行动,先天性佝偻病、手足搐搦症、严重的佝偻病已经明显减少,但轻症维生素 D 缺乏性佝偻病及维生素 D 不足者还十分常见。佝偻病多见于数月至 3 周岁儿童,3~18 月龄为高发期。早产儿、低出生体重儿、双胎儿出生时体内维生素 D 及钙储存少,出生后生长快,更易患佝偻病。佝偻病临床表现为多汗、易惊、夜啼、枕秃、低钙血症、牙齿萌出延迟、方颅、肋骨串珠、漏斗胸、X 形腿或 O 形腿等,重症者常伴营养不良、贫血、肝大、脾大,甚至可影响智力。

二、营养治疗

(一)增加户外活动与阳光照射

户外活动和阳光照射可以增加皮肤维生素 D 的合成。夏秋季节多晒太阳,主动接受阳光照射,这是防治佝偻病的简便有效措施。户外活动应达到每日 1~2h,以散射光为好,裸露皮肤,无玻璃阻挡;6 个月以下的婴儿应避免在阳光下直晒;儿童户外活动时要注意防晒,以防皮肤灼伤。

(二)补充维生素 D

佝偻病确诊患儿应补充维生素 D 制剂。在剂量上,可予每日疗法或大剂量冲击疗法;在剂型上,可选用口服法或肌内注射法;治疗原则以口服为主。维生素 D 50μg/d 为最小治疗剂量,强调同时补钙,疗程至少 3 个月。

口服困难或腹泻等影响吸收时,可肌内注射维生素 D 制剂。肌肉干预用药一般只使用一次,如症状、体征均无改善时应考虑其他疾病引起的佝偻病,需做进一步检查或转诊。肌注给药方法不宜应用于新生儿。任何一种疗法之后都需要持续补充预防剂量的维生素 D。

(三)多摄入富含钙的食物

在平衡膳食的基础上,适当添加和补充含钙丰富的食物,如乳类及其制品、豆制品、虾皮、紫菜、海带、海产品和蔬菜等,或者加钙饼干、钙奶等钙强化食品。早产儿、低出生体重儿、巨大儿、户外活动少及生长过快的儿童在使用维生素 D 制剂治疗的同时,联合补充钙剂更为合理。含钙丰富的辅食添加应不晚于 26 周。当乳类摄入不足或营养欠佳时可适当补充钙剂。治疗期间钙元素推荐量为 500mg/d。

(四)微量营养素补充

维生素 D 缺乏性佝偻病多伴有锌、铁降低,及时适量地补充微量元素,有利于骨骼健康成长。

三、营养护理

(一)营养健康教育

1. 强调日照的重要性　阳光照射是维生素 D 水平的最重要决定因素,阳光照射为人类提供了 90% 以上的维生素 D。皮肤合成的维生素 D 随着皮肤颜色、紫外线辐射防护(如衣服、庇荫处、防晒霜)、户外时间、纬度、季节、日照时间、云量、空气污染程度等的不同而变化。多晒太阳是预防维生素 D 缺乏及维生素 D 缺乏性佝偻病的简便、有效措施。户外活动应考虑到不同季节、气候、地区特点进行,接受阳光的皮肤面积逐渐增加,如面部(避免阳光直接晒到眼睛)、手臂、腿、臀部等。儿童平均户外活动时间可在 1~2h/d,6 个月以下的婴儿应避免阳光直射。

2. 补充维生素 D 预防　即使充分暴露在阳光下,儿童也无法在深秋、冬季和早春期间在皮肤中合成足够的维生素 D。因此,在这段时间内,只有通过前一个夏季积累的内源性储备或外源性补充才能维持足够的维生素 D 营养状况。补充安全剂量的维生素 D 仍是有效预防儿童维生素 D 缺乏的主要方式。婴儿出生应该尽早开始补充维生素 D 10~20μg/d,不同地区,不同季节可适当调整剂量;一般可不加服钙剂,但对有低钙抽搐史或以淀粉为主食者补给适量的钙剂是必要的。早产儿、低出生体重儿、双胎儿出生后即应补充维生素 D 20~25μg/d,连用 3 个月后改为 10~20μg/d。

3. 胎儿期的预防　孕妇应经常到户外活动,多晒太阳。饮食应含有丰富的维生素 D、钙、磷和蛋白质等营养物质。要注意防治妊娠并发症,孕妇应积极治疗低钙血症或骨软化症。

4. 重视维生素 D 服用安全　因对维生素 D 认识不足,长期大量服用、短期超量误服、对维生素 D 过于敏感,均可导致中毒。轻者或早期表现为低热、烦躁、厌食、恶心、呕吐、腹泻、便秘、口渴、无力等症状;重者或晚期可出现高热、多尿、少尿、脱水、嗜睡、昏迷、抽搐等症状;严重者可因高钙血症导致软组织钙沉着和肾衰竭而致死。在患者的健康教育中要强调过量维生素 D 的危害,避免滥用维生素 D 膳食补充剂以防中毒,更不要将维生素 D 制剂当作营养药物自行长期过量服用。维生素 D DRIs:在钙磷供给充足的条件下,儿童、青少年、成人、孕妇、乳母维生素 D 的 RNI 均为 10μg/d,65 岁以上老年人为 15μg/d;0~4 岁、4~7 岁、7~11 岁、11 岁及以上人群的 UL 分别为 20、30、45、50μg/d。

(二) 食物选择

1. 宜选食物　维生素 D 主要存在于海水鱼(如沙丁鱼)、肝、蛋黄等动物性食品,以及鱼肝油制剂中。母乳和牛奶不是维生素 D 的良好来源,但可选用维生素 A、D 强化牛奶。多摄入含钙丰富食物,如牛奶及其制品、大豆及其制品、小鱼、虾皮、贝类、海带、芝麻酱等。

2. 忌(少)用食物　为避免维生素 D 过量引起中毒,维生素 D 制剂的服用剂量应慎重。由于维生素 A 也容易过量,因此同时富含维生素 A 的鱼肝油、钙奶也要注意量的问题。此外,膳食中的植酸、草酸、磷酸、未被吸收的脂肪酸、膳食纤维会干扰钙的吸收,因此食用富含这些成分的食物应注意适量;或者调整烹调方式,如苋菜、菠菜、空心菜含钙量较高,但因含较多草酸,钙吸收率低,建议在水中先焯一下再炒。患者还需注意原发病的饮食宜忌。

第四节　维生素 A 缺乏症

导入案例与思考

患儿,女,3 岁,因"眼部不适,角膜有白斑"就诊,被诊断为维生素 A 缺乏症。患儿自幼人工喂养,食欲差,时有腹泻(原因不明),近来经常眨眼、揉眼睛。

体格检查:身高 85cm,体重 7.5kg;皮肤干燥、苍白,腹部皮下脂肪厚度约 0.3cm。

请思考:

1. 维生素 A 缺乏症的临床表现有哪些?

2. 该患儿的营养治疗措施有哪些?

一、概述

维生素 A 缺乏症(vitamin A deficiency,VAD)指机体所有形式和任何程度的维生素 A 不足的表现,包括临床型维生素 A 缺乏、亚临床型维生素 A 缺乏及可疑亚临床型维生素 A 缺乏(边缘型维生素 A 缺乏)。VAD 的病因包括维生素 A 摄入不足、需求增多、吸收与代谢障碍。当维生素 A 长期摄入不足时,引起各种组织细胞增殖分化与代谢功能的改变,对生长发育、免疫功能和造血系统产生不良影响,临床上可表现出生长减慢、反复感染、贫血等症状,群体儿童的患病率和死亡风险增加。当维生素 A 缺乏到严重程度(血浆视黄醇 <0.7μmol/L)可出现典型临床症状,如夜盲症、干眼症、角膜溃疡,甚至失明,皮肤干燥、毛囊角化、黏膜功能障碍,体液免疫和细胞免疫的异常,是导致低龄儿童感染、死亡的重

Note:

要原因之一。

二、营养治疗

维生素 A 缺乏症早期进行膳食干预预后良好,若病变发展到不可逆程度如干眼症并发角膜穿孔时,治疗效果欠佳,因此早发现早治疗是关键。

（一）多摄入富含维生素 A 和维生素 A 原类胡萝卜素的食物

维生素 A 的膳食来源:一是动物性食物中的已形成的维生素 A,主要形式包括视黄酰酯、视黄醇、视黄醛和视黄酸,主要来源于动物肝脏等内脏,蛋黄、鱼油、奶油等;二是植物性食物中的维生素 A 原类胡萝卜素,目前已知 600 多种类胡萝卜素中约 50 种在人体内能够转变为视黄醇的类胡萝卜素,主要来源于深绿色、黄色、橙色、红色的蔬菜和水果。

（二）补充维生素 A 制剂

1. 预防性补充　为预防维生素 A 缺乏,婴儿出生后应及时补充维生素 A 1 500~2 000IU/d,持续补充到 3 岁。早产儿、低出生体重儿、多胞胎、反复呼吸道感染患儿、慢性腹泻患儿、缺铁性贫血及铁缺乏高危风险的儿童,更要注意及时足量补充维生素 A,将有助于改善患病儿童的营养状况、减少维生素 A 缺乏风险。

2. 维生素 A 缺乏症　有临床维生素 A 缺乏症时,应尽早补充维生素 A 进行治疗,可使大多数病理改变逆转或恢复。

三、营养护理

（一）营养健康教育

1. 强调预防的重要性　随着经济发展和人群营养状况的改善,典型的维生素 A 缺乏患病率逐渐降低。边缘型维生素 A 缺乏成为目前我国儿童主要的维生素 A 缺乏形式,其对儿童健康的损害同样不容忽视。要加强对孕妇、乳母的健康教育,婴幼儿每日膳食中的维生素 A 摄入量应达到推荐摄入量。提倡母乳喂养,出生后及时添加维生素 A,按照辅食添加原则尽早指导儿童多进食富含维生素 A 的食物,这是预防维生素 A 缺乏的有效措施。

2. 特殊人群营养教育　长期米面为主、不食用动物性食物的素食者,应多进食新鲜的深色蔬菜及其他富含维生素 A 来源的食物,包括强化维生素 A 的食物,必要时补充制剂。孕妇、生长发育迅速的早产儿对维生素 A 的需求增多,也应注意补充。酗酒一方面会损耗人体的维生素 A 储备(消耗和排泄量增加、食物摄入减少),同时酒精又会增加维生素 A 的肝毒性,因此酗酒者既要预防维生素 A 缺乏又要避免过量。

3. 积极治疗原发病　铁缺乏、创伤、蛋白质 - 能量营养不良、寄生虫感染、痢疾、慢性肝炎、慢性腹泻、胆囊炎、呼吸道感染、肿瘤等会影响维生素 A 的吸收、代谢和需要量,在补充维生素 A 的同时,还需治疗这些原发病。

4. 重视维生素 A 服用安全性　维生素 A 过量引起毒性作用的报道较多。目前国内报道维生素 A 中毒的发生多因一次性误食大量动物肝脏(狗肝、鳕鱼肝)或一次性意外服用大剂量维生素 A 制剂(超过 30 万 IU)引起。也有部分病例因不遵医嘱长期摄入过量维生素 A 制剂引起。在服用维生素 A 时注意不可过量。有必要采用大剂量时,时间要严格限制,在医师指导下服用。家中的维生素 A 制剂应放在远离年幼儿童可取之处,以防大量误服。

（二）食物选择

1. 宜选食物　维生素 A 的良好来源是各种动物肝脏、鱼肝油、鱼卵、全奶、奶油、禽蛋等。植物性食物只能提供类胡萝卜素,主要存在于深绿色或红黄橙色的蔬菜和水果中。蔬菜如南瓜、胡萝卜、西蓝花、菠菜、番茄、辣椒、空心菜、苋菜、芹菜叶、苜蓿、豌豆苗、莴苣、羽衣甘蓝等。水果如芒果、橘子、杏子、柿子等。维生素 A 强化食品已广泛应用,可适当选用。

2. 忌(少)用食物 为了避免过量摄入维生素 A 引起的毒性作用,食用纯维生素 A 制剂和强化维生素 A 的食品要注意量的问题。患者还需忌酒,并注意原发病的饮食宜忌。

知 识 链 接

我国儿童采取维生素 A、维生素 D 同补的现状

《中国儿童维生素 A、维生素 D 临床应用专家共识》提出:随着维生素 A 干预策略的开展,儿童维生素 A 营养问题得到了明显改善,但维生素 A 缺乏症仍然是目前世界上主要的营养素缺乏症之一。我国儿童维生素 A 缺乏症仍然是一项轻度公共卫生问题,维生素 A 补充计划仍然是具有显著成本效益的合适干预方法。

在我国,维生素 D 缺乏也是一项公共卫生问题。积极预防维生素 D 缺乏及维生素 D 缺乏性佝偻病,是儿科医疗保健工作者的重要任务。维生素 A 和维生素 D 同为脂溶性维生素,选择剂量合理的维生素 A、维生素 D 同补的制剂是方便、经济的预防干预措施。维生素 A 和维生素 D 作为脂溶性维生素的代表,在受体层面也存在着密切的联系,9-顺式-视黄酸可以促进维生素 D 受体-类视黄醇 X 受体的异二聚体与维生素 D 反应元件的结合,使维生素 D 更好地发挥生物学活性,在免疫功能、骨骼发育、预防贫血等诸多方面具有共同作用。因此,维生素 A、维生素 D 同补的方式具有合理性,适合目前我国儿童现状。

(欧凤荣)

思 考 题

1. 患儿,女,10 月龄,因"生长缓慢、体重不增 2 个月余"就诊,被诊断为蛋白质-能量营养不良。患儿近 3 个月来每日多次腹泻,食欲尚可,进食即泻;明显消瘦,无抽搐;2 个月来主要以米粉喂养。患儿出生体重 3.5kg。母乳喂养至 4 个月,添加牛奶及米粉。

(1) 请指出营养不良的临床表现和原因。

(2) 该患儿需要做哪些检查?

(3) 如何对该患儿进行营养治疗?

2. 患者,女,25 岁,因"面色苍白、头晕、乏力 1 年余"就诊,被诊断为缺铁性贫血。患者 1 年前无明显诱因头晕、乏力;近 1 个月来加重伴活动后心慌;平时比较注意饮食控制;末次月经为半个月前,近 2 年月经量多,半年来更明显。体格检查:身高 165cm,体重 45kg;精神不振,重度贫血貌。实验室检查:血红蛋白 65.0g/L。骨髓检查示缺铁性贫血。大便潜血试验阴性。

(1) 患缺铁性贫血的诊断依据有哪些?

(2) 如何给该患者进行营养治疗?

(3) 从营养的角度如何预防缺铁性贫血?

3. 患儿,男,4 月龄,因"经常夜惊,多汗、烦躁、哭闹 10 余日"就诊,被诊断为维生素 D 缺乏性佝偻病。患儿冬季出生,足月顺产,单纯牛奶喂养,未添加辅食。体格检查:体重 6kg,表情淡漠;前囟门平坦,有枕秃,方颅。实验室检查:血钙 1.93mmol/L。

(1) 引起婴幼儿维生素 D 缺乏的原因有哪些?

(2) 维生素 D 缺乏的营养治疗方法有哪些?

(3) 如何对维生素 D 缺乏进行预防?

NURSING

第七章

代谢性疾病的营养治疗与护理

07章　数字内容

知识目标:

1. 掌握代谢性疾病包括糖尿病、肥胖症、痛风、骨质疏松症和血脂异常与脂蛋白异常血症的营养治疗。

2. 熟悉代谢性疾病的营养教育内容。

3. 了解代谢性疾病的病因、营养相关因素、食物选择。

能力目标:

能根据患者情况,给予合理的营养教育;能够规范地执行营养治疗方案。

素质目标:

充分考虑患者的个体情况,具有尊重患者、关爱患者的职业品质,为促进患者康复、增进人民健康作出贡献。

第一节　糖　尿　病

患者,男,45 岁,因"多饮、多食、多尿半年,且近半个月体重减轻"入院,被诊断为 2 型糖尿病。患者从事轻体力劳动。

人体测量:身高 175cm,体重 69kg。

实验室检查:空腹血糖为 8.6mmol/L,餐后 2h 血糖为 13.8mmol/L;尿糖(++),尿酮体(+)。

请思考:

1. 简述饮食治疗原则。

2. 计算三大营养物质的摄入量及餐次的安排。

一、概述

糖尿病(diabetes mellitus,DM)是一组多种病因导致的以慢性血葡萄糖水平升高为主要特征的代谢性疾病,由于胰岛素分泌和 / 或作用缺陷所引起。长期蛋白质、脂肪、碳水化合物代谢紊乱可引起多个系统损害,导致眼、神经、心脏、肾、血管等组织器官慢性进行性病变、功能减退及衰竭;病情严重者或应激时可发生急性严重代谢紊乱,如高血糖高渗状态、糖尿病酮症酸中毒。

近年来,随着经济高速发展,生活水平提高,生活节奏加快,老龄化及肥胖率上升,糖尿病发病率、患病率及糖尿病患者数量在世界范围内急剧上升。总体来说,糖尿病是由遗传因素和环境因素共同参与引起的临床综合征。遗传因素在 1 型糖尿病发病中起重要作用;环境因素中主要有病毒感染、某些化学毒物及饮食因素;此外自身免疫也在 1 型糖尿病发病过程中起作用。2 型糖尿病也是由遗传因素和环境因素共同作用的复杂病症,其中环境因素主要包括能量、脂肪摄入过多,生活节奏加快、应激增加,静态活动多、体力活动减少;此外,年龄增大、妊娠、肥胖等因素也与 2 型糖尿病的发生密切相关。

糖尿病患者体内葡萄糖在肝、脂肪组织、肌肉的利用减少及肝糖输出增多会导致糖代谢紊乱,引起高血糖。糖尿病是由于胰岛素不足,导致脂肪和其他组织摄取葡萄糖障碍及从血浆移除甘油三酯减少,脂肪代谢紊乱,脂肪合成减少。脂蛋白酯酶活性降低,甘油三酯和血游离脂肪酸浓度升高。此外,胰岛素不足导致葡萄糖不能被身体利用,蛋白质合成受阻而分解代谢增强,蛋白质分解消耗增多,引起蛋白质代谢紊乱,出现负氮平衡,使患者日渐消瘦,免疫力下降。

知 识 链 接

糖尿病的营养治疗

营养治疗是糖尿病治疗的基础,糖尿病患者应注意平衡膳食。目前国外的指南和共识对宏量营养素的比例未进行具体推荐,而是更强调食物的正确选择,认为宏量营养素没有最理想的比例,需要根据饮食行为习惯、饮食偏好及代谢目标个体化进行评估。但这并不代表着为糖尿病患者制订营养方案时宏量营养素比例可以任意安排。如果宏量营养素比例失衡,很可能会造成患者营养素缺乏或过剩。

目前我国现有的指南或共识均对宏量营养素进行了推荐。《中国 2 型糖尿病医学诊疗标准(2019)》建议碳水化合物 50%~65%,蛋白质 15%~20%,脂肪 20%~30%,主要以达到或维持理想体重和满足营养需求为目标而制订。因此,建议在临床工作中,对糖尿病患者开展医学营养治疗和自我管理教育与支持服务。

二、营养治疗

营养治疗是糖尿病"五驾马车"综合治疗的基础。营养治疗目标：促进患者形成健康的饮食模式，以改善整体健康状况（达到并保持目标体重，实现个体化的血糖、血压和血脂目标，延缓或预防糖尿病并发症）；因人制宜，满足个人的营养需求；不应剥夺患者进食的乐趣；为糖尿病患者提供实用的工具，以培养健康的饮食习惯，而非专注于个别的营养素或单一食物。推荐所有 1 型糖尿病、2 型糖尿病、妊娠糖尿病患者接受由营养师制订的个体化的医学营养治疗（medical nutrition therapy，MNT）。

1. 能量　糖尿病患者因体内缺乏胰岛素或周围组织对胰岛素不敏感、胰岛素受体的数目减少，能量代谢发生紊乱。过高能量的摄入易使体重增加，引起肥胖且不利于血糖控制；过低能量的摄入，处于饥饿状态，促使人体脂肪代谢紊乱，酮体产生过多，出现酮症。糖尿病患者应根据年龄、性别、生活需求及工作性质来科学确定能量供给。

合理控制能量摄入是糖尿病的基础治疗。总能量摄入量应根据患者的病情、血糖、尿糖、年龄、性别、身高、体重、劳动强度、活动量大小及有无并发症等制订。总能量摄入以维持理想体重（标准体重）为宜。理想体重的两种计算公式为：

$$理想体重(kg)= 身高(cm)-105$$
$$理想体重(kg)= [身高(cm)-100] \times 0.9$$

成人糖尿病患者每日摄入总能量按照标准体重参照表 7-1 计算。儿童青少年患者参考《儿童青少年糖尿病营养治疗专家共识（2018 版）》计算，见表 7-2。

儿童、孕妇、乳母、营养不良者、低于标准体重 10% 以上者及有消耗性疾病的特殊人群应酌情增加每日能量供给。超重 20% 以上者应先给予低能量饮食，使其体重逐渐下降，以每周下降 0.5~1kg 为宜，待体重达到或接近 ±5% 标准体重时按前述计算方法给予每日总能量。

表 7-1　糖尿病患者每日能量供给量

体型	卧床休息 /（kcal·kg⁻¹）	轻体力劳动 /（kcal·kg⁻¹）	中体力劳动 /（kcal·kg⁻¹）	重体力劳动 /（kcal·kg⁻¹）
肥胖、超重	15	20~25	30	35
体重正常	15~20	30	35	40
消瘦、偏瘦	20~25	35	40	45~50

表 7-2　儿童糖尿病患者每日能量供给量

年龄 / 岁	总能量 /kcal	年龄 / 岁	总能量 /kcal
1~3	1 000~1 300	9~13	1 600~1 800
4~8	1 400~1 600	14~18	1 800~2 000

孕期糖尿病能量摄入应适度，以保证适宜的体重增加。孕期不宜出现体重下降。有妊娠糖尿病（gestational diabetes mellitus，GDM）的超重或肥胖妇女，应合理控制体重增长速度。已有糖尿病或 GDM 的妇女，建议实施母乳喂养，但需遵循临床治疗方案安排哺乳时限，在完全母乳喂养的阶段，需较非孕期额外增加 400~500kcal/d。

2. 蛋白质　糖尿病因体内糖异生旺盛，蛋白质分解、代谢增加，常呈负氮平衡，要注意适当增加蛋白质。肾功能正常的糖尿病患者遵循正常人的蛋白质适宜摄入量，推荐蛋白质摄入量应占总能量的 15%~20%，总能量偏低者蛋白质比例应适当提高。高蛋白膳食在短期内（3 个月内）有助于减轻体重，但不建议超重或肥胖人群使用高蛋白膳食作为长期的减重方式。孕妇、乳母、营

Note：

养不良及消耗性疾病者,可按每日 1.5~2.0g/kg 供给,儿童糖尿病患者,则按每日 2.0~3.0g/kg 供给。如患者存在肾功能不全时,则应限制蛋白质摄入,根据损害程度而定,通常按照每日 0.5~0.8g/kg 供给,以免肾负担过重而导致肾衰竭的发生、发展。蛋白质摄入量过多(如 >1.3g/(kg·d))与蛋白尿增加、肾功能下降、心血管疾病增加和死亡风险增加有关。透析患者可以适当增加蛋白质摄入量。

3. **脂肪**　糖尿病患者体内脂肪分解加速,脂肪代谢紊乱,多伴有脂代谢异常,合并有脂肪肝、动脉粥样硬化。1 型糖尿病血糖控制不良常伴发脂代谢异常,经胰岛素合理治疗,血脂可恢复正常。2 型糖尿病多伴发高甘油三酯血症,极低密度脂蛋白胆固醇增高及高密度脂蛋白胆固醇减少。为了防止和延缓心脑血管的并发症,必须限制脂肪的摄入。

依据《中国 2 型糖尿病医学诊疗标准(2019)》建议,膳食总脂肪提供的能量应占总能量摄入量的 20%~30%。肥胖或超重患者,脂肪供能比应更要严格控制,一般不超过 25%。要合理选择脂肪的种类,严格控制饱和脂肪酸和反式脂肪酸的摄入,饱和脂肪酸一般不超过总能量的 7%。单不饱和脂肪酸是较好的膳食来源,可改善患者血压、血脂代谢,减轻体重,取代部分饱和脂肪酸供能,在总脂肪摄入中的供能比宜达到 10%~20%。多不饱和脂肪酸可显著降低突发性心脏病死亡率、总致死性心血管病的危险,但其过量摄入会导致脂质过氧化,引起氧自由基产生而损伤组织和细胞,因此多不饱和脂肪酸的摄入量不超过供能比的 10%。

4. **碳水化合物**　是与糖尿病关系最为密切的营养素之一。糖尿病时因体内胰岛素分泌异常或胰岛素抵抗,不能合理调节人体的血糖水平,会出现高血糖。合理控制碳水化合物的摄入是糖尿病饮食控制的关键。《中国 2 型糖尿病医学诊疗标准(2019)》推荐每日碳水化合物摄入量应占总能量的 50%~65%。

糖尿病患者碳水化合物摄入提倡选用低血糖指数和富含高膳食纤维的食物,如麦类、豆类及其制品。摄入量应根据患者的病情、空腹血糖或 24h 尿糖水平适当调整,当空腹血糖 11.1mmol/L,且 24h 尿糖较多时,应严格限制碳水化合物的摄入量。

一般来说,每日碳水化合物进量宜控制在 250~350g,折合主食 300~400g。肥胖者酌情可控制在 150~200g,折合主食 200~250g。进食膳食纤维可延缓糖类的消化吸收,有利于餐后血糖的控制。蔬菜类含膳食纤维较多,吸收较慢,可适量多用。部分患者如喜欢甜食者可选用适量的甜叶菊、木糖醇等天然甜味剂作为短期的替代策略,但总的来说,鼓励人们减少含糖饮料和非营养甜味饮料并使用其他替代品,重点是水的摄入量。水果类含果糖较高,含糖量在 10%~20%。不同的水果其含糖量不同,但因其吸收较快,对空腹血糖控制不理想者应慎食,可酌情选用含果酸高的水果,如猕猴桃、苹果、李子等。白糖和红糖等精制糖,易吸收、升血糖作用快,故糖尿病患者应尽量少食,只在发生低血糖急需升高血糖时可适量使用。常见食物血糖指数见附录 2。

5. **无机盐**　血压和肾功能正常的糖尿病患者,钠盐的摄入量不应高于 5g/d;伴有高血压者应控制在 3g/d 左右;而伴有肾功能不全者,更应注意钠盐的摄入,不应超过 2g/d。研究显示锌、镁、铬等无机盐与糖尿病的发生发展关系密切,如糖尿病患者因高锌尿症可导致血锌低,且锌缺乏常伴胰岛素分泌减少,使组织对胰岛素作用的抗拒性增强;糖尿病患者出现尿糖或酮症酸中毒时可使过量的镁从尿中丢失,导致低镁血症,引起胰岛素抵抗,同时缺镁与部分糖尿病视网膜病及缺血性心脏病有关。

铬对碳水化合物代谢有直接作用,能促进蛋白质的合成,激活胰岛素,因此糖尿病患者摄入适量的铬,既有助于预防和延缓糖尿病的发生,还能改善糖尿病患者的糖耐量,增强胰岛素的敏感性。

糖尿病患者日常饮食中注意选择瘦牛肉、乳制品、蛋类、糙米、山药、芋头等含有锌、镁、铬较为丰富的食品。

6. **维生素**　糖尿病因葡萄糖和糖基化蛋白质自动氧化可产生大量自由基,若不及时清除可积聚在组织,引发生物膜上磷脂成分中不饱和脂肪酸的一系列自由基反应,即脂质过氧化、膜的流动性发生不可逆的改变、细胞膜的正常功能受损。

人体中的维生素 C、维生素 E、β- 胡萝卜素是清除积聚自由基的重要物质,能阻断和防止自由基引发的氧化和过氧化反应,保护生物膜,还可参与调节清除自由基的超氧化物歧化酶、过氧化氢酶、谷胱甘肽酶等抗氧化酶活性。B 族维生素对糖代谢有重要作用,维生素 B_6 不足可伴发葡萄糖耐量下降,胰岛素和胰高血糖素分泌受损,维生素 B_{12} 缺乏与糖尿病的神经病变有关。研究显示长期应用二甲双胍可增加维生素 B_{12} 的缺乏,推荐长期常规补充,推荐量为 2.4mg/d。维生素 E 是强抗氧化剂,能抑制氧化应激,有助于糖尿病病情控制,并能预防和延缓糖尿病并发症的发生。维生素 D 与糖尿病发病具有一定的相关性,有研究提示,补充维生素 D 可降低 1 型糖尿病发生的风险。

但从总体来看,目前尚缺乏大量补充维生素对糖尿病益处的研究,因此不建议常规大量补充。

7. 膳食纤维　能延缓胃排空,改变肠转运时间。可溶性膳食纤维在肠内形成凝胶时,可延缓糖的吸收,从而降低空腹血糖和餐后血糖,改善葡萄糖耐量。膳食纤维可通过调节肠激素,增高周围组织对胰岛素的敏感性,加速葡萄糖的利用,还可增加 1 型糖尿病患者单核细胞上的胰岛素受体结合力,从而减少胰岛素的需要量,同时减少口服降糖药物的应用剂量。

糖尿病患者每日推荐的膳食纤维摄入量为 10~14g/1 000kcal,或者 25~30g/d。在正常膳食基础上多选富含膳食纤维食品,如豌豆、黄豆、燕麦、玉米等。但过多的膳食纤维可引起腹胀、腹泻等,故每日摄取量不宜超过 50g/d。同时不溶性膳食纤维如麦麸、黄豆皮的摄入量不宜过多,以免影响微量元素和维生素的吸收。另外,膳食纤维和碳水化合物最好搭配一起食用。

三、营养护理

(一)营养健康教育

做好健康教育是防治糖尿病的关键。护理人员可与临床医师、营养师共同组成团队,承担健康教育工作。可采用群体与个体相结合的办法,利用录像、幻灯、图片、食品模具等手段开展糖尿病讲座和糖尿病咨询。使患者全面了解糖尿病的保健知识,重视糖尿病的饮食治疗,正确掌握自己的饮食营养原则,有利于理想控制血糖和防止并发症的发生与发展,减少医疗费用,做好带病长寿和成功延缓衰老。

1. 糖尿病营养饮食治疗的重要性　通过合理的饮食调整可达到以下目的:①有利于控制血糖、脂肪及体内各种代谢紊乱。②可以减轻胰岛 β 细胞负担;可使胰岛细胞得到休息,部分功能得以放松缓解。③维持体重,使患者体重控制在正常范围内;肥胖者应减少能量的摄入,使体重下降;消瘦者应增加能量摄入,使体重接近标准体重,增加机体抵抗力。④稳定血糖,并配合其他治疗手段,才能防止并发症的发生和发展,如高血压病和心血管疾病的低盐饮食等。⑤可使机体达到营养平衡,改善机体营养状态,增强机体抵抗力,提高糖尿病患者生活质量,如促进青少年正常的生长和发育、满足孕妇和乳母代谢增加的需要、有助于消耗性疾病的恢复、满足患者饮食多样化需求。

2. 糖尿病营养饮食治疗的总体原则

(1)控制总能量摄入:患者总能量的摄入以能维持标准体重为宜,应根据患者的年龄、性别、身高、实际体重、工作性质来计算能量供给量。碳水化合物、脂肪和蛋白质摄入量要平衡,要根据不同病情调整糖尿病患者三大营养素分配比例(表 7-3)。

(2)无机盐和维生素平衡:每日钠盐的摄入不应超过 5g,钙、镁、铬、锌等无机盐和微量元素缺乏与糖代谢紊乱有关,应补充,同时应摄入足量的维生素。

(3)提倡进食高纤维饮食,改善糖尿病患者的糖、脂代谢紊乱。

(4)饮食结构多样化,调整摄入食物的种类、数量。运用食品交换份法为糖尿病患者自我选择丰富多样的食谱,指导患者了解食物的血糖指数,提供患者自我选择低血糖指数的食品。

（5）餐次安排合理,通常情况下,每日至少进食 3 餐,且定时定量。早、中、晚餐膳食可根据患者的病情按 1/5、2/5、2/5 分配或按 30%、40%、30% 分配。长期使用胰岛素治疗的患者和易发生药物性低血糖反应的患者,宜适当调整用餐次数,以与胰岛素的治疗和活动相配合,更好地控制血糖,避免低血糖的发生。最好按六餐分配,早、中、晚餐为主餐,并于早餐和午餐、午餐和晚餐之间及睡前有三次加餐,加餐量应从原三餐定量中分出,不另外加量。三餐饮食均匀搭配。每餐均有碳水化合物、蛋白质和脂肪的摄入。

表 7-3　不同病情糖尿病患者三大营养素分配比例

分型	碳水化合物 /%	蛋白质 /%	脂肪 /%
轻度肥胖（血糖基本控制）	54	22	24
轻度消瘦	50	20	30
中重型（血糖控制不稳或差）	55	18	27
合并高胆固醇	60	18	22
合并高甘油三酯	50	20	30
合并肾功能不全	66	8	26
合并高血压	56	26	18
合并多种并发症	58	24	18

3. 加强糖尿病心理咨询　针对不同病情的糖尿病患者,护理人员应加强糖尿病心理咨询。部分患者不够重视饮食治疗,不愿意接受饮食治疗,甚至认为自己年纪大,应该多享受不要长寿;另一部分患者误认为患上糖尿病什么东西都不能吃,每日只吃少量食物,长期处于半饥饿状态,存在悲观、忧虑心理;部分老年人患者存在焦虑症状,都应积极给予指导和干预,提高科学膳食顺从性。

知 识 链 接

碳水化合物计数法

碳水化合物计数法是将计算一日正餐和点心等食物中碳水化合物的克数与餐后血糖水平联系起来,通过平均分配一日每餐中含有碳水化合物的食物,保证每餐中或每顿点心中含有相似碳水化合物数量,以达到控制血糖的目的。

碳水化合物计数法分为初级碳水化合物和高级碳水化合物。初级碳水化合物适用于使用降糖药物及胰岛素治疗患者;高级碳水化合物适用于胰岛素泵治疗的患者。食物血糖指数、能量、脂肪、膳食纤维不会影响餐前胰岛素的用量,不同种类的碳水化合物不会影响胰岛素的用量。

一份碳水化合物指的是 15g 碳水化合物。个体每日需要碳水化合物的量应根据最小量和个体化原则来制订,每日最小量为 130g。每餐进食碳水化合物的量应遵循个体化,非超重男性每餐进食 4~5 份(60~75g)碳水化合物,非超重女性每餐进食 3~4 份(45~60g)碳水化合物。超重患者减少一份碳水化合物。每周有氧运动 3~5 次者,可增加 1 份碳水化合物。碳水化合物计数法首先应根据患者理想体重和每日活动水平确定每日需要总能量,其次确定每日碳水化合物需要量,最后制订适合病情的饮食计划。

（二）食物选择

1. **宜选食物**　低血糖指数的食物,如粗加工谷类中的大麦、硬质小麦、通心面、黑米、荞麦、强化蛋白质面条、玉米面等;大豆类及其制品如绿豆、蚕豆、扁豆、四季豆等;乳类及其制品如牛奶、酸奶、奶粉等;薯类如甘薯、马铃薯、山药、芋类等;选择含糖量较低的蔬菜、水果如西红柿、黄瓜、李子、樱桃、猕猴桃、柚子等,具体应根据血糖水平酌情摄取适当的量。

2. **忌(少)用食物**　不宜吃含单糖或双糖很高的食品,如白糖、红糖、麦芽糖、巧克力、水果糖、蜜饯、罐头、果汁、果酱、冰激凌、甜饮料、甜饼干、甜面包及糖制糕点等食品。不宜经常食用含能量较高的花生、瓜子、腰果、松子、核桃等;不宜食用富含胆固醇的食物及动物脂肪,如动物的脑、肝、心、肺、肾,以及蛋黄、肥肉、黄油、猪牛羊油等;少吃油炸、油煎、油炒和油酥的食物。糖尿病患者不宜饮酒。若饮酒应计算酒精中所含的总能量。女性每日饮酒的酒精量不超过 15g,男性不超过 25g(15g 酒精相当于 450ml 啤酒、150ml 葡萄酒或 50ml 低度白酒)。每周不超过 2 次。酒精可能诱发低血糖,应避免空腹饮酒。减少食用加工或腌制食品,以防止钠盐摄入过多。

(李增宁)

第二节　肥　胖　症

———————— 导入案例与思考 ————————

患者,男,40 岁,文员,近 5 年由于工作关系,活动量明显减少,体重明显增加,由 70kg 增至 118kg,并逐渐出现活动后气急、思睡,睡眠时打鼾明显。患者平时喜欢肉类食品与干果类零食,嗜酒。患者无癫痫、心脏病、脑创伤史。

人体测量:身高 168cm,体重 118kg,均匀性肥胖体型。

体格检查:血压 132/84mmHg;颈软,甲状腺无肿大,无紫纹;心肺听诊无特殊;腹软,肝、脾未及;下腹部与大腿内侧未见紫纹。

请思考:

1. 计算该患者每日需摄入的总能量。

2. 列出该患者适宜的食物种类。

一、概述

肥胖症(obesity)指体内脂肪堆积过多和 / 或分布异常,体重增加,是环境因素、遗传因素等多种因素相互共同作用引起的慢性代谢性疾病。

近年来,随着生活方式现代化、膳食结构改变和体力活动减少,超重或肥胖问题在全球范围内广泛流行,超重肥胖及相关疾病对人们的身体健康、社会经济等造成巨大的负担。我国居民肥胖症的患病率急剧上升,《中国居民营养与慢性病状况报告(2020 年)》结果显示,城乡各年龄组居民超重肥胖率继续上升,有超过一半的成年居民超重或肥胖,6~17 岁、6 岁以下儿童青少年超重肥胖率分别达到 19% 和 10.4%。

肥胖症发生的主要外因是饮食摄入过多而活动过少,能量摄入多于能量消耗,使脂肪合成增加。肥胖症的内因为人体内在因素如遗传、神经精神因素、高胰岛素血症及褐色脂肪组织异常使脂肪代谢紊乱而致肥胖。一般来说,轻度肥胖症多无症状;中重度肥胖症可引起气急、关节痛、肌肉酸痛、体力活动减少、焦虑、忧虑,以及皮肤褶皱处易发生皮炎、擦烂等。此外,肥胖症与多种疾病的发生密切相关,如 2 型糖尿病、高血压、冠心病、血脂异常、脑卒中、肿瘤等,可损害患者身心健康,缩短预期寿命。

肥胖症的诊断标准,目前国内外尚未统一,国际上通常使用 WHO 制订的 BMI 界限值,BMI 在 25.0~29.9kg/m² 为超重,≥30.0kg/m² 为肥胖。中国成人判断肥胖和超重的标准为 BMI 在 24.0~27.9kg/m² 为超重,≥28.0kg/m² 为肥胖。

学 科 前 沿

肥胖症营养治疗的发展方向

肥胖已成为世界性的公共健康问题。肥胖会增加非传染性疾病的风险。BMI 的增加还会导致机体一些激素的分泌变化。怀孕期间的肥胖症会增加母亲后期罹患非传染性疾病的风险,而且可能通过表观遗传机制,肠道微生物组改变和社会文化因素将风险转移给后代。

研究认为减轻 5%~10% 体重可以预防肥胖症并发症的发生。减少腰围的意义比减轻体重更重要,因为腰围的减少与内脏脂肪的减少及相关的心脏代谢风险有关。但是需要注意的是,在尽可能短的时间内减去最大限度的体重,并不是成功治疗肥胖症的关键。

在各种医疗保健环境中,肥胖症患者常感到歧视,营养治疗与教育中应注意避免使肥胖症患者受到歧视,并且应注意提高患者的自尊。

二、营养治疗

(一) 能量

肥胖是一种能量平衡失调的表现。制订科学合理的能量供给标准,同时坚持适当的运动以增加其能量的消耗,从而减轻体重。《中国居民膳食营养素参考摄入量(2013 版)》推荐我国 18~49 岁男性膳食能量需要量为 2 250kcal,女性为 1 800kcal;50~64 岁男性为 2 100kcal,女性为 1 750kcal;65~75 岁,男性为 2 050kcal,女性为 1 700kcal;80 岁及以上老年男性为 1 900kcal,女性为 1 500kcal。

(二) 蛋白质

限制患者膳食能量的供给,不仅可促使体脂消耗的增加,还会造成人体组织蛋白的丢失。为维持正常的氮平衡,必须保证膳食中有足够量的优质蛋白质。适当注意选择一些富含优质蛋白质的食物。优质蛋白质含必需氨基酸较多,适量优质蛋白质可与谷类等植物蛋白质的氨基酸起互补作用,提高植物蛋白质的营养价值。同时,在能量负平衡时,摄入足够蛋白质可以减少人体肌肉等瘦组织中的蛋白质被动员作为能量而被消耗。

采用低能量膳食的中度以上肥胖者,蛋白质供给应控制在总能量的 20%~30%,要保证优质蛋白的供给如瘦肉类、鱼类及禽类等,至少 50%。

(三) 脂肪

脂肪细胞形成的能量储存库具有一定的弹性,以适应人体能量的平衡。脂肪细胞以其肥大和增生两种形式进行调节。肥胖症把过剩的能量以甘油三酯的形式储存于脂肪细胞,其脂肪细胞体积增大,脂肪细胞的数目增多,脂肪组织的脂蛋白脂酶活性升高,促使甘油三酯进入细胞能力提高,从而脂肪合成加强。膳食中的脂肪具有很高的能量密度,易导致人体的能量摄入超标。

肥胖的患者脂肪日供应量宜控制在总能量的 25% 以下。饮食中以控制肉、全脂乳等动物性脂肪为主,烹调油应控制在每日 10~20g,以植物油为主,以便提供脂溶性维生素和必需脂肪酸。食物以蒸、煮、炖等为主,以减少油量。

(四) 碳水化合物

肥胖症直接起因于长期的能量摄入过高,与长时期较大量摄入高碳水化合物密切相关,过多的碳水化合物除以少量糖原的形式储存外,大多数最终变为脂肪,渐渐地在体内堆积。肥胖症需长期控制能量的摄入和增加能量的消耗,才能纠正能量代谢的失衡。

碳水化合物的量摄入过高或过低,都将会影响体内的正常代谢。肥胖症应保证膳食碳水化合物在总能量中应有的比例,供能宜占总能量的45%~60%;重度肥胖症,短期内碳水化合物不低于总能量的20%。尽量选择低血糖指数的食物,富含淀粉的谷类食物也富含膳食纤维,对降低血脂有一定好处;避免食用富含精制糖的食品。

(五)无机盐与维生素

低能量膳食时某些维生素和微量元素的摄入会减少,应适量补充维生素 A、维生素 B_2、维生素 B_6、维生素 C 及锌、铁、钙等微量营养素。肥胖症因多数合并有高血压、高脂血症或冠心病,故补充时应结合患者具体的病情,如高血压病患者要注意钠盐的摄入量等。

(六)膳食纤维

膳食纤维在防治肥胖方面起到重要作用,可以使胃的排空速度减缓,延缓胃中内容物进入小肠的速度,使人产生饱腹感,减少产能营养素的摄入,从而起到控制体重,预防和治疗肥胖的作用。

富含膳食纤维的食物有蔬菜、水果、豆类、谷薯类等,肥胖症患者应适当增加高膳食纤维食物的摄入。

(七)常见减重膳食

1. **限能量平衡膳食**(calorie restrict diet,CRD) 在限制能量摄入的同时保证基本营养需求的膳食模式,其宏量营养素的供能比例应符合平衡膳食的要求。目前主要有 3 种形式:①在目标摄入能量基础上按一定比例递减(减少 30%~50%);②在目标摄入量基础上每日减少 500kcal 左右;③每日供能 1 000~1 500kcal。

2. **高蛋白膳食**(high protein diet,HPD) 指膳食中蛋白质的能量供给量占总能量的 20% 以上,或者至少在 1.5g/kg 体重以上,但一般不超过每日总能量的 30%〔或 2.0g/(kg·d)〕的膳食模式。高蛋白膳食较正常蛋白膳食更有利于减轻体重,且有利于减重后体重的维持。

3. **轻断食模式** 也称为间歇式断食(intermittent fasting,IF),常采用 5:2 模式。即 1 周内非连续的 2d 摄取平常的 1/4 能量(女性约 500kcal/d,男性 600kcal/d),其余 5d 正常进食的饮食模式。这有益于体重控制和代谢改善,有利于糖尿病、心脑血管疾病及其他慢性疾病的防控。

4. **低能量膳食**(low calorie diet,LCD) 是目前肥胖症患者常采用的饮食治疗方法,指适量减少脂肪和碳水化合物的摄入,并基本满足机体对蛋白质、维生素、无机盐、膳食纤维和水的需求,将正常自由进食的能量减去 30%~50% 的膳食模式。低能量膳食一般设计女性摄入能量为 1 000~1 200kcal/d,男性为 1 200~1 600kcal/d,或者比原来习惯摄入的能量低 300~500kcal/d。膳食供能量必须低于人体的耗能量,且要逐渐降低,避免骤然降至最低安全水平下。在采用低能量膳食时,应适量摄入含维生素 A、维生素 B_2、维生素 B_6 和钙、铁、锌等微量营养素补充剂。每日的膳食供能量至少应为 1 000kcal,这是最低安全水平。此外,应辅以适当的体力活动,增加消耗。

5. **极低能量膳食**(very-low calorie diet,VLCD) 指能量总摄入低于每日 800kcal,脂肪和碳水化合物的摄入受到严格限制,能量主要由蛋白质供给的膳食模式。机体处于较严重的能量缺乏状态,容易造成机体肌肉组织分解、痛风发生风险增加及电解质平衡紊乱等不良反应,故一般情况下并不推荐此种减重方法。极低能量膳食虽然其在短时间能明显减轻体重,但有较多缺点。如患者顺应性差,停止治疗后体重容易回升,可引起机体蛋白质丧失,水电解质平衡紊乱等;对未成年人、老年人、孕妇及乳母,不主张应用此减重方法。

三、营养护理

(一)营养健康教育

1. **重视肥胖症的健康教育** 要坚持对患者耐心地做好肥胖症的防治教育,重视健康教育;采取综合措施预防和控制肥胖症;积极改变人们的生活方式,包括改变膳食模式,以及矫正引起过度进食、活动不足的行为和习惯;在工作和休闲时间,有意识地多进行中、低强度的体力活动;针对患者调查有关问题,有针对性地指导和教育,如发生肥胖的起始年龄、家族遗传因素、不良的饮食和生活习惯等;强调肥胖对健康的危害性,鼓励患者正确认识疾病,积极配合治疗。

2. 明确营养治疗的重要性　肥胖症治疗基础是营养治疗,治疗应是坚持足够的时间,持之以恒地改变不妥的生活方式和饮食习惯,长期控制能量的过度摄入,通过适度运动增加能量的消耗,有效控制体重,使体重达到或接近标准范围。鼓励摄入低能量、低脂肪、适量蛋白质和碳水化合物,富含微量元素和维生素的膳食。膳食中蛋白质、脂肪和碳水化合物摄入的比例合理,特别注意减少脂肪摄入量,增加蔬菜和水果在食物中的比例。避免晚餐后和睡前加餐,餐间不要吃零食。经常监测体重,预防体重增长过多、过快。成年以后体重的增长最好控制在 5kg 以内,超过 10kg 则相关疾病危险性将增加。注意提醒有肥胖倾向的个体,定期检查与肥胖有关疾病危险的指标,尽早发现高血压、血脂异常、冠心病等隐患,并及时治疗。

3. 肥胖症营养饮食治疗的总体原则　减重膳食构成的基本原则为低能量、低脂肪、含复杂碳水化合物、适量优质蛋白质;增加新鲜蔬菜和水果在膳食中的比重。限制总能量,使之呈负能平衡;适量蛋白质,且宜选用高生物价蛋白;限制脂肪,尤其动物脂肪;限制糖类,膳食纤维可不限制;限制食盐和嘌呤;烹调方法宜采用蒸、煮、烧、汆等方法,忌用油煎、炸的方法,餐次通常为每日 3~5 次;食物多样化,多进食蔬菜,保证足够维生素和无机盐。避免含酒精饮料。

4. 建立有利于减重的生活习惯　建立节食意识,每餐不过饱;尽量减少暴饮暴食的频度和程度;细嚼慢咽以延长进食时间,使在进餐尚未完毕以前即对大脑发出饱足信号,可以有助于减少进食量。尽量使用较小的餐具,使得中等量的食物看起来也不显得单薄;可以按计划用餐,自我限制进食量,注意每餐达到七分饱;进食时不看电视、不阅读等;丰富食品种类,不偏食,不吃零食;多选用粗米、粗面、海藻和菌类等食品。

5. 鼓励参加体育运动　在科学限制饮食的情况下,坚持每日增加一定的活动量,提倡有氧运动。要制订体育运动计划,运动内容可因人而异,可选用打乒乓球、篮球、排球、羽毛球、骑车、登山、游泳、跑步等。老年肥胖者可坚持每日走路,如散步、慢走或快走。

(二) 食物的选择

1. 宜选食物　包括低血糖指数的谷类食物如各种麦类食品;大豆类及其制品、低脂牛奶等;各类蔬菜与水果类。各类畜禽类瘦肉、鱼虾类,但应要限量选用。

2. 忌(少)用食物　严格限制零食,少选果糖、糕点和酒类。特别应限制低分子糖类食品,如蔗糖、麦芽糖、蜜饯等;以及富含饱和脂肪酸的食物,如肥肉、猪油、牛油、鸡油、动物内脏等。

(李增宁)

第三节　痛　风

　　　导入案例与思考

患者,男,58 岁,因 1d 前晚餐吃火锅、喝啤酒后,午夜疼痛急性发作入院,被诊断为原发性痛风急性关节炎期。患者 2 年前出现左足跖趾关节红肿、灼热、疼痛、活动受限,经秋水仙碱等药物治疗后疼痛消失,此后在劳累、饮酒后疼痛又多次发作。

体格检查:身高 170cm,体重 75kg,体温 38℃;左足第一跖趾关节红肿,皮肤温度高,触痛明显,活动受限,其他关节未见异常。

辅助检查:血白细胞 11.52×10^9/L,血尿酸 514mmol/L,红细胞沉降率 18mm/h;抗链球菌溶血素 O、类风湿因子均阴性;免疫球蛋白正常;腹部 X 线平片未见异常。

Note:

请思考：

1. 该患者营养健康教育的重点是什么？
2. 请给出该患者控制体重的方案。

一、概述

痛风(gout)是长期嘌呤代谢异常,血尿酸增高引起组织损伤的一组疾病,分为原发性痛风和继发性痛风。受地域、民族、饮食习惯的影响,痛风的发病率差异较大。临床多见于 40 岁及以上的男性,多数女性在更年期后发病,发病有年轻化趋势,常有家族史。临床上 5%~15% 高尿酸血症患者发展为痛风。原发性痛风由先天性或特发性嘌呤代谢紊乱引起,具有家族易感性,除极少数患者为先天性嘌呤代谢酶缺陷外,大多数病因未明,常与肥胖、高血压、动脉硬化、冠心病和糖脂代谢紊乱等聚集发生。继发性痛风由慢性肾脏病、血液病、内分泌疾病和食物、药物引起。病因与发病机制不清。痛风患者在无症状期仅有波动性或持续性高尿酸血症;急性期以急性痛风性关节炎为最常见的症状,后期可出现痛风石及慢性关节炎期。

学 科 前 沿

痛风营养治疗的发展方向

目前国内外指南均提出组建多学科协作小组,对痛风患者进行系统的药物和非药物治疗可取得理想的疗效。其中,非药物治疗包括饮食控制、减重、戒烟、多饮水及体育锻炼。

饮食控制是非药物治疗的核心,其目的不单是为了降低血尿酸水平及减少痛风急性发作,更重要的是促进及保持理想的健康状态,预防及恰当管理痛风患者的并发症。因此,痛风患者的饮食治疗应在低嘌呤膳食的基础上,结合患者的整体健康状态进行个性化指导。护理人员对患者进行宣教时,应注意更新观念,使患者明白综合治疗对控制痛风及并发症的重要性及益处,以提高患者的依从性。

二、营养治疗

痛风的营养相关的病理生理改变主要与尿酸有关,人体尿酸来源有内源性尿酸和外源性尿酸。内源性尿酸是谷氨酸在肝内合成和核蛋白不断更新分解而来。外源性尿酸是摄入高嘌呤食物所致,要积极控制外源性嘌呤的摄入,从而减少尿酸的来源,这对痛风的各个阶段、各种病变均有辅助防治作用。

(一) 能量

肥胖是痛风发病的因素之一,痛风患者大多伴有超重或肥胖;研究发现高尿酸血症和高甘油三酯血症与体重、相对体重、BMI 等成正相关。故应限制总能量,力求控制和减轻体重,使其达到理想体重。应根据患者性别、年龄、身高、体重和体力活动等估计能量需求。在轻体力活动水平情况下(如坐姿工作),正常体重者每日给予 25~30kcal/kg 能量,体重过低者每日给予 35kcal/kg 能量,超重/肥胖者每日给予 20~25kcal/kg 能量;在中体力活动水平情况下(如电工安装),正常体重者每日给予 30~35kcal/kg 能量,体重过低者每日给予 40kcal/kg 能量,超重/肥胖者每日给予 30kcal/kg 能量;在重体力活动水平情况下(如搬运工),正常体重者每日给予 40kcal/kg 能量,体重过低者每日给予 45~50kcal/kg 能量,超重/肥胖者每日给予 35kcal/kg 能量。定时观察体重,逐渐使体重达到理想体重。

因乳酸、草酰乙酸等有机酸增加能竞争抑制肾小管尿酸的分泌,使血尿酸水平增高,所以减重者

Note:

应注意避免饥饿性酮症的发生及剧烈运动。因此在限制总能量的同时,减轻体重应循序渐进,减少痛风的急性发作。

(二) 蛋白质

当慢性痛风并发痛风性肾病时,如果患者出现间歇性蛋白尿,应根据尿蛋白的丢失量及血浆蛋白量给以适量补充,在已发生痛风性肾病肾功能不全时应限制蛋白质摄入,以减轻肾的负担,避免发生急性肾衰竭。

因鸡蛋和牛奶不含核蛋白,应该是痛风首选补充蛋白质的理想食物,但酸奶因含较多的乳酸,对痛风患者不利,故不宜饮用;尽量少食或不食肉类、动物内脏,需要时可将瘦肉、禽类经煮沸弃汤后食用少量。蛋白质摄入量以每日 0.8~1.0g/kg 为宜。在痛风性肾病时,因尿蛋白丢失使人体内的蛋白质减少,应给予适当补充,而在出现氮质血症、肾功能不全时应科学限制蛋白质的摄入。

(三) 脂肪

痛风多合并脂代谢异常,高脂肪摄入会增加体重,导致脂肪代谢紊乱。超重或肥胖症减重时,不应过快或过猛,避免因体内脂肪分解后酮体生成过多与尿酸排泄相竞争,导致血尿酸增高而诱发急性痛风发作。

低脂肪饮食指每日的脂肪应限制在 40~50g 以内,占总能量比的 25%。要限制饱和脂肪酸的摄入量,高脂肪饮食将会减少尿酸的排泄而导致血尿酸增高。如花生、核桃等果仁含有大量脂肪,应尽量少吃。烹调方法多采用蒸、煮、炖、汆、卤等用油少的方法。

(四) 碳水化合物

碳水化合物为能量的主要来源。碳水化合物可以减少脂肪的分解,增加尿酸盐的排泄。故无论何时,都应保证主食的摄入量占总能量的 50%~60%。主食以碳水化合物为主,宜选择低 GI 食物。鼓励全谷物食物占全日主食量的 30% 以上。全日膳食纤维摄入量达到 25~30g。尽量少食果糖、蔗糖,且蜂蜜也不宜多吃,因为糖分可增加尿酸的生成(通过 ATP 分解加速途径)。因为蔗糖和甜菜糖分解后会产生果糖,应该少食。

(五) 无机盐

痛风患者多伴有高血压,宜采用少盐饮食,多选择蔬菜、水果等碱性食物,特别是低钠、高钾的碱性蔬菜,能促进尿酸盐溶解和排泄。由于长期忌嘌呤、低嘌呤饮食,限制了肉类、内脏和豆制品摄入,故痛风患者应适当补充铁剂及多种微量元素。

(六) 维生素

维生素补充要充足,特别是 B 族维生素和维生素 C,它们能促进组织内淤积的尿酸盐溶解,从而减少体内尿酸的形成与滞留,缓解痛风的临床症状。蔬菜和水果类呈碱性食物,摄入后可调节尿 pH,尤在痛风患者的尿 H^+ 浓度在 1 000nmol/L(pH 6.0 以下)时,可促使尿液保持碱性,以增加尿酸的溶解度,有利于尿酸排泄,避免结石形成。

(七) 水

水是人体非常重要的营养素之一,对维持生命及其他营养素的代谢是不可缺少的,且每日需要定时补充。痛风患者宜多饮水,以利于尿酸的排出,防止尿酸盐的形成和沉积,延缓肾进行性损害,从而减轻症状与促进康复。

痛风患者可选择的饮品包括白开水、矿泉水、不添加精制糖的果汁、咖啡。痛风患者饮水量每日为 2 000~3 000ml,有利于尿酸的排出,伴肾结石患者最好能达到 3 000ml 以上。为防止夜尿浓缩,患者夜间也应该补充水分。

同时患者要忌饮酒,因饮酒后体内的乳酸会增加,乳酸与尿酸呈竞争性排泄,从而促使尿酸排泄减少,血尿酸增高,故诱发痛风的急性发作。如饮酒应限量,总体饮酒量男性不宜超过 2 个酒精单位 /d,女性不宜超过 1 个酒精单位 /d。1 个酒精单位相当于酒中含酒精的体积百分比(alcohol by volume,ABV)12% 的红葡萄酒 145ml、ABV 3.5% 的啤酒 497ml、ABV 40% 的蒸馏酒 43ml、纯酒精 14g。

（八）限制嘌呤饮食

高嘌呤饮食可使血尿酸升高,甚至出现急性关节炎发作。痛风患者应根据病情不同,决定膳食中嘌呤的含量。急性期患者应严格限制嘌呤在150mg之内,可选择嘌呤含量低的食物,以免增加外源性嘌呤的摄入。缓解期应正常平衡膳食,禁用嘌呤含量高的食物,有限制地选择嘌呤含量中等的食物,如肉类食用量每日不超过120g,尤其不要集中一餐中进食过多,嘌呤含量低的食物自由摄取。不论在急性或缓解期,均应避免含嘌呤高的食物。

三、营养护理

（一）营养健康教育

1. 营养支持重要性的认识　对患者及其家属要加强饮食管理教育,使他们了解痛风的预防和治疗知识;使患者认识到积极营养治疗可尽快终止急性症状,预防急性关节炎复发,减少并发症的产生或逆转并发症,阻止或逆转伴发病。继发性痛风患者,应查清病因,积极对症、对因治疗。应用饮食控制和药物治疗,可以控制痛风急性发作,阻止病情发展,改善体内嘌呤代谢,降低血中尿酸的浓度,防止并发症。

2. 营养治疗的原则　"三低一高",即低嘌呤或无嘌呤饮食,可减少血尿酸的产生;低能量摄入,减轻体重;低脂低盐饮食;摄入水量高,以每日尿量2 000ml以上为宜。

3. 建立良好的饮食习惯　暴饮暴食,或者一餐中进食大量肉类常是痛风性关节炎急性发作的诱因,痛风患者饮食要定时定量,也可少食多餐。酒精还可促进嘌呤分解,使血尿酸升高,因此糖尿病患者要禁酒;尽量避免使用刺激性调味品,如辣椒、咖喱、胡椒、花椒、芥末、生姜等;鼓励经常食用蔬菜、水果、鲜果汁、马铃薯、甘薯、海藻、海带等,以及西瓜和冬瓜等碱性食物,使尿液碱性化。

（二）食物选择

1. 宜用食物　含嘌呤低的食物,包括谷类及其制品,如大米、玉米面、面条、通心粉、蛋糕、年糕、饼干等;乳制品,如牛奶、奶粉等;蛋类及其制品;蔬菜类,可选用青菜、包心菜、花菜、冬瓜等;各类水果,如苹果、橘子、猕猴桃、梨等。在症状缓解期,可适量选用肉类、禽类、豆腐、豆浆、贝壳类,以及鲱鱼、青鱼、鲑鱼、金枪鱼、白鱼等鱼类。

2. 忌(少)用食物　在急性关节炎与慢性关节炎期,均应禁用含嘌呤高的食物。如瘦肉类、动物内脏,如肝、肾、胰、心、脑及其肉汁、肉汤等;海产品有鲭鱼、鲲鱼、鱼子、小虾、淡菜等;禽类有鹅、鹧鸪等;鲜豆类蔬菜及整粒大豆等。

（李增宁）

第四节　骨质疏松症

 ────────────── 导入案例与思考 ──────────────

患者,女,57 岁。患者反复腰背疼痛 1 年余,一直未予重视,未正规诊治;因近日田间劳动后自觉疼痛加剧就诊;无创伤史,52 岁绝经。

体格检查:甲状腺无肿大,心、肺、腹部未见异常,肾区无叩痛,双下肢活动正常、无水肿,腰骶部轻压痛。

辅助检查:血钙、血磷正常,血碱性磷酸酶(AKP)轻度增加,血清甲状旁腺素、血皮质醇等正常。腰椎侧位 X 线摄片示 L_3、L_4、L_5 腰椎骨质疏松;骨密度(BMD)为 -3.2SD。

请思考:

1. 指出该患者营养健康教育的重点。

2. 列出该患者适宜的食物种类。

一、概述

骨质疏松症(osteoporosis,OP)是一种以骨量降低和骨组织微结构破坏为特征,导致骨脆性增加,易于骨折的代谢性疾病。本病各年龄阶段均可发病,但常见于老年人和绝经后妇女。随着人口老龄化趋势,骨质疏松症发病率逐渐上升。2018 年国家卫生健康委员会发布了我国首次骨质疏松症流行病学调查结果:40~49 岁人群骨质疏松症患病率为 3.2%;50 岁及以上人群骨质疏松症患病率为 19.2%;65 岁及以上人群骨质疏松症患病率达到 32.0%。我国男性骨质疏松症患病率水平与各国差异不大;女性患病率水平显著高于欧美国家,与日韩等亚洲国家相近。骨质疏松症已经成为我国 50 岁及以上人群的重要健康问题,中老年女性骨质疏松问题尤为严重。为提高人民群众骨骼健康意识,积极倡导健康生活方式,国家卫生健康委员会于 2017 年启动了"健康骨骼"专项行动,是"三健"专项行动之一,以中青年和老年人为重点人群,开展"健康骨骼、健康人生"系列活动及工作。

骨质疏松症分为原发性、继发性骨质疏松症。原发性骨质疏松症又可分为绝经后骨质疏松症(Ⅰ型)、老年骨质疏松症(Ⅱ型)和特发性骨质疏松症(包括青少年)。绝经后骨质疏松症一般发生在女性绝经后 5~10 年内,主要是由于雌激素缺乏所引起,女性的发病率为男性的 6 倍。原发性骨质疏松症的病因尚不完全清楚,已有研究认为与遗传因素、激素缺乏、不良的生活方式和生活环境、钙和维生素 D 摄入不足等有关。继发性骨质疏松症指由任何影响骨代谢疾病和 / 或药物及其他明确病因导致的骨质疏松,原发病因明确。继发性骨质疏松症常继发于内分泌代谢性疾病(如性腺激素功能减退症、甲亢、1 型糖尿病等)、血液疾病、结缔组织病、成骨不全等;药物所致骨质疏松以糖皮质激素最为常见。骨质疏松症早期无明显的症状和体征,到中期则表现为骨痛和肌无力、骨折及其他并发症。骨质疏松症的防治措施主要包括基础措施、药物干预和康复治疗,其中基础措施包括调整生活方式和骨健康基本补充剂。

知 识 链 接

骨质疏松症风险筛查工具

目前国际上通用量表:

1. 国际骨质疏松基金会(IOF)骨质疏松风险一分钟测试题　是根据患者简单病史,从中选择与骨质疏松相关的问题,仅需要受试者判断是或否,操作快速简易,适用于老年人。

2. 亚洲人骨质疏松自我筛查工具(OSTA)　综合考虑敏感度和特异度,最终得到年龄和 BMI 两项简易筛查指标。但需要指出,OSTA 所选用的指标过少,其特异性不高,需结合其他危险因素进行判断,且仅适用于绝经后妇女。

3. 骨折风险预测工具(FRAX)　是根据患者的临床危险因素及股骨颈骨密度建立模型,用于评估患者未来 10 年髋部骨折及主要骨质疏松性骨折的概率。

二、营养治疗

骨质疏松症的营养相关危险因素包括体力活动少、吸烟、过量饮酒、过多饮用含咖啡因的饮料、营养失衡、蛋白质摄入过多或不足、钙和 / 或维生素 D 缺乏、高钠饮食、BMI 过低等。营养治疗的目的是在合理能量和蛋白质供给的基础上,通过膳食补充钙、磷、维生素 D 等,预防和治疗骨质疏松症。

(一) 蛋白质

骨基质主要是由胶原蛋白构成,蛋白质是合成骨基质的原料。蛋白质摄入量对生长激素、胰岛素样生长因子-1的合成和分泌,以及对骨基质中Ⅰ型胶原和许多其他非胶原蛋白质(如骨钙素)的合成都非常重要。摄入蛋白质不足会引起不适当的蛋白质代谢,从而导致骨微结构的不利变化,导致骨强度降低,容易出现不同程度的骨质疏松。蛋白质的摄入量及蛋白质的氨基酸组成成分,对钙的吸收均有一定的相关。适量的蛋白质可增加钙质的吸收与储存,利于骨骼生长及延缓骨质疏松的发生;但过量蛋白可引起尿钙排出增多,而不利于骨质形成。

不同人群蛋白质推荐摄入量有所不同,一般占总能量的10%~15%。成人推荐每日蛋白质摄入量为0.8~1.0g/kg,儿童、孕妇、乳母适当增加。应该选择如牛奶(300ml)、蛋类、核桃等富含胶原蛋白和弹性蛋白的食物。

(二) 维生素D

维生素D在骨质疏松症的防治中是不可忽视的重要维生素,骨中1,25-(OH)$_2$D$_3$的合成是调节骨吸收和促进骨形成必需的。维生素D缺乏或代谢异常,会降低肠道对钙的吸收。如果1,25-(OH)$_2$D$_3$缺乏,只有12.5%的摄入钙被吸收。维生素D缺乏对钙代谢、成骨细胞的活性、基质骨化、骨重塑都有不利影响,因而影响骨密度。维生素D缺乏也会引起继发性甲状旁腺功能亢进,促进甲状旁腺素分泌,增强骨吸收,从而导致骨质疏松。活性维生素D具有促进肠钙吸收的作用,维生素D的轻微代谢异常可影响骨组织的健康,一旦缺乏将导致骨盐动员加速,骨吸收增强。女性随更年期进展,体内维生素D减少,故肠对钙吸收减少,导致骨量减少。进入更年期后,人体绝对骨体积总量减少,因此导致骨质疏松和骨强度降低。

维生素D可促进钙的吸收,对骨骼健康、保持肌力、改善身体稳定性、降低骨折风险有益。成年人推荐剂量为400IU/d,老年人因为缺乏日照,以及摄入和吸收障碍常有维生素D缺乏,故推荐剂量为600IU/d。当维生素D用于治疗骨质疏松症时,剂量一般为800~1 200IU/d,还可与其他药物联合使用。存在肥胖、吸收不良和年龄较大等因素的患者,可能需要更高剂量的维生素D。

临床上可检测患者血清25(OH)D$_3$浓度,以了解患者维生素D的营养状态,适当补充维生素D。国际骨质疏松基金会建议老年人血清25(OH)D$_3$水平≥30ng/ml(75nmol/L),以降低跌倒和骨折风险。此外,临床应用维生素D制剂时应注意个体差异和安全性,定期监测血钙和尿钙,酌情调整剂量。维生素D在鱼类、动物肝脏及蛋黄中含量较丰富,要注意平时的摄入补充。人体皮肤中的脱氢胆固醇经日光中紫外线照射也可转化成维生素D,鼓励患者多晒太阳,主动接受阳光。建议11:00—15:00,尽可能多地暴露皮肤于阳光下晒15~30min(取决于日照时间、纬度、季节等因素),每周2次,以促进体内维生素D的合成,尽量不涂抹防晒霜,以免影响日照效果。但需注意避免强烈阳光照射,以防灼伤皮肤。

(三) 维生素C

维生素C能减少骨吸收,是骨基质羟脯氨酸合成不可缺少的部分,其缺乏可使骨基质合成减少。维生素C可促进成骨细胞生长,增强机体对钙的吸收能力。骨基质中含有超过90%的蛋白质,如胶原蛋白等。维生素C是胶原蛋白、羟脯氨酸、羟赖氨酸合成必需的辅助因子。因此,维生素C可能有助于加强骨质量和预防骨折。在膳食中应选择含维生素C丰富的食物,如樱桃、酸枣等。

(四) 维生素K$_2$

维生素K$_2$的同型物四烯甲萘醌是γ-羧化酶的辅酶。该酶在γ-羧基谷氨酸的形成过程中起着重要作用。γ-羧基谷氨酸是骨钙素发挥正常生理功能所必需的,具有提高骨量的作用。因此,骨折风险较低或肾功能不全的老年骨质疏松症患者,依据病情,可选择维生素K$_2$以维持骨健康。

(五) 钙

钙是人体用于维持人体骨骼的物理强度最主要的成分,人体需要不断补充钙,以减少骨骼中钙的动员,否则骨中钙丢失的增加易引起骨量减少,从而导致骨折。中国营养学会制订的《中国居民膳食营养素参考摄入量(2013)》建议,成人每日钙摄入推荐量800mg,如果饮食中钙供给不足时可选用钙剂补充,绝经后妇女和老年人每日钙摄入推荐量为1 000mg。膳食营养调查显示我国老年人平均每日从饮食中获钙约400mg,故平均每日应补充的元素钙量为500~600mg。骨质疏松患者应多选用含钙丰富的食物,如乳制品、海产品等。其中乳制品含钙量丰富且极易被身体吸收,被认为是钙的最好来源。同时应尽量避免食用含植酸、草酸、鞣酸较多的食物,因其会干扰钙的吸收。但大剂量的钙制剂会对身体造成损害,可使肾和软组织钙化,并使肾功能进行性减退。因此,在大剂量补充钙剂时,应经常检查尿钙的浓度,以衡量补钙的剂量是否过大,同时要多饮水。

(六) 磷

尽管人体对磷的需求有限,但适量摄入也很重要。磷是人体钙磷代谢中不可缺少的营养素,成人每日磷推荐摄入量是720mg,如果摄入过多致血磷升高,会抑制活性维生素D的生成,影响钙的吸收。

平时摄入的磷应适量,钙磷比例应维持(1.5∶1)~(2∶1)。含磷较丰富的食物有豆类、瓜子仁、花生仁及茶叶等。血磷浓度易受年龄、膳食及代谢等的影响,稳定性欠佳。

(七) 植物雌激素

雌激素对骨质疏松高危人群可起到很好的预防作用,但口服雌激素有一定的不良反应,如果剂量不当或者时间长可引发其他疾病。因此,目前研究较多的是从植物中挖掘富含植物激素的一类食物,如大豆中的异黄酮是植物雌激素的一种。已明确大豆异黄酮不仅具有增加骨密度的作用,对维持骨的柔韧性也具有一定作用,可避免或减少骨折的发生。因此,中老年女性应经常选择该类食物,可通过食物摄入安全补充植物雌激素。

(八) 规律运动

建议进行有助于骨健康的体育锻炼和康复治疗。运动有助于增加骨密度,还可改善机体敏捷性、力量、姿势及平衡等,减少跌倒风险。运动疗法应在医师的评估和指导下进行,并遵循个体化、循序渐进、长期坚持的原则。高龄老年人,推荐低强度日常活动及体育运动;慢性腰背疼痛患者,可开展对脊柱不增加负重和前屈负荷的伸展运动。

建议老年人可选择多元身体活动,即兼有氧运动、肌肉强化和平衡训练的身体活动类型。如舞蹈、太极拳、五禽戏、八段锦等,与伙伴们协同进行,既能共同愉快地坚持各种活动,又能提高对周围环境的适应性。老年人每周至少应进行150~300min中等强度的身体活动。每周至少3d的身体活动有助于降低受伤风险,防止过度疲劳,根据个人喜好,可以在1d或1周内分几次完成。

(九) 其他

戒烟,限酒,避免过量饮用咖啡和碳酸饮料。建议骨质疏松症患者及高危人群每日咖啡因摄入量不超过300mg,并且注意钙的摄入。

三、营养护理

(一) 营养健康教育

对骨质疏松症患者,护理人员进行有关疾病的诊断、治疗、预后、预防骨折、饮食、运动、生活方式、其他危险因素如跌倒等知识的健康宣教是至关重要的。多层面的群体教育可以通过公开讲座、发放健康教育手册和电话督导等方式进行,可以提高患者对骨质疏松症的认识,提高与健康相关的生活质量、身体活动和心理社会功能,提高药物治疗和非药物治疗的依从性。

1. 骨质疏松症营养治疗的重要性　骨质疏松症主要的患者为中老年人,严重影响着中老年人的健康和生活质量,给家人及社会带来严重的精神和经济负担。中老年人普遍认为腰酸背痛是衰老的正常现象,未引起重视,未能认识到生活方式和饮食习惯对骨质疏松的影响。充足而合理的营养素摄入对维持骨骼的健康十分必要,调整膳食结构和各种营养素的摄入量在一定程度上可以预防和减缓骨质疏松的发生。饮食调节补充钙、磷和维生素D及其他相关营养素,以预防和治疗骨质疏松。患者对骨质疏松营养防治重要性的认识可通过对患者进行营养健康教育提高,充分理解,主动配合主管医师及营养师的营养方案。

Note:

2. 骨质疏松症的相关营养因素　微量元素中的钙、磷与骨质疏松症密切相关,合适的钙磷比例有利于钙的利用和减慢骨钙丢失。预防骨质疏松症必须保证食物中钙和磷的摄入。维生素 D 直接参与了人体的钙和磷代谢。维生素 D 既能通过促进肠黏膜细胞的碱性磷酸酶活性,又能促进钙和磷的吸收;同时,有活性的维生素 D 产生钙结合蛋白,促进钙转运入血,从而利于钙磷吸收。

3. 骨质疏松症营养治疗的原则　预防骨质疏松症是一项长期的工作。从营养角度预防骨质疏松症应重点放在建立和保持骨质峰值,延缓绝经期妇女和老年人随年龄增加而出现的骨质丢失的速率上。因此,科学合理地调节各种营养因子,可以有效地减少骨质的流失,合理地平衡膳食,合理的补充钙质。合理的膳食调节,如补充蛋白质、钙、磷、维生素 D,可达到预防和治疗骨质疏松的目的,并减少其并发症发生与发展。应对不同患者做耐心细致的个性化教育,提供个体化每日饮食计划单,指导患者学会合理搭配各种营养素,多摄入含钙、维生素 D 及磷和蛋白质丰富的食物。经常性地运动,要循序渐进、持之以恒,避免剧烈、有危险的运动,养成良好的生活方式。在进行骨质疏松常规治疗的同时,不同患者的有针对性、科学持续的营养教育及膳食干预,可改善患者营养状况,增加骨密度,提高常规治疗效果。

（二）食物的选择

1. 宜选食物　富含钙的食物如鱼、虾、蟹、虾皮、牛奶及乳制品等。富含维生素 D 的食物,如沙丁鱼、鲑鱼、青鱼、牛奶等,可选用鱼肝油制剂与膳食补充剂。含维生素 C 多的食物如酸枣、樱桃等。富含蛋白质的食物如牛奶、蛋类、核桃等。富含植物激素的食物如大豆及豆制品。

2. 忌(少)用食物　忌高磷酸盐添加剂、动物肝脏(磷比钙高 25~50 倍)等,不利于钙的吸收与利用。

（李增宁）

第五节　血脂异常和脂蛋白异常血症

———————————— 导入案例与思考 ————————————

患者,女,50 岁,因"发现血脂增高 3 个月"入院。患者既往身体健康,无家族史。患者今日中午突发心前区不适、胸闷。

体格检查:血压 120/70mmHg;BMI 22kg/m^2。心、肺检查未见显著异常。

实验室检查:总胆固醇 7.16mmol/L、低密度脂蛋白胆固醇 5.0mmol/L、甘油三酯 2.7mmol/L、高密度脂蛋白胆固醇 0.91mmol/L。

请思考:

(1) 该患者是否存在营养风险? 应选择何种营养治疗方式?

(2) 该患者能量及各营养素的需要量是多少?

一、概述

血脂异常(dyslipidemia)指血浆中脂质量和质的异常。通常指血浆中胆固醇、甘油三酯、低密度脂蛋白胆固醇(LDL-Ch)升高和高密度脂蛋白胆固醇(HDL-Ch)降低。脂质不溶于水或微溶于水,且必须与蛋白结合才能在血液循环中运转,因此,血脂异常表现为脂蛋白异常血症(dyslipoproteinemia)。长期血脂异常可导致动脉粥样硬化、增强心脑血管病的发病率和死亡率。随着生活水平的提高,我国血脂异常的患病率已明显升高。

血脂异常可见于不同年龄、性别的人群,患病率可随年龄而增高,高胆固醇血症高峰在 50~69 岁,50 岁以前男性高于女性,50 岁以后女性高于男性。有些家族性血脂异常可发生于婴幼儿。

血脂异常病因：①遗传因素；②不良生活方式，包括暴饮暴食、嗜酒、偏食、饮食不规律等不良饮食习惯，以及缺乏体力活动、精神紧张、生活不规律等；③长期服用某种药物，如噻嗪类利尿剂、β受体拮抗剂、肾上腺皮质激素、口服避孕药等；④继发性因素，包括各种疾病继发引起，如糖尿病、甲状腺功能减退、肾病综合征、肾移植、胆道阻塞等。

临床上血脂异常的患者可表现为脂质在真皮内沉积所引起的黄色瘤，以及脂质在血管内皮沉积所引起的动脉粥样硬化，发生冠心病和周围血管病等。

二、营养治疗

血脂异常和脂蛋白异常血症主要与脂质代谢紊乱有关，其营养治疗目的是通过饮食的调理，限制饮食中脂肪和胆固醇的摄入，同时选用降脂药物的治疗，使血胆固醇、甘油三酯、低密度脂蛋白胆固醇、高密度脂蛋白胆固醇等浓度恢复或接近正常。

1. **能量** 多数合并肥胖症或超重的患者，可通过限制每日摄入的能量，限制高能量、高碳水化合物和高脂肪食品的摄入，同时增加一定的运动量，以促进体脂的分解，力争达到或接近理想体重，有助于调整血脂和脂蛋白异常。

2. **蛋白质** 适宜的供给优质蛋白质是防治血脂异常和脂蛋白异常血症的物质基础。来自动物和植物的膳食蛋白，尤其是大豆蛋白，对许多心血管疾病的危险因素有预防作用。高蛋白质膳食可降低血脂水平，因此，供给充足的蛋白质，有利于血脂的控制。蛋白质的供给量应占总能量的15%左右，其中以豆类及其制品为主的植物蛋白质摄入要维持在50%以上。

3. **脂肪** 当摄入过多的脂肪，在体内易合成过多的甘油三酯和胆固醇而发生高甘油三酯血症、高胆固醇血症，进而发生动脉粥样硬化，对机体产生不利的影响。每日脂肪摄入量控制在总能量的20%~30%以内，以植物油为主。正常人每日膳食胆固醇供给量一般为300mg。高胆固醇血症患者，尽量少食胆固醇含量较高的食物，如蛋黄、动物内脏、鱼子等，每日胆固醇供给量应少于200mg。多不饱和脂肪酸能降低血中胆固醇、甘油三酯、血液黏稠度，改善血液微循环。植物油含不饱和脂肪酸较多，但椰子油、棕榈油例外，一般膳食以饱和脂肪酸、单不饱和脂肪酸和多不饱和脂肪酸比例以1∶1∶1为宜。

4. **碳水化合物** 供给量一般占总能量的55%~65%，特别是甘油三酯水平升高的患者，严格控制碳水化合物摄入量，应减少至占总能量的50%~55%。

5. **无机盐** 铁过量或缺乏会引起血脂代谢异常。膳食铁过量可引起血清甘油三酯、肝胆固醇的升高。锌在机体能量代谢中发挥着重要作用，高血脂人群应该注意膳食锌的充分供给。高脂血症人群应保证硒的膳食供给，对改善脂代谢异常也具有重要的作用。因此，应注意补充微量元素来纠正机体脂代谢紊乱。

6. **维生素** 具有降低胆固醇，增强血管韧性和弹性，减少血管脆性，防止血管出血等作用。新鲜蔬菜和水果中含丰富的维生素C。其次，B族维生素中尤其是维生素B_6，也具有较强的降血脂和防治冠心病的作用。可以适量补充含有丰富维生素B_6的食物。

7. **膳食纤维** 能促进肠道蠕动，缩短肠内食物通过肠道的时间，减少胆固醇的合成，促进胆固醇及其他代谢产物的排出，降低血胆固醇的水平。配餐时要坚持粗细搭配，食用粗粮，如玉米、红薯、芋头等，提倡每日保证新鲜蔬菜及水果摄入。

三、营养护理

(一) 营养健康教育

1. **血脂异常的危害** 血脂异常对身体的损害是隐匿、逐渐、进行性和全身性的，直接损害是加速全身动脉粥样硬化。大量研究资料表明，高脂血症是脑卒中、冠心病、心肌梗死、心脏猝死独立而重要的危险因素。此外，血脂异常还可导致脂肪肝、肝硬化、胆石症、胰腺炎等。

2. 血脂异常的相关营养因素　主要与脂肪和能量等摄入量过多有关,膳食总脂肪摄入量是影响血脂水平的主要因素,摄入过多饱和脂肪酸,可使血浆胆固醇含量过高,而适当地摄入多不饱和脂肪酸,可使血浆中胆固醇含量降低。同时,反式脂肪酸可增加血浆胆固醇,升高低密度脂蛋白,而降低高密度脂蛋白,其作用可比饱和脂肪酸强。当每日能量摄入过多后,多余的能量就以甘油三酯的形式储存在脂肪细胞中,从而引起肥胖。碳水化合物尤其是蔗糖和果糖,可使血浆中的甘油三酯含量增高。动物蛋白与血浆胆固醇含量及冠心病发病成正相关,植物蛋白成负相关。大豆蛋白有显著降脂的作用,同时,膳食纤维降脂的作用比较明显。

3. 营养治疗的重要性　营养治疗可以使患者维持理想体重,满足其合理营养需求,使血脂恢复到正常水平。血脂异常和脂蛋白异常血症由于早期无明显症状,大多数患者是通过体检发现指标异常。患者对该疾病易并发冠心病、脂肪肝等认识不足,往往忽视饮食治疗。在护理中应不断宣传预防的重要性及危害性。积极向患者推荐低脂低胆固醇食谱,并帮助患者根据自己的病情学会编制合理的低脂低胆固醇食谱。推荐低脂和低胆固醇的食品种类以供选用。向患者宣传膳食纤维的功能,改变患者不喜欢选含膳食纤维丰富食物的不良习惯。

4. 血脂异常的治疗原则　限制总能量的过多摄入,增加有氧运动,尤其是餐后运动,控制体重;限制脂肪和胆固醇的摄入;增加膳食纤维;适量碳水化合物;蛋白质、维生素及无机盐的供给满足人体的需求。

5. 营养治疗应注意的问题　①减轻体重不可过快;②每日蔬菜不少于500g;③合理选择烹调油,以橄榄油、茶油、亚麻籽油最好;④禁夜宵;⑤适宜的烹调方法。

(二) 食物选择

1. 宜用食物　包括各种粗粮,如玉米、高粱、马铃薯、地瓜等;畜禽瘦肉、鱼、虾、鸡蛋的蛋白等;各种蔬菜瓜果如洋葱、大蒜、香菇、木耳、芹菜、芦笋、豆芽菜等。多选食酸奶、大葱、香菇、木耳、山楂、绿豆、黄豆及其制品。多选水果,饮茶。

2. 忌(少)用食物　忌富含胆固醇食物,如蛋黄、奶油、动物脑、动物内脏、鱼子、蟹黄等;富含饱和脂肪酸食物,如猪肉、油渣、肥肉、鸡油等。不宜吃各种水果糖及奶糖、蜂蜜、水果罐头、各类甜点心;不宜饮高糖饮料。

(赵雅宁)

思 考 题

1. 患者,男,36 岁,主诉"多饮、多食、多尿半年,且近半个月体重减轻",被诊断为 2 型糖尿病。人体测量:身高 172cm,体重 80kg,BMI 27.0kg/m²。患者从事轻体力劳动。

(1) 请问该患者的体型如何? 请给出判断依据。

(2) 请问该患者的每日能量供给量应为多少?

(3) 如果对患者进行营养健康教育,请问该患者的营养饮食治疗总体原则是什么?

(4) 该患者宜选哪类食物?

2. 患者,男,52 岁,被诊断为痛风。人体测量:身高 176cm,体重 75kg。手指、足趾肿痛,皮肤温度高,触痛明显,活动受限,其他关节未见异常。实验室检查:血白细胞 10.63×10^9/L,血尿酸 520mmol/L,红细胞沉降率 19mm/h,抗链球菌溶血素 O、类风湿因子均阴性,免疫球蛋白正常。腹部 X 线平片未见异常。

(1) 该患者需严格限制的食物是什么?

(2) 痛风患者每日蛋白质摄入量的范围为多少?

(3) 痛风患者每日需多饮水的目的是什么?

3. 患者,男,51 岁,身高 168cm,体重 65kg,体检发现胆固醇和甘油三酯增高。实验室检查:总胆固醇 6.15mmol/L,甘油三酯 4.26mmol/L,血糖及其他检查未见明显异常。膳食调查:饮食为在外面应酬为主,平时爱喝酒,很少吃青菜与水果。

(1) 请为该患者制订营养方案。

(2) 请为该患者设计一份合理的食谱。

URSING

第八章

心血管疾病的营养治疗与护理

08章 数字内容

———— 学 习 目 标 ————

- 知识目标:
  1. 掌握常见心血管疾病营养支持的目的、原则。
  2. 熟悉常见心血管疾病的营养代谢变化特点。
  3. 了解常见心血管疾病的营养治疗。
- 能力目标:
  能够根据患者营养状况,规范地制订营养治疗方案。
- 素质目标:
  充分考虑患者的个体情况,具有尊重患者、关爱患者的职业精神。

第一节　高　血　压

───────── 导入案例与思考 ─────────

患者,男,54岁,因"发现血压升高3年,头晕伴心悸1d"入院。患者平素喜饮酒,约300ml/d,否认家族史、外伤史、手术史等。

体格检查:血压160/100mmHg;心、肺未见显著异常。

请思考:

1. 给予患者营养治疗的目的是什么?

2. 给予患者营养治疗原则和方法有哪些?

一、概述

高血压(hypertension)是以体循环动脉压升高为主要临床表现的心血管综合征,可分为原发性高血压(essential hypertension)和继发性高血压(secondary hypertension)。原发性高血压又称为高血压病,是心脑血管疾病最重要的危险因素,常与其他心血管危险因素共存,可损伤重要脏器,如心、脑、肾的结构和功能,最终导致这些器官衰竭。继发性高血压指由某些确定的疾病或病因引起的血压升高,约占所有高血压的5%。高血压是多种心、脑血管疾病的重要病因及危险因素,迄今仍是心血管疾病死亡的主要原因之一。

高血压的标准是根据临床及流行病学资料界定的。目前,我国高血压定义为未使用降压药物的情况下测量收缩压≥140mmHg和/或舒张压≥90mmHg。根据血压升高水平,又进一步将高血压分为1~3级。高血压病为多因素诱发疾病,其病因主要为遗传因素与环境因素两个方面;另外,体重、药物、睡眠呼吸暂停低通气综合征也是其发病因素。高血压是遗传易感性和环境因素相互作用的结果。

《中国高血压防治指南(2021年修订版)》指出:我国人群高血压病发病重要危险因素包括高钠低钾膳食、超重和肥胖、饮酒、长期精神紧张,以及吸烟、血脂异常、糖尿病等。高血压病发病与环境和饮食结构密切相关,不同地区人群血压水平和高血压患病率与钠盐平均摄入量显著相关。摄盐越多,血压水平和患病率越高。摄盐过多导致血压升高,主要见于对盐敏感的人群中,我国人群普遍对钠敏感。个体的钾摄入量与血压之间成显著负相关,这一关系在高盐膳食者中更为明显。高蛋白质摄入属于升压因素,动物和植物蛋白质均能升压。饮食中饱和脂肪酸含量或饱和脂肪酸/不饱和脂肪酸比值较高也属于升压因素。饮酒量与血压水平线性相关,尤其与收缩压相关,每日酒精摄入量超过50g者,高血压病发病率明显增高。体重增加是血压升高的重要危险因素,肥胖的类型与高血压发生关系密切,腹型肥胖者容易发生高血压。通常高血压病患者接受药物治疗的同时,应重视饮食治疗。

知 识 链 接

高血压的生活方式干预

《中国高血压防治指南(2021年修订版)》中指出:非药物治疗主要指生活方式干预,即去除不利于身体和心理健康的行为和习惯。它不仅可以预防或延迟高血压的发生,还可以降低血压,提高降压药物的疗效,从而降低心血管风险。生活方式干预对降低血压和心血管危险的作用肯定,所有患者都应采用。

生活方式干预主要措施:减少钠盐摄入至 6g/d,增加钾摄入;控制体重,使 BMI<24kg/m²,腰围男性 <90cm、女性 <85cm;不吸烟,避免被动吸烟;限制饮酒;增加运动,每日应进行适当的 30min 左右的体力活动;而每周则应有 1 次以上的有氧体育锻炼;减轻精神压力,保持心理平衡。

二、营养治疗

高血压病营养治疗的目的是通过平衡膳食、限制钠盐和减少酒精的摄入,使心排出量恢复正常,总外周阻力下降,降低血压、减少药物用量,以达到使血压恢复正常并减少高血压的并发症。

1. **能量**　超重或肥胖症患者是高血压的高危人群,做好高血压的防治,首先要控制体重。能量摄入量推荐 25~30kcal/(kg·d),体重应以理想体重(身高 −105)计算,根据年龄、性别、活动量等进行调整,使体重控制在标准体重范围内。合并超重或肥胖者应严格控制体重,每周体重减轻 0.5~1.0kg 为宜。《中国成人超重和肥胖预防控制指南(2021)》指出,限能量膳食能够减轻肥胖者体重、减少体脂含量,进而减少心血管疾病危险因素。

2. **蛋白质**　建议选用优质蛋白质,按 1~1.2g/(kg·d)补给,其中植物蛋白质可占 50%,动物蛋白宜选用鱼、鸡、牛肉、鸡蛋白、牛奶、猪瘦肉等。

3. **脂肪**　减少脂肪,限制胆固醇。脂肪供给量以 0.7~1.0g/(kg·d)为宜,其中饱和脂肪酸、单不饱和脂肪酸、多不饱和脂肪酸比例应 <1∶1∶1。胆固醇摄入量,每日应少于 300mg。除椰子油外,豆油、菜油、花生油、芝麻油等植物油含维生素 E 和较多亚油酸,对预防血管病变有益;应限制动物脂肪,可选富含不饱和脂肪酸的食物,少食动物油脂多及煎炸食品。

4. **碳水化合物**　多选用富含碳水化合物、膳食纤维高的食品,如糙米、标准粉、玉米、小米等可促进肠蠕动,加速胆固醇排出,调节脂肪代谢,同时起到抗生酮、解毒和增强肠道功能的作用。碳水化合物应占总能量的 55%~60%,膳食纤维建议达到 25~30g/d。

5. **维生素和无机盐**

(1) 钠:高血压的发病与每日钠的摄入量有关,高盐(钠)摄入能够增加高血压的发病风险而降低盐(钠)摄入能够降低血压水平。当人体摄入含钠较高的食物,会增加对钠的吸收,使体内钠含量升高,导致血容量增加,心脏收缩加强,血管平滑肌细胞反应增强;同时也增加肾负荷以排出过量的钠和水。钠还会增加血管对升压物质的敏感性引起小动脉痉挛、外周血管阻力增高,而导致高血压。推荐钠摄入量低于 2 000mg/d,食盐摄入量不超过 6g/d。减少烹调用盐及含钠高的调味品,包括味精、酱油;避免或减少含钠盐量较高的加工食品,如咸菜、火腿、各类炒货和腌制品;建议在烹调时尽可能使用定量盐勺,以起到警示的作用。

(2) 钾:不仅可减少体内钠的不良作用,还能阻止过多食盐引起的血压升高,这可能与肾素释放减少相关。钾对轻型高血压具有调节作用,饮食中增加钾摄入量有利于水与钠的排出,对防治高血压有一定的好处。钾钠比例至少为 1.5∶1,含钾高的食品有香菇、黄豆、马铃薯、菠菜、芹菜、丝瓜等。

(3) 钙:目前多数研究认为,钙的摄入量与血压成负相关,当钙摄入不足,在细胞外液中的钙含量相对较低,致使血管壁平滑肌细胞膜的通透性增加,细胞外的钙向细胞内流,促使平滑肌细胞收缩,阻力增加使血压上升。钙还与血管的收缩和舒张有关,当钙摄入量增加时,促进钠的排泄可以降低血压。每日应供给 1 000mg 钙,含钙丰富的食品有牛奶、虾皮、黄豆及其制品等。

(4) 维生素 C:应补充维生素 C,多吃新鲜蔬菜和水果,如山楂、猕猴桃、橘子、大枣、番茄、芹菜叶、油菜、小白菜、莴笋叶等。

三、营养护理

(一)营养健康教育

1. 开展高血压病的营养与健康教育 提高患者及其家属对饮食营养治疗重要性的认识。膳食营养治疗往往可以减少药物治疗的剂量,理想控制高血压,减少高血压并发症的发生,如高血压肾病、高血压脑病及高血压心脏病。尤其应教会患者控制每日膳食钠的摄入量,并适量增加钾摄入量,正确推荐富含钾、钙的食品。

2. 科学指导膳食营养 仔细了解患者的摄食习惯与行为,纠正不良生活方式,耐心指导患者严格采用低盐、低脂、优质蛋白质和富含维生素、无机盐饮食,可采用小讲堂、一对一的交流与指导方式,提高患者的膳食营养管理能力。

3. 加强饮食心理护理 高血压病患者容易对疾病产生恐惧感、缺乏信心,特别是重症高血压病患者与治疗效果欠佳的患者,有时会产生对饮食的某种嗜好或过度摄入食物来缓解自己的不良心理状态。护理人员要关照患者,重视与规范治疗、定期复查,并学会做病情记录,寻找与高血压有关的饮食、社会、环境、运动等因素,在医师指导下及时调整治疗方案,有效控制高血压。

(二)食物选择

1. 宜用食物 包括富含钾的食物,如瓜子、青椒、黑枣、番茄、香蕉等;富含钙的食物,如牛奶、虾皮、鱼、蛋等;富含镁的食物,如香菇、菠菜、桂圆等。

2. 忌(少)用食物 包括高盐食物,如榨菜、咸菜、泡菜、咸蛋、松花蛋、醋大蒜、什锦菜等腌渍食品;辛辣食物,如干辣椒、芥末、白胡椒、黑胡椒等;富含饱和脂肪酸和胆固醇的食物,如油渣、动物脑、鱼子、蟹黄等;以及烟、酒、浓茶、咖啡等。

第二节 冠 心 病

———————————————— 导入案例与思考 ————————————————

患者,男,40岁,因"阵发性胸闷、憋气14年余,加重伴喘憋1d"入院,被诊断为冠心病。既往高血压病史20年,劳累后胸闷加重。

体格检查:心率78次/min,血压166/78mmHg;双肺听诊可闻及干、湿啰音;双下肢轻度水肿。

辅助检查:心电图示T波低平,ST段下移。冠状动脉造影发现右冠状动脉中段40%~50%狭窄。

请思考:

1. 给予患者营养治疗的原则是什么?

2. 给予患者营养健康教育的重点是什么?

一、概述

冠状动脉粥样硬化性心脏病(coronary atherosclerotic heart disease)指冠状动脉粥样硬化使血管腔狭窄或阻塞,和/或因冠状动脉功能性改变(痉挛)导致心肌缺血缺氧或坏死而引起的心脏病,简称为冠心病。冠心病是动脉粥样硬化导致器官病变的最常见类型,也是严重危害人类健康的常见病。本病出现症状或致残、致死后果,多发生在40岁以后,男性发病早于女性。

近年临床医学家趋于将本病分为急性冠脉综合征(acute coronary syndrome,ACS)和慢性冠脉病(chronic coronary artery disease,CAD)或称为慢性缺血综合征(chronic ischemic syndrome,CIS)两大类。前者包括不稳定型心绞痛(unstable angina,UA)、非ST段抬高心肌梗死(non-ST-segment elevation myocardial infarction,NSTEMI)和ST段抬高心肌梗死(ST-segment elevation myocardial infarction,

STEMI),也有将冠心病猝死也包括在内;后者包括稳定型心绞痛、冠状动脉正常的心绞痛(如 X 综合征)、无症状性心肌缺血和缺血性心力衰竭(缺血性心肌病)。

冠心病的危险因素有高血压、高脂血症、糖尿病、肥胖、不良生活方式、饮食因素、吸烟等。营养治疗目的是通过膳食中各营养素合理调整,预防动脉粥样硬化发生和进展,防止冠心病的病情恶化,还可避免疾病反复,减少死亡率,延长寿命。

学 科 前 沿

冠心病与饮食管理之间的联系

冠心病是世界范围内导致死亡和残疾的主要原因。饮食因素是冠心病发生的重要影响因素,饮食行为和膳食摄入情况在冠心病的预防和治疗中起着非常重要的作用。研究表明,在冠心病患者中,食用除鱼以外的动物性食物与死亡率有关,而植物性食物与死亡率成负相关。

改变高危人群和心脏病患者的饮食和生活方式,可以大幅降低患冠心病的风险。近年来随着健康意识的增强和治疗水平的提高,冠心病患者的心源性死亡呈下降趋势,而非心脏原因是长期死亡率高的主要原因。提高冠心病患者的综合管理,加强饮食管理可能是提高冠心病患者预后及生活质量的有效途径。

二、营养治疗

1. **能量**　坚持合理控制能量。体重超过标准体重者,应减少每日的总能量摄入,力求使体重接近或达到标准体重。一般患者宜以低于标准体重的 5% 供能,超重或肥胖症患者应以标准体重供能。在冠心病发生急性心肌梗死时,能量摄入更应严格控制,原则上按 20~25kcal/(kg·d) 供能,以减轻心脏的负担。

2. **蛋白质**　动物蛋白摄入时饱和脂肪酸和胆固醇的摄入也相应增加,故动物蛋白摄入量应占总蛋白摄入量的 30%~50%。大豆制品有助于降低血清胆固醇的水平,可提倡食用。宜选用含脂肪少、高生物价蛋白食物,如低脂奶、鸡肉、虾、鱼、瘦肉、豆腐、豆干、百叶等。

3. **脂肪**　导致动脉粥样硬化的脂蛋白主要是低密度脂蛋白(low density lipoprotein,LDL)。血清 LDL 升高,促进动脉粥样硬化,与发生冠心病的危险性成正相关。其机制主要是血中的 LDL 经动脉内膜进入内膜下间隙,促进斑块形成。凡是年龄大于 40 岁人群,每日要注意限制饱和脂肪酸的摄入,避免血脂异常。要多选用不饱和脂肪酸,因其有增加胆酸合成,促进胆固醇分解而降低血胆固醇的作用。强调低脂饮食,即减少饱和脂肪酸和胆固醇的摄入,饱和脂肪酸供能不超过总能量的 7%,多不饱和脂肪酸供能达到总能量 10%,单不饱和脂肪酸供能达到总能量 10%,胆固醇摄入低于 300mg/d;如脂代谢异常者摄入量应低于 200mg/d。总体来说,脂肪占总能量的 20%,不应超过 25%。适当增加多不饱和脂肪酸供给,减少饱和脂肪酸摄入,多不饱和脂肪酸 / 饱和脂肪酸比值(P/S 比值)以 >1 为宜。提倡选用低脂肪低胆固醇优质蛋白质食物,如鸡肉、鱼肉、鸭肉、豆腐等,禁用动物脂肪高的食品。

4. **碳水化合物**　摄入超过了生理需要量,将以糖原的形式储存,最终转变为脂肪,在脂肪组织中 90% 以上的能量以甘油三酯的形式存在。过多的碳水化合物摄入易导致血中的甘油三酯升高,从而会增加冠心病的危险性,如同时伴有较低的高密度脂蛋白(high density lipoprotein,HDL)水平,冠心病的危险会增加。碳水化合物的供给应占能量的 60% 左右,以复合碳水化合物为主,单糖应限制;蔗糖和果糖有可能促使甘油三酯的增加,应注意限制摄入。中老年人群胰岛功能对超负荷碳水化合物摄入的血糖调节能力较差,有可能导致糖耐量减退,应适当减少碳水化合物的摄入。

5. 维生素和无机盐　维生素能改善心肌代谢和心肌功能。维生素 B_6 能降低血脂的水平。维生素 C 不仅能使部分高胆固醇血症者血胆固醇水平下降,还能增强血管的弹性,保护血管壁的完整性而防止出血。尤其对心肌梗死患者,维生素 C 能促进心肌梗死的病变愈合。维生素 E 是抗氧化剂,能防止脂质过氧化,改善冠状动脉血液供应,降低心肌的耗氧量。在平时应注意补充富含 B 族维生素、维生素 C、维生素 E 的食物。

多食用新鲜绿叶蔬菜,深色蔬菜富含胡萝卜素和维生素 C;水果维生素 C 含量丰富,同时含有大量果胶,其中山楂除富含维生素 C 和胡萝卜素外,还有黄酮类物质,有显著扩张冠状动脉和镇静作用。多聚黄烷醇有降压强心功能。海藻类如海带、紫菜、发菜及黑木耳等均有利于冠心病治疗。

6. 膳食纤维　膳食纤维具有减少胆固醇吸收、加速胆酸从粪便中的排泄及降血脂的作用。应多食富含膳食纤维的食物,如粗粮和蔬菜,推荐摄入量为 20~30g/d。多选富含水溶性纤维的食物,如燕麦、荚豆类、蔬菜类等。但要注意,过量膳食纤维摄入,会影响某些无机盐和微量元素的吸收。

三、营养护理

(一)营养健康教育

1. 开展冠心病的营养与健康教育　提高患者及其家属对饮食营养治疗重要性的认识。对冠心病患者及高危人群,护理人员要积极主动开展健康讲座;加强患者主动参与冠心病防治和提高自我保健意识;尤其是掌握科学饮食,知晓总能量限制的重要性,增加膳食纤维摄入的好处及补充维生素的必要性,以防止严重并发症发生,减轻医疗费用,减少死亡率。

2. 纠正不良的生活习惯　避免暴饮暴食,可防止人体内血流速度突然增加、加重心脏负担、诱发心绞痛或心肌梗死;选用清淡的饮食,保持稳定的情绪、良好的心态,有利于病情的稳定和康复;少用咖啡和浓茶;要做到工作有序,劳逸结合,睡眠充足,避免过劳;主动适量参加体育锻炼,活动量可因人而异,宜安排散步、太极拳、保健操等,可防止肥胖,又可锻炼心脏功能。

3. 科学指导膳食营养　仔细了解患者的摄食习惯与行为及用膳情况,耐心指导患者严格采用低盐、低脂、优质蛋白质和富含维生素、无机盐饮食,可采用小讲堂、一对一的交流与指导方式,提高患者的膳食营养管理能力。

4. 宣传戒烟与控烟　吸烟会促进肾上腺释放儿茶酚胺,增加血小板黏稠度,易诱发冠状动脉痉挛,甚至猝死。吸烟时吸入一氧化碳使碳氧血红蛋白增加,影响了血液携氧能力,易出现心肌缺氧,加重冠心病。戒烟或控烟可使动脉硬化和冠心病病情减轻,减少疾病的反复和死亡。

(二)食物的选择

1. 宜选食物　包括粮食类、豆类及其制品、蔬菜、水果、酸牛奶、脱脂牛奶、鸡蛋清、鱼、去皮鸡肉、小牛肉及猪瘦肉等,以及鲜蘑菇、香菇、海带等菌藻类。

2. 忌(少)用食物　包括含动物脂肪高的食品,如肥猪肉、肥羊肉、肥鹅、肥鸭;高胆固醇食品,如猪皮、猪蹄、带皮蹄髈、动物内脏、鱼子、蟹黄、全脂奶油、腊肠;含高能量高糖类食品,如冰激凌、巧克力、蔗糖、油酥甜点心、蜂蜜、各种水果糖等,均为体积小能量高食品;刺激性食品,如辣椒、芥末、胡椒、咖喱、大量酒、浓咖啡等。

第三节　心 力 衰 竭

 ———————————　导入案例与思考　———————————

患者,女,60岁,因"间断胸闷、憋气2年,加重伴双下肢水肿3d"入院。入院时患者明显呼吸困难,口唇青紫,被诊断为心力衰竭、心功能不全。患者既往高血压病史20余年。

体格检查:心率 98 次 /min,血压 160/110mmHg;双肺呼吸音粗,可闻及少量湿啰音。

辅助检查:心电图示 ST 段抬高,T 波改变。心脏超声示肺动脉增宽。

请思考:

1. 如何为该患者制订营养治疗方案?

2. 该患者忌(少)用食物包括哪些?

一、概述

心力衰竭(heart failure)简称为心衰,是由于各种心脏结构或功能异常导致心室充盈和 / 或射血能力低下而引起的一组临床综合征,其主要临床表现是呼吸困难、疲乏和液体潴留。心力衰竭按发病缓急可分为慢性心力衰竭和急性心力衰竭,以慢性居多;按发生的部位可分为左心衰竭、右心衰竭和全心衰竭;按生理功能分为收缩性心力衰竭和舒张性心力衰竭。

心力衰竭是多种心血管疾病最终的共同阶段,心肌梗死、心肌病、血流动力学负荷过重、炎症等原因引起的心肌损伤,均可造成心肌结构和功能的变化,最后导致心室泵血和 / 或充盈功能低下。常见的心力衰竭诱因包括感染、严重心律失常、心脏负荷加大、妊娠、分娩、过多过快的输液、过多摄入钠盐、药物作用,以及不当活动和情绪等诱发因素。

学 科 前 沿

心力衰竭患者营养状况的研究进展

研究发现,心力衰竭患者营养不良的发生率高达 16%~62%。营养不良不仅会增加心力衰竭患者的再入院率、死亡率及感染发生率;还是心力衰竭患者恶病质发生发展的关键环节,一旦进入心脏恶病质阶段,疾病进程将不能逆转。

近年来心力衰竭患者的营养干预方面的研究也日益增多。在综合应用药物及介入治疗的情况下,学者倡导推行护理人员、临床医师、营养师、药师等多学科团队协作的心力衰竭患者个体化营养干预模式。有实践表明该模式在改善心力衰竭患者营养状况,提升心功能水平、疾病自我管理能力及满意度,降低再住院率方面有明显效果。

二、营养治疗

营养治疗目的是通过膳食中各种营养素合理调整,预防心力衰竭发生和发展,并给予相应的预防措施至关重要。

1. 能量　心力衰竭患者采用个体化能量摄入。

成人心力衰竭患者,个体化能量摄入计算方式:总估计的能量需求和静息代谢率(RMR)(测量或估计)乘以维持体重的身体活动系数;也可以采用理想 BMI 为基础的能量计算方法。心力衰竭患者的能量需求一般为 25~30kcal/(kg·d)。

2. 蛋白质　心力衰竭患者的蛋白质摄入量应高于普通人群,营养正常的心力衰竭患者蛋白质推荐摄入量为 1.1g/(kg·d),营养不良的心脏恶病质患者为 1.5~2.0g/(kg·d)。

3. 维生素和无机盐

(1) 钠:心力衰竭按照心功能分级分别给予限钠每日 2 000mg、1 500mg、1 000mg 或 500mg 的膳食。由于心力衰竭时水潴留常继发于钠潴留,因此在限钠的同时无须严格限制液体量。但考虑过多液量可加重循环负担,在临床治疗和护理过程中,护理人员应严格监测心力衰竭患者每日液体的摄入量,病情严重者应限制在 1.5~2.0L/d 以内,保持出入量负平衡约 500ml/d。

Note:

（2）钾：心力衰竭中最常见的电解质紊乱之一是钾的平衡失调。由于摄入不足、丢失增加或利尿剂治疗等可出现低钾血症，出现肠麻痹、心律失常、诱发洋地黄中毒等，因此心力衰竭时应摄食含钾高的食物。如因肾功能减退，出现高钾血症则心力衰竭时应选择含钾低的食物。

（3）钙：充足钙与心肌收缩性密切相关。给予适量的钙在心力衰竭的治疗中具有积极的意义。

（4）镁：心力衰竭患者的尿镁排出增多，镁的浓度降低进一步加重病情，并诱发洋地黄中毒，故应增加镁的摄入。

（5）维生素：心力衰竭患者常缺乏维生素 B_1、维生素 D 等微量营养素，因此对接受慢性利尿剂治疗或有饮食限制的心力衰竭患者，应确保每日摄入足量的维生素，特别是 B 族维生素和维生素 D。

三、营养护理

（一）营养健康教育

1. 坚持健康的生活方式 开展心血管病患者的营养与健康教育，知晓心血管病的一级预防，平衡能量摄入与体力活动，以达到或维持合适体重。建议成人每周大部分时间每日累计体力活动 30min 以上，正在减重者及儿童每日至少 60min 体力活动。

2. 遵循饮食和生活方式指南 根据心功能分级、生化数据、药物使用、医学检验、以营养状况为主的体格检查（特别是体重、水肿、呼吸困难和恶病质）的监测和评估结果，制订合理的饮食计划。

（二）食物选择

1. 宜选食物

（1）主食类：包括米饭、面条、馒头、面片、粉干；豆类食物如豆浆、豆腐等。

（2）新鲜蔬菜与水果类：包括芹菜、胡萝卜、番茄、荸荠、黄瓜、木耳、海带、香蕉等高纤维食品；富含钾的食物，如青椒、黑枣、番茄、香蕉等；富含钙的食物如牛奶、虾皮、鱼、蛋等；富含镁的食物如香菇、菠菜、桂圆等。

2. 忌（少）用食物 包括含钠高的绿叶蔬菜等；榨菜、咸菜、泡菜、咸蛋、松花蛋、醋大蒜、什锦菜等腌渍食物；水产类，如咸鱼、熏鱼、罐头鱼等含钠量高的食物；干辣椒、芥末、白胡椒、黑胡椒等辛辣食物；油渣、动物脑、鱼子、蟹黄、猪皮、猪蹄、带皮蹄髈、全脂奶油、腊肠等富含饱和脂肪酸和胆固醇的食物。忌饮酒、浓茶、咖啡。

（赵雅宁）

思 考 题

1. 患者，男，45 岁，因"健康中心体检发现血压升高 3 年，波动伴乏力不适 1d"入院，被诊断为高血压病 3 级。患者平时最高血压 220/130mmHg，未治疗；入院测血压 200/120mmHg。患者既往吸烟史 20 年，40 支 /d，不规律饮酒史 20 年。

（1）如何针对患者进行合理的营养健康教育？

（2）请为该患者制订出一份个性化食谱。

2. 患者，女，50 岁，因"心悸胸闷气喘 6 年余，加重咳嗽咳痰 5d 余"入院，被诊断为冠心病。患者于 6 年前活动出现胸闷、心悸，无胸痛及其他部位放射痛，常反复发作，疲劳时可加剧，经休息可缓解；5d 前因受凉后出现上述症状，较前加重，伴有咳嗽、咳痰、食欲缺乏，在家口服药物病情未见好转。患者既往体健，无外伤手术史、传染病及药物过敏史和家族遗传病史。

（1）当患者发生急性心肌梗死时，如何控制能量的摄入？

（2）该患者食盐摄入有限制吗？其原因是什么？

3. 患者,男,71 岁,因"反复双下肢水肿 10 年余,加重伴胸闷 1 个月余"入院,被诊断为心力衰竭、心功能不全。体格检查:体温 36.1℃,心率 109 次/min,呼吸 22 次/min,血压 121/85mmHg。患者半卧位,口唇发绀,颈静脉怒张;听诊两肺呼吸音粗,散在湿啰音,未闻及哮鸣音;双下肢明显凹陷性水肿。

（1）如何指导该患者饮水和钠盐的摄入?

（2）对该患者在食物选择上有什么建议?

第九章

消化系统疾病的营养治疗与护理

09章 数字内容

学 习 目 标

知识目标：

1. 掌握消化系统疾病的营养治疗和营养护理。

2. 熟悉相关营养素与这些疾病的关系，以及食物的选择。

3. 了解疾病的定义、病因与诱因、临床表现、营养风险筛查和营养评价、营养治疗的并发症等。

能力目标：

能根据患者情况，给予合理的营养教育；能够规范地执行营养治疗方案。

素质目标：

充分考虑患者的个体情况，具有尊重患者、关爱患者的职业精神。

第一节　胃炎与消化性溃疡

导入案例与思考

患者,男,42 岁,因"上腹部隐痛不适,饱胀,恶心 2 年余"就诊。

体格检查:身高 172cm,身高 62kg;上腹部压痛,肝、脾未及。

辅助检查:胃镜示慢性浅表性胃炎,幽门螺杆菌(HP)(+);肝胆彩超未见异常。

请思考:

该患者平时饮食上应该注意哪些问题?

一、概述

胃炎(gastritis)是胃黏膜对胃内各种刺激因素的炎症反应,显微镜下表现为组织学炎症。胃炎大致包括常见的急性胃炎与慢性胃炎和少见的特殊类型胃炎。急性胃炎一般指各种病因引起的胃黏膜急性炎症,组织学上通常可见中性粒细胞浸润,包括急性糜烂出血性胃炎、急性幽门螺杆菌胃炎和除急性幽门螺杆菌以外的其他急性感染性胃炎。严重创伤、手术、多器官衰竭、败血症、精神紧张等应激、非甾体抗炎药、酒精、创伤和物理因素等是常见病因。患者常有上腹痛、胀满、恶心、呕吐和食欲减退等症状,重症可有呕血、黑粪、脱水、酸中毒或休克。慢性胃炎指由多种病因引起的慢性胃黏膜炎症病变,幽门螺杆菌感染是最常见的病因。大多数患者无明显症状,即便有症状也多为非特异性,可表现为中上腹不适、饱胀、钝痛、烧灼痛等,也可呈食欲缺乏、嗳气、泛酸、恶心等消化不良症状。

消化性溃疡(peptic ulcer,PU)指胃肠黏膜发生的炎性缺损,通常与胃液的胃酸和消化作用有关,病变穿透黏膜肌层或达更深层次。以胃溃疡、十二指肠球部溃疡最为常见。幽门螺杆菌感染是消化性溃疡的重要致病因素。长期服用非甾体抗炎药、糖皮质激素、氯吡格雷、双膦酸盐、西罗莫司等药物也是常见病因。大量饮酒、长期吸烟、应激等是常见诱因。典型症状为上腹痛,性质可有钝痛、灼痛、胀痛、剧痛、饥饿样不适,特点为慢性过程、反复或周期性发作、与进餐相关的节律性上腹痛、可被抑酸或抗酸剂缓解。部分病例仅表现上腹痛、上腹部不适、厌食、嗳气、反酸等消化不良症状。还有一类无症状性溃疡,这些患者无腹痛或消化不良症状,而以消化道出血、穿孔等并发症为首发症状,可见于任何年龄,以长期服用非甾体抗炎药患者及老年人多见。

二、营养治疗

胃炎与消化性溃疡不仅影响进食量,还影响营养素的消化、吸收与利用。应尽早去除病因,避免不利于胃肠道黏膜健康的因素,保护黏膜,同时进食富有营养的、易消化吸收的食物,摄取足够的能量和营养素,以促进损伤黏膜的修复,缓解临床症状,改善全身营养状况。

(一)合理补充能量

胃炎、消化性溃疡患者因长期消化道不适、疼痛,常有进食量和食物的消化吸收受到影响。患者的能量代谢可能长期处于负平衡,可出现乏力、疲劳、体重偏轻或消瘦,蛋白质缺乏可呈负氮平衡、低蛋白血症。恶性贫血者常有全身衰弱、明显厌食、体重减轻。部分患者还有免疫功能低下。

急性胃炎、消化性溃疡患者如进食不妥可加重胃黏膜损伤。病情严重者短期内需禁食,使胃肠道黏膜得以休整。患者一旦病情好转,要采取少量多餐,从流质、半流质、软食按序逐步过渡增加能量,不可过早、过量补充能量以避免加重黏膜的负担。患者能量摄入在 25~35kcal/(kg·d),维持适宜体重为目标,产能营养素合理配比。

蛋白质每日的摄入量占总能量的 10%~15%;脂肪的每日摄入量占总能量的 20%~25%;碳水化合物产能占总能量的 55%~65%。

疾病初期,少量多餐的流质不仅能补充能量,还可以中和胃酸,保护胃黏膜。最初可选用清流质,待症状改善后酌情选用红枣汤、乳类、蛋汤等流质。待病情进一步好转再改用半流质,量从少到多,质从稀到稠。待临床症状消失进入康复期,可配软食,如软饭、面条、米线等,餐间可加点心,如胃酸多的可选苏打饼干、刀切馒头、低糖蛋糕等。暂时应避免富含膳食纤维的食物,如番薯、玉米、芹菜、笋等。吞服强酸、强碱等引起的腐蚀性胃炎,应暂停进食,给予肠外营养,密切监护。

慢性胃炎患者应摄入足量、富有营养、易消化吸收、对胃黏膜刺激小的食物,以富含碳水化合物的食物为主,如轮换选用软饭、粥、面条、米粉、河粉、馒头、发糕等,同时重视蛋白质特别是优质蛋白质的摄入。全日能量根据患者的体重核定,可在正常三餐之间加餐,分 3~5 餐摄入。

(二) 适量蛋白质

胃炎和消化性溃疡患者由于消化道不适,进食量减少,动物性食物也常有减少,再加上消化吸收不良,容易发生低白蛋白血症、贫血。急性胃炎、消化性溃疡常有出血,重症者可有呕血、黑粪,贫血会出现更早,贫血程度也更严重。只有补充足量蛋白质才能满足人体的营养需求,维持蛋白质正常代谢,改善机体营养状态。慢性胃炎患者可将动物性食物煮烂、剁碎,减小对黏膜的机械性损伤,而且更加容易消化吸收。急性胃炎和消化性溃疡必要时应禁食,可通过静脉补充白蛋白、氨基酸,待病情好转再补充鸡蛋羹、肉泥、虾泥、鱼丸等。富含蛋白质的食物不仅能中和胃酸,还可促进溃疡面修复,溃疡病患者可按 0.8~1.0g/(kg·d) 供给。

(三) 适量脂肪

胃炎和消化性溃疡患者对脂肪的消化能力减弱,且由于平时摄入有限,容易出现必需脂肪酸和脂溶性维生素的缺乏,故在患者病情允许、消化能力尚可的情况下,应酌情摄入一定量脂肪,以利于脂溶性维生素的吸收和利用。但脂肪不宜摄入过多,因其会抑制胃肠蠕动和胃排空,使食物不易进入十二指肠,而致胃酸分泌增加并加剧胆汁反流,引起胃胀痛。

(四) 补充无机盐

胃炎和消化性溃疡患者可有不同程度的无机盐缺乏,如血钠、钾、铁、钙、锌等偏低。钠与胃酸分泌相关,不可过多摄入食盐,尤其是合并有高血压病患者更要限制钠盐摄入,每日保持在 3~5g 为宜。应多选用高钙食物,如牛奶、豆腐等。急性胃炎和消化性溃疡患者常有出血,容易出现缺铁性贫血,应多选含铁丰富的食物,如猪肝泥、动物血、肉泥、黑芝麻、黑木耳、黑豆等。必要时应通过静脉补充无机盐。

(五) 酌情补充维生素

胃炎和消化性溃疡患者容易出现各种维生素缺乏和代谢异常,会影响胃黏膜的修复再生功能。其中,维生素 C 缺乏直接影响胃黏膜及微血管的健康。另外,胃体腺壁细胞除了分泌盐酸外,还分泌一种黏蛋白,称为内因子,能与食物中的维生素 B_{12} 结合,使后者不被酶消化,到达回肠后能被吸收。慢性胃炎时,体内如出现针对壁细胞或内因子的自身抗体,壁细胞总数减少,胃酸分泌降低,内因子不能发挥正常功能,导致维生素 B_{12} 吸收不良,会出现胃黏膜萎缩所致的巨幼红细胞贫血,也称为恶性贫血。

急性胃炎和消化性溃疡患者急性期不宜选用膳食纤维丰富的水果类、蔬菜类和不易消化的畜、禽类食物,可通过进食米汤、牛奶、豆奶、蛋汤、果汁等补充部分维生素,注意每日要选多种颜色、容易消化、多样化的食物,且要注意食物的温度,不宜过热或过冷,以避免胃黏膜进一步损伤。待病情好转,再逐渐增加食物量,可将蔬菜切小切碎,水果做成果泥或适当加温,肉剁碎煮烂做成肉泥或肉末,富含维生素 E 的坚果类打成粉状调糊,避免粗糙、坚硬、大块的食物伤害胃肠道黏膜。食补后仍有维生素缺乏者,可酌情口服补充剂。

慢性胃炎患者可选择多种不同颜色的蔬菜、水果,以补充维生素 C、β- 胡萝卜素等。鱼类、肉类烹调时可切碎,不仅有利于消化吸收,减轻胃的负担,还能提供丰富的维生素 B_{12}、维生素 E 等。在选择蔬菜和水果时,注意适当减少膳食纤维的摄入,以降低对胃黏膜的损伤。食欲欠佳、进食不多的患者,可酌情补充复合维生素,改善胃肠营养。恶性贫血需终生注射维生素 B_{12}。

（六）补足饮水量

胃炎和消化性溃疡患者由于胃肠道不适,可能会影响饮水量,部分患者还有反复呕吐、出血,容易出现脱水和血容量不足。要鼓励患者多喝温开水,不能耐受者,可从少量约 50ml 开始,此后每隔 2h 补充 100~150ml。根据患者的情况也可以在开水中加适量盐或糖,但切忌喝咖啡或碳酸饮料,避免增加胃酸分泌,干扰胃肠的功能。必要时可以通过静脉营养,同时补充水、维生素和无机盐。

（七）养成良好的饮食习惯

食物在口腔中充分咀嚼,不仅能增加唾液分泌,还能减少食物对消化道的机械性刺激。因此每餐食量不宜过多,尽量细嚼,吃得细一点,慢一点,让唾液与食物充分搅拌,既有助于消化与吸收,又可减少对胃黏膜的伤害。平时应坚持规律饮食,定时早、中、晚三主餐,餐间可再另加餐。食物应多样化,避免偏食,注意补充多种营养物质。不吃霉变食物,少吃熏制、腌制、富含硝酸盐和亚硝酸盐的食物,多吃新鲜食物。少吃过于粗糙、浓烈、辛辣及过冷、过热的食物。

（八）忌酒精饮料与咖啡

酒精对胃有一定的刺激作用,喝高度酒或者较大量的低度酒,对胃部健康都有影响。慢性胃炎患者,长期喝酒会持续损伤黏膜,促进糜烂或者溃疡的产生。喝大量浓咖啡、浓茶会促进胃酸分泌,过多胃酸可刺激胃部出现不适或疼痛。辛辣刺激调味品也应适当避免。

三、营养护理

（一）营养健康教育

1. 营养教育 长期消化吸收不良、食物单一、营养缺乏均可使胃黏膜修复再生功能降低,炎症慢性化,上皮增殖异常及胃腺萎缩。应鼓励多选温和的、富有营养的、新鲜的多样化食物,提供胃黏膜充足营养,避免不利于胃肠道黏膜健康的因素,规律进食。

2. 科学烹调 烹调方法应以蒸、煮、氽、烩、炖、焖等为主,避免油炸或油煎,各种食物均应切细煮软。烹调后的食物避免偏生、偏硬,更不能选用生鱼片、醉虾、咸蟹及各种生的或半生的螺类、贝类。避免一切机械性和化学性刺激,保护胃黏膜。

3. 去除病因,积极治疗 非甾体抗炎药是导致胃黏膜损伤最常用的药物,应停服不必要的非甾体抗炎药,如确有必要服用的,可遵医嘱同时加用抑酸和保护胃黏膜的药物;进食需规律,戒烟,戒酒,少饮浓咖啡;适当休息,减轻精神压力,保持良好心理状态及充分睡眠。胃炎和消化性溃疡可能有遗传易感性,有家族史者更要注意预防。发病后应积极治疗,缓解疾病症状,促进损伤黏膜愈合,预防复发和避免出血、穿孔等并发症。有胃癌家族史、食物营养单一、常吃熏制或腌制食物的患者,需警惕肠上皮化生、萎缩及不典型增生向胃癌进展。

（二）食物选择

1. 宜用食物 根据病情选用合适食物。慢性胃炎食物选择以易消化、无刺激、富有营养为原则。主食可选用软饭、面条、米面、发糕等;副食可选用肉末、鱼丸、蒸蛋、鸡丝、虾泥等,与各种颜色多样化的新鲜蔬菜搭配,可把青菜叶、大白菜叶切成碎末,把菜梗切成菜丁,萝卜切成丝或片,清水煮后加少量油盐,或者加肉末、鸡肉丝混炒。急性胃炎或消化性溃疡急性期以流食为主,如米汤、蛋汤、红枣汤、牛奶、豆奶、豆浆、新鲜果汁等,每隔 2~3h 进餐一次;待病情缓解后可选用无渣或少渣半流食,如大米粥、小米粥、鸡蛋羹、藕粉羹、豆腐脑、面糊等,在粥中可加少量鱼末、肉末、虾泥、菜泥、鸡蛋等;待病情进一步好转或食欲增加时,再过渡到软食、普食,如软饭、馒头、花卷、软面条等,配上鱼丸、肉丸、蒸鱼、鸡丁、牛肉羹及各种颜色的新鲜蔬菜水果。

Note：

2. 忌(少)用食物　对胃肠道黏膜有损伤的食物均不宜选用。如胡椒、辣椒、辣酱、芥末、咖喱等各种辛辣调味品;冰激凌、棒冰、热汤、热饮等过冷、过热食物;番薯、玉米、芹菜、荸荠、韭菜、竹笋、藕等含膳食纤维丰富的食物;油条、油饼、炸鸡腿、炸薯条等油煎油炸类食物;年糕、糯米饭团等糯米类食物;白酒、黄酒、啤酒等各种酒类、碳酸饮料、浓咖啡、浓茶等;酱肉、腊肉、火腿、香肠、熏鱼等腌制、熏制食物;带骨带刺的食物要注意去骨去刺,坚硬的食物可以磨成粉,进食量不宜过多;土豆、番薯、甜食等产酸食物,以及生葱、生蒜、蒜苗等产气食物也要少食。

第二节　炎症性肠病

―――――――――――――――　导入案例与思考　―――――――――――――――

　　患者,女,24 岁,因"反复黏液脓血便 3 年,加重 2 周"入院,被诊断为溃疡性结肠炎(全结肠型)。患者 3 年前出现大便带血;1 年前大便带血加重(10 次 /d),伴有脓液,当地医院肠镜示"溃疡性结肠炎";2 周前便血再次加重(6~8 次 /min)。

　　体格检查:身高 162cm,体重 51kg;下腹部有压痛,肠鸣音 6~8 次 /min。

　　请思考:

　　1. 该患者的营养治疗措施有哪些?

　　2. 该患者平时饮食上应该注意哪些问题?

一、概述

　　炎症性肠病(inflammatory bowel disease,IBD)是一组病因尚未阐明的慢性非特异性肠道炎症性疾病,包括溃疡性结肠炎(ulcerative colitis,UC)和克罗恩病(Crohn's disease,CD)。炎症性肠病的发病机制可概括为环境因素作用于遗传易感者,在肠道微生物参与下引起肠道免疫失衡,损伤肠黏膜屏障,导致肠黏膜持续炎症损伤。IBD 缺乏诊断的"金标准",主要结合临床、内镜、影像学和组织病理学表现进行综合分析。UC 的主要症状为反复发作的腹泻、黏液脓血便及腹痛。起病多为亚急性,少数急性起病。病程呈慢性经过,发作与缓解交替,少数症状持续并逐渐加重。可伴有发热、营养不良等全身反应,外周关节炎、结节性红斑、坏疽性脓皮症、巩膜外层炎、前葡萄膜炎、口腔复发性溃疡等肠外表现。腹泻和黏液脓血便是本病活动期最重要的临床表现。CD 是一种慢性炎性肉芽肿性疾病,多累及末段回肠和邻近结肠,但从口腔至肛门各段消化道均可受累,呈节段性分布。以腹痛、腹泻、体重下降为主要临床表现,常有发热、疲乏等全身表现,肛周脓肿或瘘管等局部表现,以及关节、皮肤、眼、口腔黏膜等肠外损害。肠外表现与 UC 相似。青少年多见,发病高峰年龄为 18~35 岁,男女患病率相近。

二、营养治疗

　　营养不良是 IBD 患者最常见的全身症状之一,发生率可达 85%,CD 患者比 UC 患者更多见。患者可有消瘦、水肿、维生素和微量元素缺乏等症状。营养支持治疗是 IBD 治疗中的一个重要组成部分,包括日常饮食、肠内营养和肠外营养。

知 识 链 接

IBD 患者营养不良的原因

1. 由于进食可能诱发腹痛、腹泻、梗阻和出血等胃肠道症状,造成患者进食恐惧,导致营养素摄入减少。

2. 由于肠管炎症、溃疡和腹泻的影响,从肠黏膜表面丢失的营养物质增加。

3. 肠外瘘、肠内瘘及反复小肠(尤其是回肠)切除导致肠管吸收面积减少,肠内瘘形成的盲襻使细菌过度繁殖,不利于营养吸收。

4. 活动期或合并感染时的高分解代谢状态,使能量消耗增加。

5. 治疗药物(如激素、柳氮磺嘧啶等)对营养和代谢产生不良影响。

(一) 补充能量

IBD 患者营养不良的表现形式多样,其中尤以体重下降、消瘦多见。成人 IBD 患者缓解期的能量供给可与一般健康人群类似,按照 25~30kcal/(kg·d)给予,但活动期能量需求增加,能量供给也应增加 8%~10%,体温升高或者合并脓毒症时还应再酌情增加。儿童和青少年患者处于生长发育期,摄入能量除满足正常代谢需要外,还要用于追赶同龄人身高体重,每日能量供给应比正常儿童多10%~20%。部分患者由于活动量少以及使用糖皮质激素,缓解期也可表现为肥胖,尤其是儿童,这些患者应适当减少能量摄入,所以能量的供应应以体重为主要参考目标调整。

IBD 活动期,患者以进食流质膳食为宜,待病情好转后改富含营养的少渣饮食,患者可能存在乳糖不耐受,建议给予无乳制品配方饮食,必要时可考虑全肠外营养支持治疗。缓解期,应选择富含营养、清淡、无刺激、细软、易消化的低渣食物,可以少食多餐,保证足够的能量摄入。

(二) 适量蛋白质、脂肪、碳水化合物

高脂肪、高蛋白质膳食含有较多抗原,易诱发变态反应,还能促进肠道黏膜致炎因子的产生,抑制抗炎因子的产生,破坏肠黏膜免疫平衡,同时还会损伤肠黏膜屏障,有利于病原体及抗原诱导肠黏膜免疫系统和机体免疫系统产生过激的免疫应答,因此,不宜进食高脂肪、高蛋白质膳食。

IBD 患者常有消瘦、脂肪吸收不良,疾病后期还会伴水肿。因此,蛋白质、脂肪和碳水化合物供给量也不宜过少,能量供应以清淡易消化的碳水化合物食物为主,但蛋白质供给量可达到 1.0~1.5g/(kg·d),根据氮平衡、白蛋白、总蛋白情况酌情增减。低脂制剂能够提高肠内营养诱导 CD 缓解的效果,但长期限制脂肪摄入可能导致必需脂肪酸缺乏,应注意控制使用时间。IBD 活动期建议减少膳食纤维的摄入。

(三) 补充维生素和无机盐

IBD 患者维生素和无机盐缺乏很常见,病史长者尤其明显。如回肠病变、回肠切除、药物使用等常导致维生素 B_{12} 和叶酸缺乏。脂肪和脂溶性维生素吸收不良,血 25(OH)D_3 浓度降低。腹泻造成不同程度的钾、镁、钙和磷丢失。维生素 D 不足加剧钙丢失,可出现骨质减少或骨软化,如使用激素更会加重骨质减少。另外,缺铁性贫血、儿童 CD 缺锌等也很普遍。建议患者根据检查结果补充维生素和无机盐,以弥补摄入的不足。

(四) 肠内营养和肠外营养

1. 肠内营养(EN)　根据"只要肠道有功能,就应该使用肠道,即使部分肠道有功能,也应该使用这部分肠道"的原则,首选 EN。目前,放置空肠营养管缓慢滴注营养素的方法得到越来越多的应用。EN 诱导儿童和青少年活动期 CD 的缓解率与激素相当,还能促进深度缓解和肠黏膜溃疡愈合,并促进生长发育。因此,儿童和青少年 CD 诱导缓解推荐首选 EN。生长发育迟缓或停滞的儿童,同样推荐以 EN 维持缓解。EN 能够诱导成人 CD 缓解,但疗效不如激素,且成人对 EN 依从性差,因此 EN 可作为成人活动期 CD 药物治疗无效或禁忌时(如激素无效、不耐受或骨质疏松)作为诱导缓解的替代治疗。不推荐使用 EN 诱导或维持 UC 缓解。

(1) EN 方法:包括全肠内营养(total enteral nutrition,TEN;exclusive enteral nutrition,EEN)和部分肠内营养(partial enteral nutrition,PEN)。TEN 指营养完全由 EN 提供,不摄入普通饮食。PEN 指在进食的同时补充 EN,PEN 进食和管饲的量根据患者营养状况和耐受情况酌定。EN 用于纠正营养不良时,可用 TEN,也可用 PEN,直至营养正常。EN 用于围手术期治疗时,时间不应少于 10~14d。EN 用于诱导活动期 CD 缓解时,推荐采用 TEN(诱导缓解率高于 PEN):儿童和青少年患者推荐疗程 6~12 周,成人 4~6 周。EN 用于维持 CD 缓解时,可以采用 TEN 或 PEN。考虑到使用 TEN 时,管饲对日间活动的影响,以及患者对长期禁食的抗拒,可以采用 PEN 维持缓解,病情活动时转为 TEN。PEN 的推荐量为每日总能量需求的 50% 以上。PEN 常用方法:在正常饮食基础上口服补充;白天正常进食,夜间鼻饲半量 EN;每 4 个月中 1 个月进行 TEN。

(2) EN 途径:口服补充 EN 对胃肠道功能要求较高,患者依从性也较差,因此口服补充超过 600kcal/d 时建议管饲。管饲方法包括鼻胃管、鼻肠管、经皮内镜下胃造口和手术胃造口等。预计管饲时间在 4 周内时,建议使用鼻饲管;如超过 4 周或患者不耐受,推荐选择经皮内镜下胃造口。鼻胃管操作简单,适用于绝大多数患者。建议采取持续泵注的方法进行管饲:与间断输注相比,持续泵注能够提高胃肠道耐受性,改善吸收,增加输注量,减少 EN 并发症。管饲时为避免反流,卧床患者应处于头高足底位(30°~40°)。喂养应从较低速度开始(25ml/h),根据耐受情况在 48~72h 内逐渐增加至目标量。管饲期间应监测胃排空情况,避免呕吐和误吸。

(3) EN 制剂:包括整蛋白配方、低聚(短肽)配方或氨基酸单体(要素膳)配方。这 3 类配方的营养疗效并无明显差异,但不同个体、不同情况对不同配方的耐受性可能不同,如肠功能不全患者建议使用要素膳或低聚配方。

2. 肠外营养(PN) EN 存在禁忌或 TEN 供给量低于每日总能量需求的 60%,且持续 3 天以上时,应补充肠外营养,常见于不全性肠梗阻、肠动力障碍、围手术期、高流量肠外瘘或高位肠造口等患者。

(1) PN 途径:PN 输注可以通过经外周静脉向中心静脉置管或中心静脉穿刺置管,前者并发症少,应为首选。建议选择右侧锁骨下途径进行中心静脉置管。股静脉置管容易污染、形成静脉血栓;而高位颈内静脉置管不好护理,容易污染,都不推荐。中心静脉置管宜在 B 超引导下进行,置管成功后必须影像学检查,确定部位合适并排除并发症后方可使用。

(2) PN 制剂配方:氮量按照非蛋白质能量:氮量 =(100~150)kcal:1g 的比例提供。总能量构成中,脂肪应占非蛋白质能量的 30%~50%。不推荐使用 ω-6 PUFA 作为唯一的脂肪来源,可选择中长链脂肪乳剂或含有 ω-9 PUFA 的脂肪乳剂。

三、营养护理

(一)营养健康教育

1. 强调营养支持治疗的重要性 营养不良会降低 IBD 患者的抗感染能力,影响手术切口和肠吻合口的愈合,延长其住院时间,增加手术并发症发生率和病死率,降低生活质量。营养不良也是 IBD 儿童和青少年生长发育迟缓和停滞的主要原因。营养支持治疗能够改善患者营养状况,提高生活质量,减少手术并发症,还能改善 IBD 对药物治疗的反应性,诱导和维持 CD 缓解,促进黏膜愈合,改善自然病程,应该予以重视。如有手术指征的患者合并营养不良或有营养风险时,应先纠正营养不良,以降低手术风险和术后复发率。生长发育迟缓或停滞在儿童和青少年 CD 中相当普遍,营养支持治疗具有促进生长发育的作用,而激素不具备这一优势,因此营养支持治疗是基础。

2. 营养筛查和营养治疗并发症护理 IBD 患者常合并营养不良,护理人员应重视 IBD 患者的营养风险筛查和营养管理。IBD 营养管理过程中可能会产生一系列并发症,如胃肠道并发症、导管相关并发症、感染性并发症、代谢性并发症、脏器功能损害如相关性肝损害等。PN 和 EN 的并发症都重在预防,操作过程中必须严格遵循相关规范,并在全流程中密切监测患者情况。

(二)食物选择

1. 宜用食物 酌情进食营养丰富、细软、易消化的食物。流质膳食如米汤、蛋花汤、藕粉,以及富含维生素的果汁如番茄汁、橘子汁等;半流质膳食如米粥、麦片粥、馄饨、面条、鸡蛋羹等。根据病情可逐步过渡到软食和普食,恢复期食物宜多样化、富有营养,瘦猪肉、鸡、鸭、鱼等都可食用。

2. 忌(少)用食物　包括生冷、油腻及刺激性强的食物,如生冷瓜果、凉拌菜、肥肉、高脂点心、油炸食物、辣椒、烈酒、芥末等;高膳食纤维食物如芹菜、笋等;坚硬食物和海鲜;豆奶、牛奶、红薯、萝卜、蔗糖等容易产气的食物。

第三节　胆囊炎与胆石症

―――――――――――――――――　导入案例与思考　――――――――――――――――――

患者,男,32岁,因"右上腹痛1d伴呕吐"入院,被诊断为胆囊炎。患者入院前1d因进食油腻食物后出现右上腹疼痛,呈阵发性,伴恶心呕吐,呕吐为胃内容物。

体格检查:身高172cm,体重75kg;右上腹有轻压痛,墨菲征(+/−)。

辅助检查:腹部B超示胆囊炎、胆囊多发性结石。

请思考:

1. 该患者的营养治疗措施有哪些?

2. 该患者平时饮食上应该注意哪些问题?

一、概述

胆囊炎(cholecystitis)与胆石症(cholelithiasis)是胆道系统的常见病和多发病,二者常同时存在,且互为因果。胆囊炎常是胆囊结石的并发症,也可继发于胆管结石和胆道蛔虫等疾病,胆管阻塞、化学性刺激和细菌感染是常见原因。胆石症指胆道系统包括胆管和胆囊在内的任何部位发生结石的疾病,目前已经由以往的以胆管的胆色素结石为主转变为以胆囊的胆固醇结石为主,胆石类型和部位的改变与饮食结构的变化及胆道蛔虫和胆道感染发生率显著降低有关。胆石症发病的危险因素除了传统的危险因素(包括年龄、女性、肥胖、糖尿病、高血压和家族遗传倾向);还包括环境因素,主要为饮食结构及饮食习惯不良,特别是与喜食油腻食物有关。胆囊炎与胆石症的主要临床表现为腹痛、寒战发热、黄疸、恶心、呕吐、腹胀、食欲下降。慢性胆管炎与胆管结石临床表现则不典型。

二、营养治疗

胆囊炎与胆石症是可防可治的慢性疾病,患者调整膳食结构,适当限制脂肪和胆固醇的摄入,保证每日摄入足量的水和膳食纤维,有助于减轻症状、缓解病情发展。

(一) 急性期

急性期应暂禁食,使胆囊得到充分休息,尽量减少胃肠道对胆囊收缩的刺激。此时的营养支持方式可选用肠外营养,经静脉输注脂肪乳、葡萄糖、复方氨基酸、微量营养素,以满足急性期的营养需要。疼痛缓解后,根据病情循序渐进地调配饮食,可先给予清淡的低脂、低胆固醇、高碳水化合物流质,如米汤、藕粉、豆浆等食物,病情好转后再给予低脂半流食或低脂、少渣软食。

(二) 慢性期

1. 限制能量摄入　长期能量摄入过多可致超重或肥胖,胆石症多见于肥胖、血脂异常的患者。一般来说,体重增加,肝胆固醇的合成也增加。人体不能将过剩的胆固醇转化为胆汁酸,而是仍以胆固醇的形式存在胆汁中,这可能是胆石症形成的主要原因,因此,平时限制能量摄入非常重要。根据情况可给予正常或稍低于正常所需的能量,肥胖者更应严格限制能量摄入,减轻体重。

2. 适量蛋白质　蛋白质摄入过多会增加胆汁分泌,影响病变组织恢复,同时很可能脂肪和胆固醇摄入量也增加,容易发生胆固醇结石。蛋白质摄入过少不利于受损胆管组织的修复,而且容易发生胆红素结石。建议蛋白质按标准体重 1.0~1.2g/(kg·d) 摄入,既可以保证人体内的正氮平衡,又能间接预防胆囊炎与胆石症。蛋白质供给应以生物价高且脂肪含量低的优质蛋白质来源食物为宜,如鱼虾类、瘦猪肉、兔肉、鸡肉,以及富含磷脂、对预防胆石症有一定作用的大豆及其制品。

3. 限制脂肪和胆固醇摄入　脂肪的摄入量和胆囊炎、胆石症的病情直接相关。高脂饮食能促进胆汁分泌,具有很强的刺激胆囊收缩的作用,患者因胆汁分泌障碍,胆囊收缩功能差,脂肪消化吸收受到影响,摄入过多的脂肪特别是动物性脂肪,会促进缩胆囊素分泌,使胆囊收缩,诱发胆囊炎与胆石症的急性发作。因此,应该改变喜食油腻食物的习惯,清淡饮食,多选用植物性食物,减少烹调油用量,烹调油宜选植物油,不用动物油。烹调方式以蒸、煮、炖、小炒为主,避免用油炸、油煎方法。如鸡蛋可选鸡蛋羹或水煮蛋,而不宜选煎蛋。

膳食胆固醇能对肝的胆固醇分泌量产生直接的影响。胆固醇摄入过多则胆汁中胆固醇浓度增高,易发生胆道胆固醇结石,因此应控制摄入量。特别是血胆固醇水平偏高的患者,应少食高脂肪、高胆固醇的动物性食物,如猪油、肥猪肉、肥鹅、动物内脏等。增加摄入富含磷脂的食物或口服卵磷脂、提高胆汁中磷脂/胆固醇的比值,可能有助于预防结石的形成。

4. 保证碳水化合物供给　碳水化合物摄入过多会导致超重、肥胖。特别是已经超重或肥胖的患者,应该减少主食和游离糖的摄入。但碳水化合物能增加糖原储备、保护肝、发挥节约蛋白质作用,而且易于消化、吸收,对胆囊的刺激作用较脂肪和蛋白质弱。胆囊炎、胆石症患者由于限制了脂肪摄入,在维持理想体重的前提下应增加碳水化合物供能的比例,特别应多摄入富含膳食纤维的多糖类食物,如燕麦、玉米、甘薯、蔬菜等;应限制单糖和双糖如砂糖、葡萄糖等;合并高脂血症、冠心病、肥胖的患者更应严格限制。

5. 合理补充维生素　维生素 A 有助于预防胆石症,也有助于病变胆道的修复,平时可多摄入富含 β- 胡萝卜素的食物。维生素 K 对内脏平滑肌有解痉镇痛作用,不仅能缓解胆囊、胆管痉挛和胆石症引起的疼痛,还能促进胆汁排泄。B 族维生素、维生素 C 也有利于胆道的功能康复。患者因限制脂肪的摄入,可能会影响脂溶性维生素的吸收与储存,可酌情补充。

6. 增加水和膳食纤维摄入　胆囊炎与胆石症患者每日应多饮水,以稀释胆汁,促使胆汁排泄,这是预防胆囊炎与胆石症发生和复发的关键。日饮水量以 1 500~2 000ml 为宜,推荐以白开水或茶水为主,不喝或少喝含糖饮料。膳食纤维能促进胆盐排泄,抑制胆固醇吸收,同时还能刺激肠蠕动,促使肠内产生的吲哚、粪臭素等有害物质排出,减少胆石症的患病率和复发率。平时应多食用新鲜的蔬菜及菌藻类食物如香菇、黑木耳等以增加膳食纤维的摄入。

7. 节制饮食、定时定量　暴饮暴食、进食高脂肪餐是胆石症或胆囊炎发作的主要诱因;不按时进餐,或者全日只吃 1~2 餐者,空腹时间过长,胆汁在胆囊内过度浓缩,也是胆石形成的一个重要原因;不清洁的饮食易引起肠道蛔虫病引发胆道梗阻,也可促进胆石的形成;食用辛辣刺激性食物、调味品和饮酒可促使缩胆囊素产生,促进胆囊收缩,使胆总管括约肌不能及时松弛排出胆汁,引发胆石症或胆囊炎。因此,饮食要有规律,定时定量,避免过饱或过饥。除一日三餐规律进食外,还可适当加餐,以刺激胆道分泌胆汁,防止胆汁淤积,但加餐量应从三餐总能量中分出。食物应清洁卫生,预防因不洁食物摄入导致肠道寄生虫感染;同时还需戒酒,少食用辛辣刺激性食物、调味品。

三、营养护理

(一)营养健康教育

1. 鼓励低脂饮食　胆囊炎与胆石症可防可治,关键是平时要低脂清淡饮食。少食油腻食物,特别是少食动物脂肪如肥肉、猪油等,可有效减少胆囊炎与胆石症的急性发作,烹调油用量也需控制,不能选用动物油,在食用禽、畜等肉汤时,上层油脂应冷冻后弃去。护理人员应耐心与患者沟通、交流,鼓励患者纠正喜好油腻食物的习惯,鼓励多吃植物性食物或间断性吃素。

2. 树立正确的生活方式　除了低脂饮食,患者还应规律进食,特别是每日定时进食早餐,节假日时特别要注意不暴饮暴食,不过多喝酒或酗酒。调整膳食结构、改变生活习惯、加强运动锻炼、维持正常体重都是防治胆囊炎与胆石症的重要措施。

(二)食物选择

1. 宜用食物　包括粗粮如土豆、红薯与玉米等;豆类及其制品如豆腐、豆腐干、千张等;新鲜的深色蔬菜如菜心、西蓝花、西芹、胡萝卜、番茄、青椒、茄子等;水果如香蕉、苹果等;菌菇类如香菇、鸡腿菇、黑木耳等;鱼虾类、瘦肉类可酌情选用。

2. 忌(少)用食物　包括高脂肪食物如肥肉、动物油和油煎、油炸食品;高胆固醇食物如动物脑、肝、肾等内脏和蛋黄、鱼子、蟹黄等;辛辣和刺激性强的食物如辣椒、胡椒、咖喱、芥末、浓茶和咖啡等。少进食过酸食物,如山楂、杨梅、醋等,以免诱发胆绞痛。戒酒;限制烹调油用量,选用植物油;烹调时以蒸、煮、汆、烩、炖、焖等方式为宜,禁用油煎、油炸、爆炒、滑熘等烹调方式。

第四节　肝　硬　化

导入案例与思考

患者,男,61岁,因"呕血 2h"入院,被诊断为肝硬化、腹水。患者有乙肝病史多年,去年 5 月份在当地医院诊断为"肝硬化失代偿期"。患者 2h 前进食晚餐后出现恶心,呕出鲜红色血液,量约 300ml。

体格检查:身高 175cm,体重 68kg;慢性病容,有肝掌,腹部移动性浊音(+)。

辅助检查:总蛋白 48.1g/L,谷丙转氨酶 120U/L,乙型肝炎表面抗原(HBsAg)、乙型肝炎核心抗原(HBcAg)阳性;胃镜示食管中下段静脉曲张;B 超提示肝硬化、中等量腹水。

请思考:

1. 该患者的营养治疗措施有哪些?

2. 该患者平时饮食上应该注意哪些问题?

一、概述

肝硬化(liver cirrhosis)是各种慢性肝病进展至以肝慢性炎症、弥漫性纤维化、假小叶、再生结节和肝内外血管增殖为特征的病理阶段,代偿期无明显症状,失代偿期以门静脉高压和肝功能减退为临床特征。导致肝硬化的病因有 10 余种,我国目前仍以乙型肝炎病毒、丙型肝炎病毒为主;在欧美国家,酒精及丙型肝炎病毒为多见病因。肝炎病毒、脂肪性肝病、免疫疾病及药物或化学毒物为肝硬化的常见病因。

肝硬化起病隐匿,病程发展缓慢,肝功能代偿期大部分患者无症状或症状较轻,可有腹部不适、乏力、食欲减退、消化不良和腹泻等症状,多呈间歇性,常于劳累、精神紧张或伴随其他疾病而出现。休息及助消化的药物可缓解。失代偿期症状较明显,主要有肝功能减退和门静脉高压等临床表现,表现为食欲减退、恶心、厌食、消瘦、乏力、黄疸、出血、贫血、水肿、腹腔积液、脾功能亢进等,其中腹腔积液是失代偿期最突出的临床表现。后期常可因并发上消化道出血、肝性脑病、继发感染等导致患者死亡。

二、营养治疗

肝硬化患者往往有食欲减退、恶心、厌食等消化系统表现。由于肝功能减退,肝合成白蛋白减少,再加上长期少量出血,以及食管胃底静脉曲张破裂出血、细菌性腹膜炎等并发症的发生,肝硬化患者的营养状况和肝功能进一步恶化,导致生存率下降,因此对肝硬化患者进行营养支持治疗很有必要。

(一) 提供适宜能量

由于门静脉高压时胃肠道淤血水肿、消化吸收障碍和肠道菌群失调等因素,故肝硬化患者常有食欲减退、恶心、厌食、消化不良、呕吐、腹泻、低热等症状;由于营养素摄入减少,需要量和丢失量增加,能量代谢处于负平衡状态,不利于肝细胞的修复和再生,故还会增加蛋白质的消耗。肝功能代偿期,休息及助消化的药物可缓解,患者营养状态尚可。失代偿期营养状况一般较差,可表现为消瘦、乏力、精神不振、贫血、皮肤干枯或水肿,甚至可因衰弱而卧床不起。

考虑到肝硬化患者强调休息,如果患者能量摄入过多也容易营养过剩,引起肥胖症、糖尿病、脂肪肝等并发症,加重肝负担,影响疾病的治疗和预后,因此,肝硬化患者的能量供给量按 35~40kcal/(kg·d) 或 1.3 倍的静息能量消耗(REE)测量值供给。肥胖患者可以在保证足够的蛋白质摄入量 >1.5g/(kg·d) 的情况下,全日减少能量 500~800kcal,以实现体重减轻 5%~10% 且不损害蛋白质储备。由于患者常有消化不良,因此应提供肝硬化患者易消化、产气少的粮食为主,可适当多吃主食、蔬菜水果和动物性食物。每日三餐能量按各 1/3 或按 1/5、2/5、2/5 比例提供。肠内营养是机体获得能量的最好方式,对肝功能的维护、防止肠源性感染十分重要。只要肠道尚可用,应鼓励肠内营养,减少肠外营养。

(二) 酌情增加蛋白质摄入

肝硬化患者因消化道症状,常影响动物性食物的摄入,而肝细胞合成白蛋白的能力又下降,机体容易出现负氮平衡,可发生低蛋白血症而引起水肿、腹水。另外,机体免疫球蛋白、补体、凝血系统等蛋白质合成不足,患者易出现乏力、感染、消化道出血等症状。

为避免出现负氮平衡和低白蛋白血症,肝硬化患者可适当增加蛋白质摄入,对合并感染、腹水、消化道出血者更应注意补充,以维持正氮平衡、血容量和血浆胶体渗透压,促进肝细胞的修复和再生。蛋白质供给可达 1.2~1.5g/(kg·d),优质蛋白占 1/2~2/3,鼓励多食用鱼类、瘦肉类、大豆类与乳类,必要时可适量选用蛋白粉。食欲减退、食物不耐受者,可给予助消化的、蛋白质已水解为短肽的肠内营养剂。

肝性脑病是肝硬化最严重的并发症,也是最常见的死亡原因,而氨是促发肝性脑病最主要的神经毒素。肝衰竭或有肝性脑病先兆时,为减少氨和假性神经递质的产生,应限制蛋白质的摄入。蛋白质摄入过多,经肠道细菌分解产氨增加(消化道是产氨的主要部位),肝衰竭时,肝对氨的代谢能力明显减退,使血氨增高,诱发肝性脑病。

因此,肝功能严重减退的患者,不应过多摄入蛋白质;因摄入蛋白质含能够产生假性神经递质的芳香族氨基酸较少,且所含的膳食纤维被肠道细菌酵解产酸后有利于氨的排出,故应以植物蛋白为好。肝性脑病蛋白质供给量为 0.5~1.2g/(kg·d)。膳食蛋白质不耐受的患者,可口服支链氨基酸补充剂以改善神经精神症状并达到所推荐的氮摄入量。反复出现肝性脑病或持续肝性脑病的患者,可摄入富含植物蛋白和乳白蛋白为氮源的食物,避免肉类来源的蛋白质摄入。

(三) 提供适量脂肪

脂肪摄入过少,会影响食欲和某些营养素的吸收,但脂肪摄入也不宜过多。因为肝硬化时,胆汁合成、分泌减少,患者对脂肪耐受性差,稍进食油腻食物即容易腹泻,而且胆固醇等的代谢需要肝参与,脂肪摄入过多会加重肝负担,甚至引起脂肪肝,不利于肝细胞的修复和再生。因此,患者饮食宜清淡、易消化,不应过于油腻。

脂肪的选择应以不饱和脂肪酸为主,少用或限用饱和脂肪酸。可以交替选用富含不饱和脂肪酸的植物油,如豆油、花生油、芝麻油、菜籽油等。鱼类富含多不饱和脂肪酸,营养丰富,也可适当摄入,但要注意防止鱼刺划破曲张的食管胃底静脉引起大出血。油炸食品脂肪含量高,且太过坚硬,有可能划破静脉,也应避免。

（四）提供足量的碳水化合物

肝硬化患者消化系统功能差,碳水化合物食物摄入量减少,可导致营养不良。碳水化合物不足,机体会消耗蛋白质供能,进一步加重肝负担;动员脂肪供能时,如产生酮体过多又不能被充分利用,易引起酮症酸中毒。患者由于肝功能受损,肝糖原合成减少,肝糖异生作用减弱,肝对胰岛素灭活能力也下降,加上食欲差,容易产生低血糖,应注意鉴别低血糖昏迷和肝性脑病。部分患者由于肝纤维化病变和/或门体分流,常出现胰岛素抵抗及糖耐量异常,最终发展为糖尿病。

富含碳水化合物的食物不但可以提供能量、丰富的维生素和无机盐,还能增加糖原储备,预防低血糖,防止毒素对肝细胞的损害,而且还有节氮作用,可促进肝利用氨基酸修复肝细胞,对低蛋白血症也有防治作用。因此患者能量供给应以碳水化合物食物为主,可经常轮换选择米饭、面条、馒头、饺子、米粉等主食。并发糖尿病者应注意糖尿病饮食,以延缓并发症的发生发展。

（五）及时补充无机盐

食物摄入减少、消化功能障碍、利尿、大量放腹水、腹泻和继发性醛固酮增多均是导致电解质紊乱的原因,常见血钾、钠、锌、钙、镁、铁等下降。不同患者无机盐失衡种类和程度不同,应根据个体情况注意监测和补充,特别应避免低钾血症和低钠血症。伴腹水者进食低钠或无钠饮食,需注意血钠水平和有无低钠血症的表现,应用利尿药时要注意血钾水平。部分患者因肝合成凝血因子减少、脾功能亢进和毛细血管脆性增加,常有少量出血(鼻出血、牙龈出血、皮肤紫癜等),再加上铁摄入少,对铁吸收、利用障碍,可出现贫血,需注意铁和血红蛋白指标。肝硬化患者钙、锌、镁缺乏也较为常见,应注意监测,酌情补充。

（六）全面补充维生素

患者进食量不足,或者因食管静脉曲张时摄入蔬菜和水果的种类和数量受限,容易发生维生素缺乏。患者平时要均衡饮食,从食物中摄入足量的各种维生素,如 B 族维生素、维生素 C、叶酸及维生素 A、D、E、K 等,以抵抗毒素对肝细胞的损害,保护肝细胞。必要时也可补充维生素制剂。

（七）酌情限制食盐和液体摄入量

肝硬化患者大量血液滞留于外周扩张的血管,有效循环血容量下降(腹水形成后进一步加重)激活交感神经系统、肾素-血管紧张素-醛固酮系统,导致肾小球滤过率下降及水钠重吸收增加,发生水钠潴留。患者应以低盐饮食为宜,未行经颈静脉肝内门腔分流术(TIPS)的腹水患者,每日食盐 1.5~2g,入水量 <1 000ml,如有低钠血症,则应限制在 500ml 以内,轻者可通过限水改善。由于氯化钠可加重腹水,故不推荐静脉补充,可酌情静脉输注白蛋白。一般每放腹水 1 000ml,也应输注白蛋白 80g。多数经颈静脉肝内门腔分流术后的患者可无须限盐、限水。

三、营养护理

（一）营养健康教育

1. **肝病健康教育**　肝硬化患者不宜进行重体力活动及高强度的体育锻炼,代偿期可从事轻体力活动,失代偿期应多卧床休息。了解肝硬化原因,积极治疗原发病,定期复查,但要避免不必要的过度治疗,切忌病急乱投医,不用不必要的、疗效不明确的药物和不正规的中药偏方,各种保健食品、解热镇痛复方感冒药、镇静催眠药需在医师指导下慎重使用,以免引起药物性肝损伤,加重肝负担。保持情绪稳定,减轻心理压力。乙肝及丙肝患者可以与家人、朋友共餐,但不宜共用剃须刀等可能有创的生活用品。

2. **营养评估**　了解患者面色、精神状况、食欲、贫血、腹水等,定期复查肝功能、血糖、血脂、体重,评估病情;患者常因摄入不足、大量放腹水、利尿、呕吐、腹泻等原因,导致水电解质和酸碱平衡失常,应注意出入量平衡,必要时记录 24h 出入量。

3. **营养教育**　肝是各种营养素的重要代谢器官,肝细胞损害可导致营养素代谢紊乱,营养素代谢紊乱又会加重肝细胞损害。护理人员应指导患者合理营养,选用易消化、富有营养的食物。烹饪方式以蒸、煮、烩、炖等为主,注意食物的色、香、味、形,以增进食欲。平时应规律饮食,不过饱过饥。清淡饮食,保持大便通畅,不要用力排便。避免不洁饮食。合并腹水时限制钠和水的摄入,以及卧床休息是治疗的基础。部分轻、中度腹水患者经限钠饮食,可发生自发性利尿而使腹水消退。已有食管胃底静脉曲张者,进食不宜过快、过多,食物不宜过于辛辣、坚硬和粗糙,在进食带骨、刺的食物时,应注意避免吞下骨或刺。由于酒精代谢产物乙醛等对肝功能影响大,故患者应该严禁饮酒。肝硬化常伴有糖尿病、胆石症等,也应注意这些疾病的饮食营养问题。鉴于肝硬化患者病情复杂,临床表现不一,辅助检查较多,护理人员要努力学习医学与营养学相关知识,做好患者不同时期的营养评估和个性化营养指导,促进患者肝修复,改善其临床症状。

（二）食物选择

1. 宜用食物　包括富含碳水化合物的食物如米饭、粥、花卷、馒头、面条、包子、馄饨、饺子、藕粉、南瓜、土豆、芋芳、山药等;新鲜的蔬菜和水果如番茄、青菜、黄瓜、萝卜、豌豆、葫芦、苹果、香蕉等。蛋白质来源视肝功能情况来定,肝硬化早期可适当多摄入动物性食物,如鸡蛋、牛奶、鱼、虾、瘦猪肉、牛肉、鸡肉、鸭肉等,肝衰竭或有肝性脑病先兆时宜以植物蛋白为主。

2. 忌(少)用食物　忌饮各种酒及含酒精的饮料;肝功能减退或有肝性脑病时应限制蛋白质,特别是富含芳香族氨基酸的动物性食物如猪肉、牛肉、羊肉等;忌油腻食物和胡椒粉、辣椒、芥末等辛辣刺激性调味品。食管静脉曲张者避免进食坚硬、油炸、粗糙的食物,包括韭菜、竹笋、芹菜、豆芽等含膳食纤维多的食物,以免机械性损伤引起静脉破裂大出血。腹水患者限制水和钠的摄入。

第五节　急性胰腺炎

———————————————— 导入案例与思考 ————————————————

患者,女,55岁,因"中上腹疼痛5h"入院,被诊断为急性胰腺炎。患者5h前饮酒后突发中上腹剧烈疼痛,伴恶心、呕吐,呕吐物为胃内容物和胆汁。

体格检查:身高159cm,体重66kg;腹肌紧张,明显压痛、反跳痛。

辅助检查:血淀粉酶535U/L、白细胞12×10^9/L、中性粒细胞89%;腹部CT示胰腺肿大;腹部B超示胰内光点增多、增粗、增强,分布均匀。

请思考:

1. 该患者的营养治疗措施有哪些?

2. 该患者平时饮食上应该注意哪些问题?

一、概述

急性胰腺炎(acute pancreatitis,AP)是多种病因导致胰腺组织自身消化所致的胰腺水肿、出血及坏死等炎症性损伤。胆石症和胆道感染是急性胰腺炎的主要病因。酒精、胰管阻塞、十二指肠降段疾病、腹腔手术与腹部钝挫伤等损伤胰腺,代谢障碍、药物、过度进食等也是胰腺炎的常见病因。患者发病前多有暴饮暴食、酗酒史。临床以急性上腹痛、血淀粉酶或脂肪酶升高为特点。多数患者病情轻,预后好;少数患者可伴发多器官功能障碍及胰腺局部并发症,死亡率高。根据临床表现,可分为急性水肿型胰腺炎和急性出血坏死型胰腺炎。

二、营养治疗

患者因剧烈上腹痛伴恶心、呕吐、发热等无法进食进水,如不及时治疗,很容易出现脱水、酸中毒、休克等严重表现,对生命造成威胁。急性胰腺炎初期,禁食是必要而有效的基础治疗,当病情稳定后,合理的营养治疗不仅可及时纠正体内水、电解质和营养素代谢紊乱,还能促进胰腺组织的修复,有助于减轻临床症状和患者痛苦,促进患者早日康复。

（一）适宜能量

食物是胰液分泌的天然刺激物,起病后大部分患者需短期禁食,降低胰液分泌,减轻自我消化。必要时需胃肠减压,有助于减轻腹胀,当患者没有胃内容物潴留时,可停止胃肠减压。轻症急性胰腺炎,短期禁食如4~5d 内能够快速恢复,期间通过静脉补液提供能量。重症急性胰腺炎,很多患者在1周内都不能正常进食,在肠蠕动尚未恢复前,应先予以肠外营养。以体重为基础计算,轻症患者,初期能量供给 25~30kcal/(kg·d),中、重症急性胰腺炎患者的能量可增至 35kcal/(kg·d)。当病情缓解时,应尽早过渡到肠内营养,有助于肠黏膜屏障的修复。恢复饮食应从少量、无脂、低蛋白饮食开始,逐渐增加食物种类和蛋白质摄入量,直至恢复正常饮食。

（二）适量蛋白质

急性胰腺炎患者因大量炎性渗出、肝损伤常导致白蛋白减少,短期禁食阶段无法摄入食物,可考虑静脉补充白蛋白,以提高机体免疫力,维持血浆胶体渗透压。重症急性胰腺炎,在肠蠕动尚未恢复前,可先予肠外营养每日补充蛋白质 1.2g/(kg·d)左右。待病情好转允许进食时,先给低蛋白流质或半流质,再逐渐增加蛋白质摄入量,如搭配牛奶、豆奶、蛋汤等。低蛋白血症者也可以口服适量蛋白粉。当病情进一步好转再过渡到普食,可适当多选鱼虾类、瘦肉类、禽肉类、蛋类等富含优质蛋白质的食物,但应避免过量的高蛋白饮食。

（三）限制脂肪摄入

急性胰腺炎患者血甘油三酯高,既是胰腺炎的病因,也可能是其结果。起病后短期禁食期间,饥饿状态导致体内脂肪分解代谢加强,血清游离脂肪酸和酮体增加,可通过尿酮体了解脂肪的代谢情况。必要时可静脉输注脂肪乳剂,输注时要注意监测甘油三酯的指标变化情况。待患者病情好转,允许进食,初期应从无脂饮食开始,待血尿淀粉酶指标全部恢复正常后,可逐步调整为低脂饮食。尤其是原有胆囊炎与胆石症的患者,为避免病情反复与加重,更要严格控制脂肪类食物,平时应避免过量的高脂饮食,多采用蒸、煮、烩、炖等用油少的烹调方法。

（四）酌情供给碳水化合物

疾病应激使人体能量需要量增加,患者发病初期处于禁食状态,此时人体蛋白质分解代谢和糖异生增强,再加上胰腺损伤坏死、胰岛素释放减少、胰高血糖素释放增加,患者往往容易出现高血糖现象,血糖（无糖尿病病史）可 >11.2mmol/L。临床处理时,需急测血糖,根据结果决定胰岛素使用剂量。发病初期禁食,可选用静脉营养,溶液种类和用量根据患者病情而定,同时严密观察血糖水平。待病情缓解且稳定后,先给予流质、半流质膳食,再逐步过渡到软食、普食。

（五）补充微量营养素

患者由于禁食、应激状态的异常消耗、肾功能受损、内环境紊乱等因素,常有维生素和电解质水平异常。由于胰腺坏死、钙离子内流入腺泡细胞,血钙可小于 2mmol/L,血钠、血钾也常有异常。应根据血液电解质水平补充钾、钠、钙、镁、磷,同时注意补充维生素 B_1、维生素 B_6、维生素 C 等。疾病初期禁食情况下,一般在静脉输液中均会补充钾、钠、氯等元素;患者如有低钙症状,可用 10% 葡萄糖酸钙静脉注射;如有低钾血症,可加 10% 氯化钾静脉滴注,但需控制浓度与速度,避免静脉补充时出现静脉疼痛与其他不良反应。不能选用 10% 氯化钾静脉注射,以免发生心脏骤停。水溶性维生素体内不易储存且容易排出,可在静脉补液中加入维生素 B_6 和维生素 C 等。当患者病情稳定可以摄食后,可酌情应用膳食补充剂。平时长期脂肪泻患者更应注意补充脂溶性维生素及维生素 B_{12}、叶酸,并适当补充各种无机盐。

三、营养护理

(一)营养健康教育

1. 营养评估 观察患者临床表现,如精神状况、食欲等,定期复查血糖、白蛋白、尿素氮、肌酐、血甘油三酯、血钙、血钠、血钾、体重,评估病情;患者常有水电解质和酸碱平衡失常,应注意出入量,根据尿液、血压等调整补液量和补液速度,必要时记录24h出入量。

2. 营养教育 患者的饮食内容和数量与胰腺负担相关,通过饮食调理可以有效预防急性胰腺炎复发。要劝说患者不暴饮暴食、不酗酒;避免过量高脂、高蛋白饮食;戒烟、戒酒;寻找并去除病因,积极治疗胆、胰腺疾病;对同时患有胆囊炎与胆石症的患者,平时需坚持低脂饮食。

(二)食物选择

1. 宜用食物 禁食结束后可配无脂的纯碳水化合物流质膳食,如米汤、枣汤、稀藕粉、新鲜果汁、菜汁等,再根据患者病情逐渐增加食量和蛋白质、脂肪的量,如蛋汤(先不加蛋黄)、豆奶等。在康复期,主食可选用面条、面片、米线、白米粥、黑米粥、八宝粥、软饭等;副食可选用鱼片、肉片、鸡丁、鸡蛋羹、豆腐、白菜、菜花、青菜、菠菜等。具体结合患者的病情与喜好,坚持易消化和吸收、不伤胰腺和胆囊的原则,尽量兼顾食物的色、香、味、形、养。

2. 忌(少)用食物 包括高脂肪食物如猪油、奶油、油酥点心、油条等;冰冷食物如酸奶、冰激凌、凉拌菜等;腌渍食物如榨菜、咸鱼、火腿、腊肉、腊肠等;辛辣刺激性调味品如辣椒、芥末、胡椒等;各类酒及含酒精的饮料。鸡汤、肉汤、鱼汤、蛋黄、牛奶等会促进胃液及胰液分泌,不宜过早添加。

(于登峰)

思 考 题

1. 患者,男,56岁,因"反复上腹疼痛不适9年,加重2d"入院,被诊断为消化性溃疡。患者9年前开始饥饿时偶感上腹隐痛不适,进食后缓解;1年后症状发作较之前频繁,多以进食辛辣刺激或不易消化的食物为诱因,进食可缓解;2d前吃辣火锅、饮酒后上腹痛复发,伴糊状黑便5次,渐感头晕、心悸。体格检查:身高172cm,体重60kg;慢性病容,贫血貌,精神差,剑突下偏右局限性轻压痛。实验室检查:血红蛋白70g/L。

(1) 该患者目前的营养治疗措施有哪些?

(2) 在疾病的不同时期,该患者应该怎样选择食物?

(3) 该患者平时应怎样避免进一步损伤胃肠道黏膜?

2. 患者,女,45岁,因"右上腹痛伴恶心呕吐6h"入院,被诊断为胆囊炎、胆石症。患者入院前晚赴友人婚宴,进油腻食物,饮红酒100g(2两),午夜突感右上腹剧烈绞痛,阵发性,疼痛向右肩背放射,伴呕吐,为胃内容物。体格检查:身高165cm,体重70kg,体温38.5℃,右上腹压痛(+)、墨菲征(+)。辅助检查:白细胞12×10^9/L、中性粒细胞80%、总胆红素66.32μmol/L;B超示胆囊增大,壁厚,胆囊内结石。

(1) 胆囊炎与胆石症急性发作期的营养治疗措施有哪些?

(2) 为什么进食油腻食物会诱发胆囊炎与胆石症急性发作?

(3) 请对该患者开展营养健康教育。

3. 患者,男,48岁,因"腹胀,进食后明显,伴腹围增大、食欲缺乏、乏力2个月余"入院,被诊断为肝硬化、腹水。患者10年前体检发现"乙肝小三阳";2年前B超提示"肝硬化"。体格检查:身高165cm,体重53kg;贫血貌,右上腹轻压痛,移动性浊音(+)。辅助检查:血红蛋白93.0g/L,谷丙转氨酶76U/L、HBsAg、HBeAb、HBcAb阳性;B超示肝硬化,脾大,有中等量腹水。

Note:

（1）该患者应怎样合理补充蛋白质？

（2）该患者在食盐和液体的摄入量方面应该怎样处理？

（3）如该患者有食管胃底静脉曲张，饮食上要特别注意哪些问题？

NURSING

第十章

泌尿系统疾病的营养治疗与护理

10章　数字内容

───── 学 习 目 标 ─────

- 知识目标：
  1. 掌握常见肾脏病营养治疗的目的和营养护理。
  2. 熟悉常见肾脏病的食物选择。
  3. 了解常见肾脏病的营养治疗。
- 能力目标：
  能根据不同肾脏病种类，给予合理的营养教育和食物选择指导。
- 素质目标：
  充分考虑患者的个体情况，具有营养防治慢性肾脏病的意识，具有尊重、关爱患者的职业精神。

泌尿系统主管机体尿液的生成和排泄,由肾、输尿管、膀胱、尿道及相关的血管、神经等组成。肾不仅是人体主要的排泄器官,同时也是人体一个重要的内分泌器官,对维持机体内环境的稳定起着非常重要的作用。肾脏病和饮食营养关系密切,营养治疗是肾脏病一体化治疗的重要环节,有效的营养干预和及时的营养管理可以延缓慢性肾脏病的进展,延迟开始透析的时间,提高患者的生存率和生活质量。

> **知 识 链 接**
>
> **世界肾脏日**
>
> 　　鉴于当前全球慢性肾脏病(chronic kidney disease,CKD)发病率不断上升,为提高公众对该病防治的认知,经国际肾脏病学会与国际肾脏基金联盟联合提议,决定从 2006 年起将每年 3 月份的第二个星期四确定为世界肾脏日(world kidney day),目的在于提高人们对 CKD 及相关的心血管疾病和死亡率的认识,让人们认识到早期检测和预防 CKD 是目前全球急切需要解决的问题。

第一节　肾　　炎

—————————— 导入案例与思考 ——————————

患儿,女,10 岁。患儿 1 周前受凉后出现咽痛、咳嗽,当时未予重视;1d 前出现肉眼血尿。

体格检查:血压 150/95mmHg;双下肢轻度水肿。

实验室检查:尿红细胞(+++),尿蛋白质(++);肾功能正常。

请思考:

1. 如果该患儿被诊断为急性肾小球肾炎,那营养治疗的目的是什么?

2. 该患儿每日适宜蛋白质摄入量是多少?

3. 如何控制水和盐?

一、概述

肾炎是由免疫介导、炎症介质(如补体、细胞因子、活性氧等)参与的一组肾脏病,可由多种病因引起;在慢性过程中也有非免疫、非炎症机制参与。根据其病程和代谢特点不同分为急性肾小球肾炎、慢性肾小球肾炎和急进性肾小球肾炎。在肾炎的治疗中营养治疗很重要,常需根据患者的水肿程度、血压、尿量、尿蛋白、血清白蛋白等,制订个体化的营养治疗方案。

(一) 急性肾小球肾炎

急性肾小球肾炎(acute glomerulonephritis,AGN)简称为急性肾炎,是一种表现为急性肾炎综合征(包括血尿、蛋白尿、水肿和高血压)的常见肾脏病,以急性链球菌感染后肾炎最为常见。该病在小儿和青少年中发病较多,也偶见于老年人,男性发病率高于女性,为(2~3):1。

急性肾炎主要为 β- 溶血性链球菌 "致肾炎菌株" 感染所致,如扁桃体炎、猩红热和脓疱疮等。其主要发病机制是感染诱发的免疫反应。链球菌致病抗原如蛋白酶外毒素 B 等的抗体,可能与肾小球内成分发生交叉反应、循环或原位免疫复合物沉积诱发补体异常活化等,均可能参与致病,导致肾小球内炎症细胞浸润。

本病主要发生于儿童,高峰年龄为 2~6 岁。临床表现轻重不一,多在咽部或皮肤感染 1~3 周后起病,轻者呈亚临床型(仅尿常规及血清 C3 异常),重者呈现急性肾衰竭。本病呈自限性过程,常在数月内可自愈。主要表现为血尿、蛋白尿、水肿和高血压,少数可出现少尿和一过性血清肌酐和尿素氮轻度升高。该病的一般治疗主要为对症和卧床休息,适宜的营养治疗有助于减轻肾负担,改善肾功能。

(二) 慢性肾小球肾炎

慢性肾小球肾炎(chronic glomerulonephritis,CGN)简称为慢性肾炎,指以慢性肾炎综合征(包括蛋白尿、血尿、高血压、水肿)为基本临床表现,病情迁延,病变缓慢进展,可有不同程度的肾功能减退,最终将发展为慢性肾衰竭的一组肾小球疾病。主要是免疫介导炎症,非免疫因素也占有一定地位。

慢性肾小球肾炎病理类型多样,包括系膜增生性(IgA 及非 IgA)、系膜毛细血管性、膜性肾病及局灶节段性肾小球硬化,最终转化成硬化性肾小球肾炎。慢性肾小球肾炎起病缓慢、隐匿,主要临床表现为水肿、高血压、蛋白尿、血尿及肾功能减退,渐进性发展为慢性肾竭。不典型的症状包括乏力、疲倦、腰酸痛、食欲缺乏、水肿等。CGN 治疗的目的在于防止和延缓肾功能进行性恶化,改善临床症状及防治并发症。在疾病治疗全程中,要及时做好饮食营养治疗,有利于缓解病情和促进康复。

二、营养治疗

肾炎的营养治疗原则是不增加肾代谢负担,特别是对蛋白质和水的科学摄入,减轻肾负担、协助修复肾组织、改善肾功能。

1. **能量**　急性肾炎患者建议休息,严重者需卧床休息。故每日的总能量不必太高,按 25~30kcal/(kg·d)提供,全日 1 600~2 000kcal 为宜。慢性肾炎病程长,每日的总能量应根据患者的标准体重、生理条件、劳动强度、工作性质而定,推荐成年群体中休息者为 25~30kcal/(kg·d)、轻体力或脑力劳动为主者为 30~35kcal/(kg·d)、中度体力劳动者为 35~40kcal/(kg·d)、重体力劳动者为 40kcal/(kg·d)。

2. **蛋白质**　急性肾炎轻型患者尿中出现少量蛋白质,不需严格限制蛋白质的摄入,蛋白质的供给量可为 1.0g/(kg·d);如病情加重,出现肾功能异常(参考慢性肾脏病标准),则应限制蛋白质的摄入,其供给量宜在 0.6~0.8g/(kg·d)左右;如尿素氮超过 21.42mmol/L,膳食蛋白按 0.4~0.5g/(kg·d),但时间不宜过长,一旦肾功能接近正常,逐步加量至 0.8~1.0g/(kg·d);进食含必需氨基酸多的优质蛋白食物。动态观察尿蛋白和肾功能的变化,做到合理、适度、平衡的蛋白质摄入。

慢性肾炎原则上以提供优质蛋白质为主,结合病情与尿蛋白状况来制订每日膳食蛋白质的供应量。肾功能正常患者,蛋白质不需严格控制,按 1.0g/(kg·d);如尿蛋白量较多,同时血白蛋白偏低者,以 1.0g/(kg·d)加上 24h 尿蛋白丢失量(g/d)作为蛋白质供给参考量;肾功能减退,已出现氮质血症者,需要严格优质低蛋白饮食,每日蛋白质摄入量以 0.6~0.8g/(kg·d)标准供给,其中 50%~60% 为含必需氨基酸多的食物,同时要仔细观察临床指标,及时做合理的调整。

3. **脂肪**　每日脂肪摄入量控制在总能量的 20%~30%。部分合并高血压病患者,要适度限制动物脂肪的摄入,可选富含不饱和脂肪酸的食物,少食动物油脂多及煎炸食品。

4. **碳水化合物**　碳水化合物是主要能源物质之一,能维持人体器官的能量代谢,当肾功能异常需控制蛋白质摄入量时,应适当提高碳水化合物的供给量,以满足患者尤其是患儿的生理能量的需求,防止能量不足,使供给的蛋白质用于肾的修复和儿童生长发育所需。碳水化合物占饮食总能量的 60%~70%。

5. **维生素和无机盐**　急性肾炎原则上低盐饮食,烹调日用盐 2~3g 或酱油 10~15ml,不用高钠食品。严重水肿患者,短期内进行无盐饮食。部分患者推荐短期内低钠饮食,每日钠摄入 <500mg。合并高血压病患者,限制钠的摄入有利于血压的控制;一旦血压正常,水肿消退,再逐渐增加食盐

量。由于急性肾炎以儿童居多，故限制钠盐程度需根据临床表现和实验室检查来调整。少尿或无尿时，会有高钾血症，应严格控制钾供给量。每日保证足够的维生素，可选用新鲜的各种颜色蔬菜和水果，富含β-胡萝卜素、维生素A、维生素C和B族维生素等营养素的食品，如番茄炒蛋、炒胡萝卜丝等。同时蔬菜和水果为碱性食物，有利于尿液pH的调整。在趋于康复期时，患者可适量选用维生素和无机盐丰富且有一定食疗作用的红枣、桂圆、银耳和莲子等；合并有贫血的患者要进食富含铁的食物。

慢性肾炎患者由于平时摄食受到一定的限制，部分患者出现维生素A、B族维生素、维生素C、维生素D、维生素E缺乏，在配制膳食营养餐时，要根据患者个体情况，及时针对性给以补充。根据患者的不同病情，采用低盐或无盐饮食，同时有水肿与高血压病患者，日食盐用量要控制在2~3g；严重水肿患者，日食盐用量要控制在2g或必要时短期内给予无盐饮食，但需注意有无合并低钠血症；并发高血压病患者在血压控制正常后，仍要坚持清淡饮食，日食盐用量要控制在3~5g；部分患者处于多尿期时，应及时检测血钠、血钾，酌情作相应的膳食营养调整，必要时要静脉补充缺乏的营养素；由于患者因肾的损伤程度不相同，体内的重要元素，如血钾、钠的水平相差甚大，故必须根据患者瞬时检测的血钾、血钠水平酌情处理；贫血患者，应多补充C族维生素和铁丰富的食物，如绿叶蔬菜等；鼓励多选食物补充，必要时口服药物或静脉用药。

6. **水**　是人体非常重要的营养素之一，对维持生命及其他营养素的代谢是不可缺少且每日需要定时补充。明显水肿、尿量相对减少的患者应控制每日的摄水量，严格记录24h出入液量；轻度水肿者，适当限制饮水量，粗略计算方法为前1d尿量加上500~1 000ml；当患者出现严重的水肿或少尿时，每日入水量应限制在1 000ml以内。

三、营养护理

(一)营养健康教育

1. 急性肾炎

(1) 开展肾脏病预防健康教育：因急性肾炎多见儿童，要积极开展宣教活动，让父母意识到预防上呼吸道感染和皮肤感染的重要性，早期诊断、及时治疗，掌握营养有关知识，配合药物治疗，有利于肾脏病的早日康复。

(2) 病情监测：每日关注患者的尿量和体重，定期检测尿蛋白。学会观察眼睑和双下肢的水肿程度，指导患者准确记录24h尿量，提高患者对摄水量与肾炎关系的认识。

(3) 科学指导膳食营养：仔细了解患者的摄食习惯与行为以及用膳情况，耐心指导患者严格采用低盐、低脂、优质蛋白质和富含维生素、无机盐饮食，注意控制饮水量，可采用小讲堂、一对一的交流与指导方式，提高患者的膳食营养管理能力。

(4) 提高患者与家属治疗信心：加强与患者及其家属的良好沟通，全面了解患者的心理状态，及时给予心理疏导，提高治疗信心。尤其对患儿，护理人员要帮助患儿及其家属树立信心和耐心，掌握营养治疗的基本原则，坚持随访。

2. 慢性肾炎

(1) 做好个性化健康教育：患者病情不仅复杂而且多变。必须加强与患者良好沟通，全面了解患者的饮食习惯，对不良的饮食行为，及时给予教育与指导；特别对病情较重，心理问题严重的患者，要全面给予患者该病的预防知识、临床症状的由来、膳食营养治疗的重要性、心理应对的正确方法及病情的观察和随访指标等健康教育。

(2) 协助营养师工作：患者的病情与实验室指标要及时与营养师沟通，虚心向营养师学习有关营养干预与治疗的原则，及时了解患者对营养配餐的认可度及临床病情的变化，及时与营养科协调调整食谱。

（二）食物选择

1. 宜用食物　急性肾炎患者适当多选用蔬菜、水果等含水量丰富的食物；保证一日三餐的主食，可选用米饭、面条、馒头、粉丝、甘薯等；保证含必需氨基酸多的优质蛋白食物的摄入，如牛奶、鸡蛋和瘦肉等。慢性肾炎患者：米面类主食如米饭、面条、馒头、面片；薯类主食如山药、芋头等；淀粉类如藕粉、粉丝等。新鲜蔬菜与水果类，如青菜、白菜、花菜、蚕豆、黄瓜、苹果、猕猴桃、梨、橘子等。选用食物要根据当时的病情酌情注意用量及食用后的不良反应。

2. 忌（少）用食物

（1）高钠食物：包括咸菜、咸鸭蛋、榨菜、腐乳等，以及含钠高的蔬菜、加碱苏打粉、馒头、挂面等；各类腌渍食品，如榨菜、酸菜、咸菜、咸鱼、咸肉、腊肉、酱肉等；各类烧烤制品，如熏肉、熏鱼、烤羊肉、烤牛肉、烤鱼等。

（2）含钾高的蔬菜和水果，如鲜蘑菇、香菇、香蕉、橘子等。

（3）各类油炸食品：如油条、油饼、炸鸡腿、炸鱼干等。

（4）禁酒及含酒精性饮料。

（5）调味品：烹调时需限制各类辛辣调味品和盐、酱油、味精的用量，必要时可用平衡盐。

第二节　肾病综合征

———————————————— 导入案例与思考 ————————————————

患者，男，40 岁。患者 1 周前无明显诱因出现双下肢水肿，当地医院查尿蛋白（+++）、血清白蛋白26g/L、胆固醇 6.3mmol/L、24h 尿蛋白 5.8g。

体格检查：血压 120/70mmHg，双下肢高度凹陷性水肿。

请思考：

1. 根据患者病情，每日适宜能量和蛋白质摄入量是多少？

2. 如何指导患者控制水钠摄入？饮食如何选择？

3. 患者每日胆固醇摄入量是多少？试举例哪些食物富含胆固醇？

一、概述

肾病综合征（nephrotic syndrome，NS）指由不同病因、多种病理变化所致的具有类似临床表现的一组肾小球疾病。肾病综合征还可见于肾微血管疾病，如小血管炎、血栓性微血管病等；偶可见于非固醇类消炎药引起的急性间质性肾炎。

本病的基本特征是大量蛋白尿（>3.5g/d）、低白蛋白血症（<30g/L）、水肿和高脂血症，可合并感染、血栓/栓塞、营养不良和肾损伤等并发症。肾病综合征分为原发性和继发性，前者多见于儿童；后者常见于系统性红斑狼疮、过敏性紫癜、乙肝、糖尿病及某些药物所致。引发原发性肾病综合征的病理类型以微小病变肾病、膜性肾病、IgA 肾病、局灶节段性肾小球硬化症及系膜毛细血管性肾炎 5 种病理类型最为常见。在治疗全过程中要十分重视营养治疗，通过合理的饮食营养调理，可以减轻临床症状，改善全身营养与缓解病情，节约医疗支出，提高生命质量。应采用高能量、优质蛋白质、低脂膳食，同时限制水、钠摄入。

二、营养治疗

1. 能量　每日的总能量应根据患者的标准体重、生理条件、劳动强度、工作性质而定。基本按30~35kcal/（kg·d），总量为 2 000~2 500kcal。由于患者多有消化道症状，进食量会受到一定的影响，故需要提高一日三餐主食的质量与品种,做到多样化合理搭配,副食要做到色、香、味、形、养齐全,必要时可安排适量加餐。

2. **蛋白质** 正常量优质蛋白饮食,避免高蛋白膳食引起的高滤过、高灌注,也避免低蛋白饮食引起血浆胶体渗透压过低而难以纠正水肿并导致营养不良,蛋白质摄入量为 0.8~1.0g/(kg·d)与 24h 尿蛋白丢失量(g)之和,其中优质蛋白占比 >60%,以纠正低白蛋白血症,改善水肿程度。由于优质蛋白质摄入后还存在人体吸收的程度差异,故应注意对患者的肾功能与人体的白蛋白水平进行评估。发生氮潴留时应限制蛋白质摄入。患儿的膳食蛋白质供给量要兼顾其生长发育的需要,可适当增加 30%~50%,但应密切观察肾功相关指标。

3. **脂肪** 脂肪供能比 <20%,正常人每日膳食胆固醇供给量一般为 300mg,高胆固醇血症患者,采用低胆固醇饮食,每日胆固醇供给量应少于 200mg。部分合并高血压病患者,要适度限制动物脂肪的摄入,可选富含不饱和脂肪酸的食物,少食动物油脂多及煎炸食品。

4. **碳水化合物** 对血脂的影响与其种类密切相关。精制糖如蔗糖、果糖等可使血甘油三酯含量增高,特别是肥胖或已有甘油三酯增高者更明显;当蛋白质缺乏时,过量摄入的糖易在肝中转化为甘油三酯而堆积起来,从而形成脂肪肝。因此,要严格限制碳水化合物的摄入量,以多糖为主,减少单、双糖摄入,增加富含可溶性纤维的食物摄入(如燕麦、米糠及豆类)。

5. **维生素和无机盐** 保证足量维生素和无机盐。严格限制钠盐(食盐 <3g),通常摄入钠 1 000~2 000mg/d,水肿严重者限制为 500mg/d,禁食含钠高食品、含碱主食。选择富含 B 族维生素、维生素 A 和维生素 C 的食物。长期大量蛋白尿,易使钙磷缺失,导致骨质疏松,需注意钙和维生素 D 的补充。

三、营养护理

1. 营养健康教育

(1)开展肾病综合征的营养与健康教育,提高患者及其家属对饮食营养治疗重要性的认识。学会做好疾病的预防方法和疾病康复的相关技巧。

(2)病情监测:每日关注患者的尿量和体重,定期检测尿蛋白。学会观察眼睑双下肢的水肿和腹水的程度,指导患者准确记录 24h 尿量,提高患者对摄水量和钠盐摄入量与肾病综合征关系的认识。

(3)加强与营养师沟通:主动关心患者病情变化,全程了解患者的病况,及时与营养师沟通,虚心学习营养相关知识,协助做好患者对营养治疗的依从性,努力完善营养治疗方案。

(4)科学指导膳食营养:仔细了解患者的摄食习惯与行为及用膳情况,耐心指导患者严格采用低盐、低脂、优质蛋白质和富含维生素、无机盐饮食,注意控制饮水量,可采用小讲堂、一对一的交流与指导方式,提高患者的膳食营养管理能力。

2. 食物选择

(1)宜用食物:包括谷类如米饭、米面、米线、面条、馒头等;蛋类如鸡蛋、鸭蛋、鹌鹑蛋等;畜禽瘦肉、蔬菜和水果及各种植物油等均可选用。

(2)忌(少)用食物:包括含钠高食品如咸菜、泡菜、咸蛋、松花蛋、腐乳、醋大蒜、什锦菜等;辛辣食物如干辣椒、芥末、白胡椒、黑胡椒等;富含饱和脂肪酸和胆固醇的食物,如油渣、动物脑、鱼子、蟹黄等。

第三节　急性肾损伤

———————————————————— 导入案例与思考 ————————————————————

　　患者,女,34岁,2d前因"咽痛、咳嗽"在当地社区医院予以"克林霉素"静脉滴注。第二日出现恶心、呕吐、尿量减少。在当地医院查血清肌酐 420μmol/L。患者既往每年体检,肾功能均正常,否认肾脏病史。入院双肾彩超检查正常。

　　请思考:

　　1. 该患者实施营养治疗的目的是什么?

　　2. 该疾病的营养治疗原则有哪些?

　　3. 如何对该患者实施营养健康教育?

一、概述

　　急性肾损伤(acute kidney injury,AKI)是由各种病因引起短时间内肾功能快速减退而导致的临床综合征,表现为肾小球滤过率(GFR)下降,伴有氮质产物如肌酐、尿素氮等潴留,水电解质和酸碱平衡紊乱,重者出现多系统并发症。诊断标准:48h 内血清肌酐(Scr)上升≥0.3mg/dl(≥26.5μmol/L);或 Scr 比基线值上升≥1.5 倍,已知或推测在之前的 7d 内发生;或尿量 <0.5ml/(kg·h),持续达 6h。AKI 是常见危重病症,涉及临床各科,发病率在综合性医院为 3%~10%,重症监护病房为 30%~60%,危重 AKI 患者死亡率高达 30%~80%,存活患者约 50% 遗留永久性肾功能减退,部分需终身透析,防治形势十分严峻。AKI 以往称为急性肾衰竭,近年来临床研究证实轻度肾功能急性减退可导致患者病死率明显增加,故目前趋向将急性肾衰竭改称为急性肾损伤(AKI),期望尽量在病程早期识别,并进行有效干预。

　　AKI 按其病因可分为肾前性、肾性和肾后性,其发病机制包括急性肾小管坏死、急进性肾炎和急性间质性肾炎等。AKI 的临床病程分为起始期、进展期、维持期和恢复期。AKI 的损伤因素包括毒血症、严重疾病状态、急性循环障碍、烧伤、创伤、心脏手术、肾毒性药物、放射对比剂,以及植物、动物毒素。

　　急性肾损伤患者因分解代谢亢进、尿毒症引起的胃肠症状及透析相关营养素丢失,容易导致营养不良的发生,已经存在的或医院获得性的营养不良是导致 AKI 高死亡率的一个重要因素,因此营养治疗被认为是其治疗的一个重要组成部分。最大限度地减少蛋白质分解,减缓血尿素氮(BUN)、肌酐(Cr)升高,有助于肾损伤细胞的修复和再生,提高 AKI 患者的生存率。

二、营养治疗

　　对 AKI,营养治疗的目的不是缓解尿毒症和延缓 CKD 进展,而是增强免疫力、阻止潜在代谢产物蓄积和促进肾功能恢复。大多数 AKI 患者会并发多器官功能障碍,短期内肾排泄和分泌功能急剧丧失,可影响水电解质和酸碱平衡,并导致三大营养物质代谢紊乱。多数情况下,AKI 患者营养素的需要量超过慢性肾衰竭患者的最低推荐量,也超过正常人群每日膳食推荐量。对 AKI,特别是高分解型急性肾小管坏死,要注意能量 - 蛋白质营养支持。

　　1. 能量　AKI 患者的能量消耗是由潜在疾病及并发症决定的,AKI 任何阶段总能量摄入为 20~30kcal/(kg·d)。首选间接测热法确定,无法测量时可从 20~25kcal/(kg·d) 推荐量开始。

　　2. 蛋白质　蛋白质的供给量需要考虑分解程度和是否接受肾脏替代治疗,氨基酸的摄入建议包括非必需氨基酸和必需氨基酸;同时注意血糖和血脂的控制。AKI 以大量蛋白质分解代谢为特征(每日可达 1.3~1.8g/kg),继而刺激肝糖异生和尿氮生成并促进蛋白质合成。采取保守治疗,非高分解代谢状态患者的蛋白质供给量为 0.8~1.0g/(kg·d)。高分解代谢、接受肾脏替代疗法(renal replacement therapy,RRT)、连续性肾脏代替治疗(continuous renal replacement therapy,CRRT)者蛋白质或氨基酸摄入量酌情增加。RRT 蛋白质供给量为 1.0~1.5g/(kg·d),CRRT 或高分解代谢蛋白质供给量可高达 1.7g/(kg·d)。

3. 脂肪　AKI 患者脂肪分解能力常受损,甘油三酯含量增加,高密度脂蛋白胆固醇浓度降低。脂肪供给量为 0.8~1.0g/(kg·d)。静脉补充脂肪乳剂以中、长链混合液为宜。正常人每日膳食胆固醇供给量一般为 300mg,高胆固醇血症患者,采用低胆固醇饮食,每日胆固醇供给量应少于 200mg,可选富含不饱和脂肪酸的食物,少食动物油脂多及煎炸食品。

4. 碳水化合物　AKI 患者易发生胰岛素抵抗,过量的葡萄糖摄入会引起不良反应,因此葡萄糖摄入量应限制在 3~5g(最高 7g)/(kg·d)。推荐供给易于消化的碳水化合物,初期无法通过口服达到能量要求的可口服或静脉补充葡萄糖 100~150g/d,如有可能应采取葡萄糖和脂肪联合供能。

5. 维生素和无机盐　纠正各种代谢紊乱,包括电解质紊乱,如高钾、低钙、高钙、低镁血症等。推荐低钠、低钾饮食,少尿和无尿期水肿明显,钠摄入 <500mg/d;多尿期则增加食盐摄入,可按每 1 000ml 尿补氯化钠 3g;如有高钾血症,则需限钾(175.9mg/d)或无钾膳食;多尿期钾大量丢失,可补充含钾高食物或口服氯化钾。AKI 患者水溶性维生素需要量增加,而脂溶性维生素除了维生素 K 之外,在肾脏替代治疗过程中通常不会丢失。恢复期需补充富含维生素 A、维生素 B_2、维生素 C 和维生素 E 丰富的食物。

6. 微量元素　如硒、锌、铁等在透析过程中的丢失常被忽略,需要及时补充。

7. 水　限制液体量。少尿期和无尿期,每日补液量应为显性失液量加上非显性失液量减去内生水量,每日大致进液量可按前 1d 尿量加 500ml,肾脏替代治疗时补液量可适当放宽。内生水量为 1g 蛋白质内生水 0.43ml;1g 脂肪内生水为 1.07ml;1g 碳水化合物内生水为 0.55ml。随着尿量增加液体量逐步增加。

三、营养护理

1. 营养健康教育

(1) 开展急性肾损伤的营养与健康教育,提高患者及其家属对饮食营养治疗重要性的认识。

(2) 病情监测:定时测量体温、血压等。密切观察血生化各项指标的动态变化,及时发现水、电解质紊乱。准确记录 24h 出入液量,每日测体重,以了解水分潴留情况;严格控制补液的量和速度。

(3) 科学指导膳食营养:尽量采用肠内营养,可进食清淡、低盐、低脂、低磷、高钙,以及优质低蛋白饮食,如牛奶、鱼。少食动物内脏和易过敏的食物等;并酌情限制水分、钠盐和含钾食物摄入。加强患者膳食管理能力。

(4) 心理护理非常重要,及时心理疏导,为患者创造安静、整洁、舒适的治疗环境;保证充足的睡眠,每日应在 8h 以上。加强皮肤护理,保持皮肤完整,以减少感染因素。在疾病不同阶段,实施不同的护理对策。

2. 食物选择

(1) 宜用食物:包括主食类如米饭、面条、馒头、面片;薯类如山药、芋头;淀粉类如藕粉、粉丝等;新鲜蔬菜与水果类,如青菜、白菜、花菜、黄瓜等,以及苹果、猕猴桃、梨、橘子等。选用食物要根据当时的病情酌情注意用量及选用后的不良反应。

(2) 忌(少)用食物:包括高钠食品,如咸菜、泡菜、咸鸭蛋、松花蛋、腐乳、味精等;辛辣刺激性食物;富含饱和脂肪酸和胆固醇的食物。

Note：

第四节　慢性肾脏病

───────────────── 导入案例与思考 ─────────────────

患者,男,40岁。患者3年前因眼睑水肿,在当地医院查尿常规,尿蛋白(++)、红细胞(++),被给予激素、雷公藤等治疗;后复查尿蛋白(+~+++)、尿红细胞(+~++),而自行停药;1周前查血尿素9.1mmol/L、肌酐320μmol/L。

体格检查:血压155/95mmHg;颜面及双下肢轻度水肿。

请思考:

1. 患者目前每日蛋白质摄入多少比较合适?

2. 为什么慢性肾脏病患者特别强调蛋白质的摄入量和种类?

3. 如何让患者做到优质低蛋白饮食?

───

一、概述

慢性肾脏病(chronic kidney diease,CKD):①肾损伤(结构或功能损害)超过3个月,伴或不伴有肾小球滤过率(GFR)下降,临床上表现为病理学检查异常或肾脏损害(血、尿成分或影像学检查异常);②肾小球滤过率(GFR)<60ml/(min·1.73m²),超过3个月,有或无肾脏损害证据。

CKD进行性进展引起肾单位或肾功能不可逆性地丧失,导致以代谢产物或毒物潴留、水电解质、酸碱平衡紊乱及内分泌失调为特征的临床综合征称为慢性肾衰竭(chronic renal failure,CRF)。

营养不良是CKD常见并发症,是CKD发生、进展及心血管事件与死亡的危险因素。在《中国慢性肾脏病营养治疗临床实践指南(2021版)》中指出,我国CKD患者营养不良的患病率为22.5%~58.5%;血液透析患者营养不良的患病率为30.0%~66.7%,腹膜透析患者营养不良的患病率11.7%~47.8%。因此,关注CKD患者营养问题,将营养治疗贯穿于整个CKD治疗过程,对提高CKD整体诊治水平、延缓疾病进展、改善患者预后及减少医疗费用支出有着非常重要的意义。

目前国际公认的CKD分期依据《肾脏病预后质量倡议》(KDOQI)制订的指南分为1~5期,见表10-1。CKD按其病因,可分为原发性和继发性,发病机制包括肾单位血液动力学改变、肾小球基底膜通透性改变、脂质代谢紊乱、肾小管的高代谢及尿毒症毒素影响。CKD早期临床表现可不典型,后期可涉及多个系统,包括胃肠道、神经系统、心血管、造血、呼吸系统,以及代谢性酸中毒、水电解质失衡和骨无机盐代谢异常。

表10-1　CKD的分期与建议

分期	GFR/ [ml·(min·1.73m²)⁻¹]	治疗重点
1	≥90	CKD病因诊治,缓解症状; 保护肾功能,延缓CKD进展
2	60~89	评估、延缓CKD进展; 降低心血管病风险
3a	45~59	延缓CKD进展
3b	30~44	评估、治疗并发症
4	15~29	综合治疗,肾脏替代治疗准备
5	<15	适时肾脏替代治疗

流行病学调查显示,全球 CKD 患病率约为 14.3%,中国 CKD 患病率约为 10.8%。CKD 患病率高、预后差、医疗费用昂贵,已成为严重影响国人健康的重要公共卫生问题。随着肾功能的下降,CKD 患者心血管事件和死亡风险显著升高;CKD 进展至终末期肾病(end-stage renal disease,ESRD)后依赖透析或肾移植维持生命,给患者家庭和社会带来沉重的经济负担。因此,有效预防和延缓 CKD 进展的需求迫在眉睫。

根据 CKD 不同分期可采取不同营养治疗方案,营养治疗是 CKD 一体化治疗的重要环节,直接关系到 CKD 的三级预防。一级预防,即通过饮食和生活方式的调整,预防 CKD 的发生。二级预防,即通过饮食和生活方式的调整,延缓 CKD 进展和肾功能的恶化,预防 CKD 的并发症发生。三级预防,即及时检出其营养不良并给予适当的干预措施,减少因营养不良导致的死亡。

知 识 链 接

蛋白质能量消耗

2008 年,国际肾脏病与代谢学会提出蛋白质能量消耗(protein-energy wasting,PEW)的概念:机体摄入不足、需要增加或营养额外丢失,从而引起体内蛋白质和能量储备下降,不能满足机体的代谢需求,进而引起的一种营养缺乏状态。

蛋白质能量消耗临床上表现为体重下降、进行性骨骼肌消耗和皮下脂肪减少等。专家组从 4 个方面(生化指标、非预期的体重降低、肌肉量丢失、饮食蛋白质和 / 或能量摄入不足)制订 PEW 诊断标准,尤其是骨骼肌消耗情况,反映了肌肉合成、分解代谢异常的状况,满足 3 项可诊断 PEW(每项至少满足 1 条)。上述标准提出动态监测"消耗"过程的重要性。研究表明,CKD 2 期开始可出现 PEW,18%~48% 的透析前 CKD 患者合并 PEW,ESRD 患者 PEW 发生率最高可达 75%。荟萃分析结果显示维持性血液透析(maintenance hemodialysis,MHD)患者 PEW 的患病率为 28%~54%。

二、营养治疗

CKD 营养治疗目标:①延缓 CKD 进展;②改善 CKD 代谢紊乱,减轻尿毒症症状;③减少蛋白尿;④预防及纠正 CKD 患者 PEW;⑤减少患者炎症状态和心血管并发症发生;⑥提高患者生存质量;⑦降低 CKD 住院率及死亡率。

营养评估是 CKD 患者营养治疗的基础,应根据患者肾功能、蛋白尿等情况,结合人体测量、饮食调查、生化指标及 SGA 的结果,全面评估患者的营养状况,并通过定期监测,制订和调整营养治疗方案。一旦饮食和营养指导不能给患者提供充分营养,就应考虑补充营养物质,营养物质补充途径有口服、管饲、静脉。

1. 能量　CKD 1~2 期患者,建议保证足够能量摄入同时维持健康体重的稳定。一般需要维持在 35kcal/(kg·d)(体重均按理想体重计算),60 岁以上或活动量较小者可减少至 30~35kcal/(kg·d);再根据患者的身高、体重、性别、年龄、活动量、饮食史、合并疾病及应激状况进行调整。CKD 1~2 期糖尿病患者能量推荐摄入 30~35kcal/(kg·d),肥胖的 CKD 1~2 期糖尿病患者建议减少能量摄入至 1 500kcal/d;老年 CKD 1~2 期的糖尿病肾脏病(diabetickidney disease,DKD)患者可考虑减少至 30kcal/(kg·d)。CKD 3~5 期患者无论是否有糖尿病,均建议能量摄入为 30~35kcal/(kg·d);CKD 3~5 期糖尿病患者建议摄入全谷类、新鲜水果、蔬菜等低糖食物以保证充足的能量;推荐根据患者年龄、性别、体力活动、身体成分、目标体重等制订个体化能量摄入量,以维持正常的营养状况。

2. 蛋白质　倡导优质低蛋白饮食是 CKD 治疗的一个重要环节,根据 CKD 的不同分期,基础病是否为糖尿病肾病予以相应量的蛋白质。CKD 1~2 期患者应避免超过 1.3g/(kg·d)的高蛋白饮食。

非持续性大量蛋白尿的 CKD 1~2 期患者推荐蛋白入量 0.8g/(kg·d),不推荐蛋白质摄入≤0.6g/(kg·d);大量蛋白尿的 CKD 1~2 期患者,建议蛋白质摄入量 0.7g/(kg·d),同时加用酮酸治疗。CKD 1~2 期糖尿病患者避免高蛋白摄入[≥1.3g/(kg·d)],建议蛋白质摄入量为 0.8g/(kg·d)。CKD 3~5 期非糖尿病患者推荐低蛋白饮食[0.6g/(kg·d)]或极低蛋白饮食[(0.3g/(kg·d)],其中至少 50% 来自优质蛋白质;联合补充酮酸制剂,以降低终末期肾脏病或死亡风险。CKD 3~5 期糖尿病且代谢稳定的患者推荐蛋白质摄入量为 0.6g/(kg·d),并可补充酮酸制剂 0.075~0.12g/(kg·d),平衡饮食蛋白结构,适量增加植物蛋白质摄入比例。

3. **脂肪**　CKD 患者每日脂肪供能比 25%~35%,其中饱和脂肪酸不超过 10%,反式脂肪酸不超过 1%。可适当提高 ω-3 脂肪酸和单不饱和脂肪酸摄入量。CKD 3~5 期糖尿病患者推荐总脂肪供能比低于 30%,饱和脂肪酸低于 10%。

4. **碳水化合物**　当肾功能异常需控制蛋白质摄入量时,应适当提高碳水化合物的供给量,以满足患者尤其是患儿生理能量的需求。在合理摄入总能量的基础上适当提高碳水化合物的摄入量,碳水化合物供能比应为 55%~65%。有糖代谢异常者应限制精制糖摄入。CKD 3~5 期糖尿病患者推荐碳水化合物供能比为 45%~60%,如碳水化合物的来源为低血糖指数的食物,供能比为 60%;膳食纤维推荐 25~30g/d。

5. **无机盐**

(1) 钠和钾:早期 CKD 患者,饮食钠建议摄入量不超过 100mmol/d(钠 2.3g/d)。患有持续性高钾血症的 CKD 1~2 期患者,限制饮食钾摄入量。CKD 1~2 期患者适量多吃水果和蔬菜,以减少净酸产量,减轻代谢性酸中毒。CKD 3~5 期非糖尿病患者限制饮食中推荐钠的摄入(<2.3g/d)以降低血压和控制容量、降低蛋白尿,个体化调整饮食中钾的摄入以保证血钾在正常范围。推荐 CKD 3~5 期糖尿病患者钠摄入量 <2.3g/d,并根据患者实际情况,综合考虑给予个体化建议;个体化调整饮食中钾的摄入,以保证血钾在正常范围,若伴高钾血症患者减少饮食中钾的摄入,必要时口服降钾药物。

(2) 钙和磷:CKD 3~5 期非糖尿病患者限制饮食中磷的摄入以维持血磷在正常范围。食物中的磷来源于有机磷(动物和植物蛋白中的磷)或食品加工过程中应用含磷添加剂,限磷饮食治疗时,应考虑摄入磷的来源(动物、蔬菜和食品添加剂)。CKD 3~5 期糖尿病患者磷的摄入量参考非糖尿病患者,并应根据患者实际情况,综合考虑给予个体化建议。CKD 3~4 期患者(未服用活性维生素 D)元素钙(包括食物来源的钙、钙片和含钙的磷结合剂)建议摄入量为 800~1 000mg/d,以维持钙平衡。建议 CKD 3~5 期糖尿病患者调整元素钙的摄入以维持血钙在正常范围,钙的摄入量参考非糖尿病患者。

(3) 微量元素:建议仅提供给伴有微量元素缺乏引起的相关症状或生化指标异常的 CKD 3~5 期糖尿病患者。

6. **维生素**　长期接受治疗的 CKD 患者需适量补充天然维生素 D,以改善无机盐和骨代谢紊乱。建议 CKD 3~5 期非糖尿病患者应用维生素 D_2 或维生素 D_3,纠正维生素 D 缺乏。建议 CKD 3~5 期糖尿病患者可适当补充缺乏的维生素。

7. **液体量**　CKD 患者出现少尿(每日尿液量 <400ml)或合并严重心血管疾病、水肿时需适当限制水的摄入量,以维持出入量平衡。建议 CKD 3~5 期非糖尿病患者根据尿量情况,适当限制及调整液体摄入量,维持机体液体平衡。

8. **外源性营养素的补充**　合并 PEW 风险的 CKD 3~5 期成人非糖尿病患者,若经过营养咨询仍不能保证足够能量和蛋白质摄入需求时,建议给予至少 3 个月的口服营养补充剂。成人 CKD 3~5 期非糖尿病患者通过营养干预和口服补充营养剂后未满足蛋白质及能量需求时,建议肠内营养。CKD 3~5 期糖尿病患者出现高分解代谢或 PEW,可考虑给予口服营养补充剂。如果经口补充受限或仍无法提供充足的能量,建议给予管饲肠内营养或采用肠外营养。

三、营养护理

1. 营养健康教育

(1) 建立以患者为中心的医师、护理人员和营养师"三位一体的"CKD管理团队;定期对患者进行肾脏病相关知识宣教;应根据患者生活方式、CKD分期及营养状况、经济条件等进行个体化膳食安排和相应的营养教育。

(2) 加强与营养师沟通:主动关心患者病情变化,全程了解患者的病况,及时与营养师沟通,虚心学习营养相关知识,协助做好患者对营养治疗的依从性,努力完善营养治疗方案。

(3) 科学指导膳食营养:仔细了解患者的摄食习惯与行为及用膳情况,耐心指导患者严格采用低盐、低脂、优质蛋白质和富含维生素、无机盐饮食,注意控制饮水量,可采用小讲堂、一对一的交流与指导方式,提高患者的膳食营养管理能力。

(4) 定期监测:CKD患者应重点监测蛋白质摄入量、能量摄入量,以评估营养治疗的依从性。定期检测患者24h尿尿素排泄量,评估患者实际蛋白质摄入量,保持氮平衡。采用3日膳食回顾法定期评估膳食能量及营养素量。营养状况监测频率应根据患者疾病状况进行个体化实施。营养治疗初期建议每2~4周监测1次;稳定期建议每3个月监测1次。

2. 食物选择

(1) 宜选食物:采用小麦淀粉(或其他淀粉)作为主食部分代替普通米类、面类,如麦淀粉、低蛋白米、藕粉、粉丝、粉皮。选用蛋白质含量低的薯类,如红薯、土豆、芋艿、山药等。将适量选用的乳类、蛋类或各种肉类、大豆蛋白等优质蛋白质的食品作为蛋白质的主要来源。宜选用新鲜的蔬菜和水果。

(2) 忌(少)用食物:限制米类、面类等植物蛋白质的摄入量。限制钠摄入,包括食盐、碳酸氢钠、静注生理盐水及其他一些含钠的调味剂、营养添加剂和保健品。当病情需要限制含磷高的食品时,应慎选动物肝脏、坚果类、大豆类及各种含磷的加工食品等。当病情需要限制含钾高的食品时,应慎选水果、马铃薯及淀粉、绿叶蔬菜等。

第五节　腹膜透析与血液透析

导入案例与思考

　　患者,男,42岁。患者7年前因头晕乏力在外院被确诊为慢性肾功能不全,给予降压、排毒等治疗;1个月前复查肾功能,尿素氮12.3mmol/L、肌酐780μmol/L,遂行腹膜透析管留置术,并行维持性腹膜透析治疗,血糖及血清白蛋白正常,尿量>1 500ml/d。

请思考:

1. 根据KDOQI,建议患者每日的能量和蛋白质摄入为多少?

2. 如何指导患者控制水、钠、钾摄入?

3. 如何指导患者合理摄入钙、磷?

一、概述

当慢性肾衰竭患者(GFR<10ml/min)有明显尿毒症表现,经治疗不能缓解时,则应进行肾脏替代治疗。肾脏替代治疗包括血液透析、腹膜透析和肾移植。

腹膜透析(peritoneal dialysis,PD)指利用腹膜作为透析膜,向腹腔内注入腹膜透析液,膜一侧为毛细血管,另一侧为透析液,借助血管内血浆与透析液中溶质浓度梯度和渗透梯度,通过弥散对流和渗透超滤的原理,以清除机体内潴留的代谢废物和过多的水分,同时由透析液补充必需的物质。PD 因通过不断更换透析液,故达到净化血液的目的,也属于血液净化方法之一。临床上 PD 主要用于急性肾损伤、慢性肾衰竭及中毒患者的治疗。PD 的优点在于操作简单,应用范围广泛,不需要特殊的设备,在基层医院也可进行;无体外循环,无血流动力学改变,透析平稳,避免了血容量急剧减低引起的低血压,无失衡综合征;保护残余肾功能;对中分子物质清除较血液透析好,对贫血及神经病变的改善优于血液透析。

血液透析(hemodialysis,HD)是最常用的血液净化方法之一,是利用半透膜原理,将患者血液与透析液同时引入透析器,在透析膜的两侧反向流动,利用两种液体内溶质间的梯度差及流体压力差,通过弥散达到平衡,超滤达到脱水,借以清除体内的代谢产物,调节水电解质和酸碱平衡。血透会引起多种代谢不良反应,包括营养底物丢失和全身性不良反应。透析的同时也增加了组织蛋白和体内营养素的消耗。

PD 对残余肾功能的保护优于 HD;当患者仍有残余肾功能时应首选 PD,再根据具体情况选择继续 PD 或改为 HD,这样既能达到早期透析的目的,又能保证透析的充分性。HD 和 PD 均为治疗终末期肾脏病的有效方法,可迅速改善患者的尿毒症症状,使病情相对稳定,并可达到较长期存活的目的。

透析者的预后与年龄、原发病、营养状况及透析是否充分有关,开始透析时年龄越大,病死率越高。糖尿病肾衰竭者的病死率最高,而原发性肾小球肾炎患者的病死率相对较低。但无论是 PD 还是 HD,在清除体内代谢产物和毒性物质同时,也会丢失多种营养素,HD 患者营养不良的患病率为30.0%~66.7%,PD 患者营养不良的患病率 11.7%~47.8%,营养物质摄入减低、高分解代谢、体内微炎症状态、透析营养物质的丢失均可导致营养不良,慢性营养不良是导致患者生存质量下降和长期存活率低的主要原因之一。正确有效的营养治疗有助于保护患者残余肾功能,防治营养不良。

二、营养治疗

1. **能量**　透析患者的能量需求与健康人相似,建议能量摄入为 35kcal/(kg·d),60 岁以上患者、活动量较小、营养状况良好者(血清白蛋白 >40g/L 且 SGA 评分 A 级)可减少至 30~35kcal/(kg·d)。根据患者年龄、性别、体力活动水平、身体成分、目标体重、合并疾病和炎症水平等,制订个体化能量平衡计划。计算能量摄入时,应减去腹膜透析时透析液中所含葡萄糖被人体吸收的能量。

2. **蛋白质**　应给予个体化的优化蛋白饮食方案。血透患者推荐蛋白质摄入量 1.0~1.2g/(kg·d),经全面评估患者营养状况后,可补充复方 α 酮酸制剂 0.12g/(kg·d)。无残余肾功能的维持性腹膜透析患者推荐蛋白质摄入量 1.0~1.2g/(kg·d),有残余肾功能的维持性腹膜透析患者推荐 0.8~1.0g/(kg·d)。饮食中的高生物价蛋白质应为 50% 以上。

3. **脂肪**　因患者常合并有高脂血症,因此适当限制饮食中的脂肪及胆固醇量,以免加重动脉硬化。每日饮食中脂肪供能以不超过 30% 为宜,包括食物本身脂肪含量及烹调用油,其中植物油为20~30ml,P∶S=1.5∶1;胆固醇 <300mg/d。

4. **碳水化合物**　因摄入蛋白质增高,故糖类供能相对减少。碳水化合物供能占 55%~60%,以多糖为主,限单、双糖。适量糖类可防止体内蛋白质过多分解。

5. **无机盐**

(1) 钠和钾:血透患者建议控制钠盐摄入(食盐 <5g/d);控制高钾饮食,保持血清钾在正常范围内。

(2) 钙和磷:补钙 1 000~1 200mg/d,限磷 800~1 000mg/d。建议 MHD 患者根据血钙水平及同时使用的活性维生素 D、拟钙剂等调整元素钙的摄入;磷摄入量 800~1 000mg/d;推荐不限制蛋白质摄入的前提下限制磷摄入,选择低磷 / 蛋白比值的食物,减少含磷食品添加剂。

(3) 微量元素:长期饮食摄入不足的血液透析患者,可补充必需微量元素,以预防或治疗微量营养素缺乏症。

6. **维生素** 长期饮食摄入不足的血液透析患者,可补充多种维生素。不推荐合并高同型半胱氨酸的血液透析患者常规补充叶酸。建议血液透析患者补充维生素 C 60mg/d,不推荐过度补充维生素 C,以免导致高草酸盐血症。建议合并维生素 D 不足或缺乏的血液透析患者补充普通维生素 D。

7. **液体量** 取决于残余尿排出量及透析方式。残余尿 >1 500ml/d,不严格限制;无尿患者,液体摄入量 <2 000ml/d。建议透析间期体重增加小于干体重的 5%。推荐容量情况稳定的腹膜透析患者每日液体摄入量 =500ml+ 前 1d 尿量 + 前 1d 腹膜透析净脱水量。

8. **外源性营养素** 若单纯饮食指导不能达到日常膳食推荐摄入量,建议在临床营养师或医师的指导下给予口服营养补充剂,有助于改善血液透析患者的血清白蛋白、前白蛋白水平。若经口补充受限或仍无法提供足够能量,建议给予管饲肠内营养或采取肠外营养。

三、营养护理

1. 营养健康教育

(1) 提高患者及其家属对饮食营养治疗重要性的认识,学会做好疾病康复的相关技巧;针对腹膜透析这一特殊人群,以"专病一体化护理"为基础的营养管理教育可帮助患者在透析开始前改善营养状况;应让血透患者掌握主要的饮食原则,即坚持高能量、高蛋白质、高钙、高维生素和低脂肪、低盐、低钠、低磷,以及水分的合理使用。

(2) 加强与营养师沟通:主动关心患者病情变化,全程了解患者的病况,及时与营养师沟通,虚心学习营养相关知识,协助做好患者对营养治疗的依从性,努力完善营养治疗方案。食谱的制订一定要结合患者的不同年龄、性别、嗜好、生活饮食习惯和个体营养状况。

(3) 提高患者与家属治疗信心:加强与患者及其家属的良好沟通,全面了解患者的心理状态,及时给予心理疏导,提高治疗信心,要帮助其树立信心和耐心,让其掌握营养治疗的基本原则,坚持随访。让患者回归家庭、回归社会。

2. 食物选择

(1) 宜用食物:能量足够时,应尽量多食用含能量高而含蛋白质相对低的一些食品,如土豆、白薯、山药、芋头、藕、荸荠、南瓜、粉丝、藕粉、菱角粉等。当进食量减少时,可适当增加一些食糖或植物油以增加能量,满足能量基本需要。如吃一些优质蛋白质来源的食物,鸡蛋、瘦猪肉、牛肉、鱼、虾、牛奶、豆制品等;新鲜的蔬菜和水果;鸭血、猪血、黑木耳、芝麻、红枣等含铁丰富的食物;也要吃一些富含维生素 C 的水果及蔬菜,以帮助吸收铁质。

(2) 忌(少)用食物:包括含磷丰富的食物,如豆类、坚果类、碳酸饮料、酵母粉、口蘑、动物内脏和全谷类等;以及腌渍食品,如咸肉、咸鱼、咸蛋、皮蛋等。

(周 芸)

思 考 题

1. 患者,男,40 岁。患者 5 年前因眼睑水肿,在当地医院查尿常规,尿蛋白(++)、尿红细胞(++),被给予激素、雷公藤多苷片等治疗;后复查尿蛋白(+),尿红细胞(+),而自行停药;1 周前查血尿素 9.1mmol/L、肌酐 180μmol/L。体格检查:血压 155/95mmHg,颜面及双下肢轻度水肿。

(1) 该患者营养治疗的原则和目的是什么?

(2) 如何对该患者实施营养治疗?

(3) 对该患者在食物选择上有什么建议?

2. 患者,男,46 岁。患者因"颜面及双下肢水肿 1 周"入院。实验室检查:血清白蛋白 22g/L、胆固醇 7.3mmol/L、尿蛋白(++)、24h 尿蛋白 5.8g。

(1) 该患者目前存在低蛋白血症,大量静脉补充白蛋白是否正确?

（2）如何指导该患者的饮水？

（3）若经检查确诊为膜性肾病Ⅱ期，根据患者病情，每日适宜能量和蛋白质摄入量是多少？

（4）如何指导患者控钠？饮食如何选择？

3. 患者，男，40岁。患者因"尿中泡沫增多5年，恶心、食欲缺乏伴乏力1周"入院。辅助检查：血压180/110mmHg，尿素30.3mmol/L、肌酐1 200μmol/L、钾6.6mmol/L、碳酸氢根10.1mmol/L、血磷3.0mmol/L；B超示双肾缩小，血流减少。急诊行右侧颈内静脉插管，并开始血液透析治疗。

（1）根据慢性肾脏病蛋白营养治疗专家共识，建议患者每日的能量和蛋白质摄入为多少？

（2）患者每周透析2次，如何指导患者每日的饮水量？

（3）针对患者的高磷血症，在食物选择上有什么建议？

URSING

第十一章

围手术期的营养治疗与护理

11章 数字内容

学 习 目 标

知识目标：

1. 掌握围手术期患者的营养治疗原则。

2. 熟悉围手术期患者发生营养风险 / 营养不良的病因与营养评定方法。

3. 了解围手术期营养治疗相关的新进展。

能力目标：

1. 能运用围手术期患者在不同情况下的营养治疗方式。

2. 能运用不同营养治疗方式的实施途径、护理要点及营养教育内容。

素质目标：

具有尊重患者、关爱患者的职业精神、人文修养和良好的道德规范。

第一节 术前营养治疗

 —— 导入案例与思考 ——

患者,女,66 岁,因"反复腹痛、恶心、呕吐 1 个月"入院。患者既往有糖尿病病史,近 1 周仅进食少量流食,近 1 个月体重下降 8.5kg。

人体测量:身高 165cm,体重 55kg。

实验室检查:白蛋白 26g/L,前白蛋白 50mg/L,转铁蛋白 1.1g/L。胃镜发现胃底肿物;病理活检结果为(胃底)中分化腺癌。

请思考:

1. 如何评价该患者的营养状况,是否需要营养支持? 为什么?

2. 哪种营养支持方式适合该患者?

一、概述

围手术期(perioperative period)指从患者决定接受手术治疗开始至康复出院的全过程,包含术前、术中及术后,具体指从术前 5~7d 至术后基本康复出院这段时间。临床调查研究数据显示,外科手术患者营养不良发生率为 20%~80%,差异较大,这与不同人群及所采用的营养评定方法和标准不同有关,其中年龄 >65 岁、恶性肿瘤、胃肠道疾病、重症及病理性肥胖患者营养不良风险较高。此外,手术创伤、术前和术后的禁食可加重代谢紊乱,导致机体瘦组织群消耗和负氮平衡而造成营养不良,增加术后并发症的发生率和死亡率。

(一) 术前患者营养不良的常见原因

1. **摄入不足** 食物摄入不足是导致患者术前营养不良的最常见原因。例如,某些疾病会导致患者无法正常进食或进食不足,如口咽部、食管肿瘤引起吞咽困难,胃肠道肿瘤的局部压迫导致排空障碍或梗阻等。术前的紧张、焦虑、抑郁等情绪会导致患者摄食中枢功能障碍,引起食欲下降。此外,有些手术前检查和术前准备要求患者禁食,导致患者术前一段时间无法正常进食,使得机体处于饥饿状态。

2. **吸收不良** 胃肠道、胰腺及肝胆等疾病可引起消化液、消化酶分泌不足或缺乏,严重影响食物中营养素的消化和吸收。

3. **消耗增加** 部分原发病可导致机体代谢率显著增加,组织分解代谢加剧,机体自身组织和营养物质储备消耗增加。恶性肿瘤患者的能量消耗明显增加,消化道瘘、消化道出血等可引起蛋白质等营养物质丢失,容易发生营养素缺乏症。

4. **炎症反应** 疾病相关的炎症反应可引起机体细胞和组织各种各样的损伤性变化,炎性介质不仅可引起全身应激反应,使能量消耗增加,而且可以诱导肌肉、体脂肪等的降解,从而造成机体自身组织消耗和营养不良。

(二) 术前饥饿状态的代谢变化

由于术前准备的需要,患者在术前一段时间内往往无法正常进食,使得机体处于饥饿状态。饥饿的本质是外源性能量底物和必需营养物质缺乏。饥饿时机体各种代谢改变的目的是尽可能地保存机体瘦组织群,以维持机体生存。

饥饿早期,机体首先利用储存的糖原。体内糖原的储备量非常有限,共约 600g。其中 20%~25% 储存于肝,称为肝糖原;75%~80% 储存于骨骼肌,称为肌糖原。肌糖原不能分解成葡萄糖,饥饿 24h 肝糖原即耗尽。在糖原耗尽后,机体每日的葡萄糖需求则依赖于糖异生作用。早期饥饿时最主要的糖异生原料为氨基酸和甘油。每日生成 90~200g 葡萄糖所需的氨基酸要靠消耗 200g 左右的蛋白质提供。随着饥饿的持续,机体脂肪组织分解代谢增强,脂肪动员增加,成为主要能源物质,从而减少蛋白质的消耗。

在饥饿过程中,机体可发生明显的代谢及生理变化,如内分泌紊乱、免疫功能降低、消化功能减退等,使机体处于高度应激状态,有利于机体更好地抵御饥饿;另一方面,持续饥饿可导致机体组成的显著变化,包括水分丢失、大量脂肪分解、蛋白质大量消耗、机体各种功能丧失,最终可导致死亡。

（三）营养不良对患者预后的影响

围手术期营养不良的患者术后并发症发生率是营养正常患者的 20 倍左右,尤其是中、重度营养不良患者术后并发症发生率和死亡率显著增加。营养不良会延长患者住院时间,增加医疗费用,加重家庭和社会负担。营养不良对患者的不良影响主要表现:

1. **创伤愈合缓慢**　创伤愈合是一个重要的过程,酸性成纤维细胞利用氨基酸为原料,合成胶原蛋白。营养不良患者因为氨基酸原料供应不足,必然会造成愈合延迟。

2. **蛋白质分解代谢增加**　低蛋白血症常导致胶体渗透压下降,使有效血容量相对不足,患者在术中或术后对失血的耐受力明显下降。

3. **免疫功能低下**　患者免疫能力受损,感染性并发症与器官功能障碍的发生率升高。肠道屏障功能下降,加重毒素及细菌移位。

4. **多器官功能障碍**　由于呼吸肌萎缩、心功能下降,在严重创伤、感染和大手术等重大应激时,机体不能有效代偿增加的氧耗,致使组织缺氧,容易导致多器官功能障碍。

因此,在术前采用合适的方法对患者进行营养状况评价,及早发现有营养风险或营养不良的患者,提供合理的营养支持以促进合成代谢,尽量减轻机体的分解代谢状态,有助于增强机体免疫功能,加速患者术后康复。

知 识 链 接

应激反应与加速康复外科患者的术前营养治疗

应激指机体在各种内外环境、心理、社会因素刺激下所出现的全身性非特异性适应性反应。应激可以影响多器官和多系统,包括促进分解代谢、降低免疫功能、导致血栓形成、抑制胃肠道功能、加重心血管和呼吸系统负担,甚至诱发器官功能不全等。

根据加速康复外科理念,缩短术前禁食时间可减轻手术应激反应、缓解胰岛素抵抗、减少蛋白质损失和禁食对胃肠功能的损害、加速患者术后康复。建议无误吸风险的非糖尿病患者,术前 2h 口服含 12.5% 碳水化合物液体 400ml,可缓解口渴、饥饿症状及焦虑情绪,降低术后胰岛素抵抗和高血糖的发生率;建议无胃肠道动力障碍患者,术前 6h 才开始禁食固体饮食,术前 2h 内才禁食清流质。

二、营养治疗

（一）术前营养评定

1. **营养风险筛查**　围手术期患者术前应首先进行营养风险筛查,对有营养风险的患者进行营养评定,以发现存在营养风险和 / 或营养不良的患者。NRS 2002 可作为住院患者营养风险筛查工具。

2. **营养综合评定**　营养评定方法包括体重丢失量、BMI、去脂肪 BMI、主观综合评价法（SGA）、患者参与的主观全面评定（patient-generated subjective global assessment,PG-SGA）、通用工具（MUST）、简易营养评定法（MNA）、营养风险指数（NRI）等,血生化指标（如白蛋白）可作为辅助的评价指标。

（二）术前营养治疗的适应证

1. 重度营养不良患者。

2. 中度营养不良而需要接受创伤大、复杂手术的患者。

3. 预计围手术期不能经口进食时间超过 7d 或无法摄入能量和蛋白质目标需要量的 50%~60% 超过 7d 的患者。

4. NRS 2002 评分≥3 分的患者。

（三）术前营养治疗原则

1. **总能量**　能量摄入量是影响营养治疗疗效和临床结局的重要因素。手术患者每日能量摄入量应尽可能接近机体能量消耗值，以保持能量平衡。间接测热法可以实际测量机体静息能量消耗值，无法测定时可采用体重公式计算法或能量预测公式法。目前认为，提供能量 25~30kcal/（kg·d）能满足大多数非肥胖患者围手术期的能量需求，而 BMI≥30kg/m² 的肥胖患者，推荐的能量摄入量为目标需要量的 70%~80%。

2. **非蛋白能量物质**　包括碳水化合物和脂肪。提供充足的非蛋白能量，可减少蛋白质消耗，促进肝糖原合成和储备。碳水化合物应作为主要能量来源，其供给量应占总能量的 65%。脂肪供给量一般应低于正常人，可占全日总能量的 15%~20%。

3. **蛋白质**　足量的蛋白质供给对患者的预后非常重要。围手术期患者蛋白质的目标需要量为 1.5~2.0g/（kg·d），其中 50% 以上应为优质蛋白质。术前给予高蛋白，可纠正病程中蛋白质的过度消耗，防止术后出现低蛋白血症，以促进手术伤口愈合，减少术后并发症发生。

4. **维生素**　一般应从手术前 7~10d 开始，每日补充维生素 C 100mg，胡萝卜素 3mg，维生素 B_1 5mg，维生素 PP 50mg，维生素 B_6 6mg。在有出血或凝血机制障碍时，需补充维生素 K 15mg/d。

5. **治疗合并症**

（1）合并贫血、低蛋白血症及腹水：除输注红细胞、血浆和白蛋白外，还应通过膳食补充足够的蛋白质和能量。

（2）合并高血压：接受药物治疗的同时应给予低盐膳食，待血压稳定在安全范围后才做手术，以减少术中出血等意外。

（3）合并糖尿病：必须按糖尿病要求供给膳食，规范药物治疗，使血糖接近正常水平，以预防术后感染等合并症。

（4）合并肝功能不全：需依据病情给予高能量、适宜蛋白质、低脂肪膳食，并充分补给各种维生素，促进肝细胞再生，恢复肝功能。严重肝病患者，可选用含支链氨基酸较高的营养制剂，限制芳香族氨基酸的摄入，以免诱发肝性脑病。

（5）合并肾功能不全：需依照病情给予高能量、低蛋白、低盐或低钠膳食。

（四）术前营养治疗的时间

术前营养治疗时间的长短取决于患者的病种、手术类型及是否紧急。治疗时间一般为 7~14d，若时间太短则难以达到营养治疗的目的。个别病情较重的营养不良患者，如炎症性肠病、肠瘘等，在病情允许情况下可适当延长营养治疗时间，待营养状况改善后再考虑手术。恶性肿瘤患者应尽量在较短时间内（7~10d）改善营养状况后限期手术。

（五）术前营养治疗方式

术前营养治疗包括口服营养补充（ONS）、肠内营养（EN）和肠外营养（PN）三种方式，各有其适应证和优缺点，需要根据患者的具体情况选择合适的营养治疗途径，应用时往往需互相配合、取长补短。消化道功能正常或具有部分消化道功能的患者应优先选择 ONS 或 EN。

1. **ONS**　是肠内营养支持的一种方式。吞咽功能正常、胃肠功能较好的患者，如果术前普通饮食无法满足能量需求，推荐首选通过 ONS 补充营养。

2. **EN**　与 PN 相比更符合生理，有利于维持肠黏膜细胞结构与功能的完整性，且并发症少、价

Note:

格低廉。EN 途径包括口服和管饲补充。无法经口进食但存在胃肠功能的患者,可选用鼻饲 EN。根据患者的具体情况选择置管方式:

(1) 胃功能良好且没有食管反流的患者,可放置鼻胃管,视病情可采用分次推注、间歇重力滴注法或持续重力滴注法。有条件者可使用专用的营养输注泵,后者耐受性最好。

(2) 存在幽门梗阻、胃排空障碍、高位消化道瘘或可能发生胃内容物误吸的患者,可放置鼻肠管。推荐采用营养输注泵持续性输注或持续重力滴注法。也可采用间歇重力滴注法喂养。推注法由于短时间进食量大、速度快,容易引发倾倒综合征等不良反应,故不推荐使用。

(3) 严重营养不良且预计营养治疗时间 >4 周者,可以考虑在胃镜下行经皮内镜下胃造口术(PEG)或经皮内镜下空肠造口术(PEG/PEJ)。

3. PN　凡是需要进行围手术期营养支持但又不能或不宜接受 EN 均为 PN 的适应证。当患者全肠内营养不能满足 60% 目标量超过 7d 时,推荐通过肠外营养补充肠内营养不足部分,也称为补充性肠外营养(SPN)。当患者出现消化道机械性梗阻、肠缺血、重度休克、高位和 / 或高流量肠瘘、消化道出血、广泛黏膜炎、严重肠道功能紊乱或不能耐受 EN 时,可短期使用全肠外营养,当可以接受 EN 时,转为部分肠内营养或全肠内营养。肠外营养推荐以全合一的方式输注。长期使用肠外营养时推荐使用 PICC、中心静脉导管(CVC)及输液港。

（六）术前营养治疗效果评价

术前营养治疗是否有效,应根据营养指标测定来判断。血清白蛋白、前白蛋白和转铁蛋白浓度是主要的指标,单纯的体重增加可能是组织液增多所致。

三、营养护理

（一）营养健康教育

1. 普及术前营养治疗的重要性　提高患者及其家属对术前营养治疗重要性的认识,充分理解营养治疗对围手术期管理和术后康复的重要性,积极主动配合执行营养方案。

2. 个性化营养指导　根据患者不同的病情和不同的营养方式,按照相应的营养治疗原则,给予个性化的营养指导。可经口进食的患者,侧重饮食指导;应用肠内、肠外营养的患者,则以肠内、肠外营养应用注意事项为主。

（二）营养治疗方案的实施与监测

1. 评估与监测患者营养状况变化　详细询问病史,密切观察患者病情,准确记录患者每日营养素的摄入量及营养状况的变化。根据患者的症状、体征及实验室检查结果,协助医师及营养师进行营养筛查及营养治疗效果的评估,选择适当的营养治疗方案。

2. 营养相关管道护理　管饲的患者,要保持营养管通畅,注意营养液的温度、浓度和输注速度;熟练掌握营养输注泵的使用方法。肠外营养支持的患者,要严格按照无菌操作要求和配制要求配制全营养混合液,严格按照无菌操作要求护理深静脉置管,防止导管相关性感染的发生。

（三）食物选择

1. 宜用食物

(1) 优质高蛋白食物:如瘦肉、蛋类、豆类、乳类等。

(2) 高维生素食物:如胡萝卜、无花果、水果等。

(3) 富含微量元素食物:如薏米、香菇、海带、紫菜、海鱼、蛋黄、豆类、全麦面、坚果等。

(4) 易消化食物:如新鲜果汁、汤粉面、小米粥、杏仁露、藕粉、玉米糊等。

2. 忌(少)用食物

(1) 油腻食物:如肥肉、动物皮、动物内脏等。

(2) 腌制食物:如咸鱼、熏肉、泡菜、臭豆腐等。

(3) 粗纤维食物:如芹菜、菠菜、香椿、蒜苗、韭黄、竹笋等。

Note:

（4）禁烟、酒。

第二节　术后营养治疗

———————————— 导入案例与思考 ————————————

患者，男，48 岁，因"反复上腹痛 3 个月"就诊，被诊断为胃癌入院。入院 1 周后行"根治性远端胃大部分切除术"。现手术后第二日。

人体测量：身高 173cm，体重 55kg，近 3 个月进食减少，体重下降 5kg。

实验室检查：血白蛋白 28.0g/L，前白蛋白 110mg/L。

请思考：

1. 患者术后出现恶心、呕吐，不能进食，应选择何种营养治疗方式？
2. 该患者总能量及各营养素的需要量是多少？

一、概述

术后营养治疗是营养治疗领域中的一个重要组成部分。机体对手术创伤或感染的代谢反应与禁食、饥饿时的代谢反应不同。创伤及手术后体内发生一系列的代谢改变，主要表现为能量代谢增高；蛋白质分解代谢加速；动员体内的能量储备，主要是脂肪组织分解；糖代谢紊乱；激素影响下的水盐代谢改变；以及负氮平衡等。

（一）能量代谢改变

能量是机体维持生命活动最基本的需要，也是外科营养支持过程中最基本的问题。在创伤、感染等应激状态下，机体能量消耗存在不同程度的增加。能量代谢的增高与创伤和感染的严重程度成正比；即在大手术或严重创伤后和严重感染时，机体能量需求可明显地增加。在这种应激情况下，可出现胰岛素抵抗，机体处理葡萄糖的能力降低，补充外源性葡萄糖的节氮效应不如禁食时明显，体内蛋白质分解加速，尿氮排出增加，出现负氮平衡，以及脂肪动员加快、体重下降明显等一系列改变。

（二）蛋白质代谢异常

在手术或创伤后，可持续产生蛋白质的分解代谢，伴随着尿中钾及氮排出量增多，此种反应一般持续数日，其程度及时限与手术的类型和应激程度有关。在创伤后早期，即使蛋白质（氨基酸）摄入较多，仍可出现负氮平衡。

（三）糖代谢紊乱

在创伤、感染等应激情况下，神经内分泌系统受到强烈的刺激，血中儿茶酚胺、糖皮质激素、生长激素、胰高血糖素及抗利尿激素水平增高，从而引起糖代谢的紊乱，主要表现为高血糖、糖利用率降低、糖耐量下降及糖异生作用增强等现象。糖代谢相关激素的作用使糖原分解增强和葡萄糖利用降低，出现高血糖症。肌肉细胞内因缺乏葡萄糖 −6− 磷酸酶，肌糖原只能分解成乳酸而使血中乳酸浓度升高。丙酮酸脱氢酶活性的下降，使骨骼肌细胞不能充分利用葡萄糖作为其能量来源，糖利用率明显降低。在应激状态下，虽然血中胰岛素常处于正常水平，但骨骼肌细胞却变得对胰岛素不敏感，此现象称为胰岛素抵抗（insulin resistance），也使糖利用率明显降低，血糖浓度升高。

（四）脂肪代谢改变

脂肪是应激患者重要的能量来源，脂肪组织酯解作用可减少糖异生，保存蛋白质，这对危重患者有利。应激患者在蛋白质分解的同时，脂肪氧化增加，这时如静脉输注脂肪乳剂，则发现脂肪廓清加快,机体加速利用脂肪。脂肪的代谢受激素的调节,糖皮质激素抑制脂肪合成,胰岛素则抑制酯解作用并促进脂肪合成。长链脂肪酸需要肉毒碱作为载体进行 β 氧化,但严重应激患者内源性肉毒碱可能因尿排出及渗出增多而缺乏,使长链脂肪酸氧化受到限制。此时补充适量的中链脂肪酸是有利的,因中链脂肪酸的代谢不依赖于肉毒碱。

知 识 链 接

术后早期口服营养及补充蛋白质有利于患者加速康复

术后早期恢复经口进食是安全的,且对术后恢复至关重要。术后早期经口进食能够减少术后并发症、缩短住院时间、降低住院费用。对胃肠道等手术,术后 24h 内恢复肠内营养能够减少术后病死率,并且不增加术后吻合口瘘和恶心、呕吐发生率。术后早期蛋白质摄入应足量。蛋白质摄入量不足将会导致瘦组织群的丢失,阻碍机体功能的恢复。≥65 岁的患者,无论是否给予足量的能量,只要给予蛋白质就能帮助维持机体的瘦组织群,减少因能量供给不足而引起虚弱的风险。因此,除外存在肠道功能障碍、缺血或肠梗阻,多数专家推荐患者在手术后第一日通过餐食或 ONS 摄入高蛋白质营养。推荐应用成品营养制剂,传统的"清流质"和"全流质"膳食不能够提供充足的能量和蛋白质,不推荐常规应用。另外,术后足量的蛋白质摄入比足量的能量摄入更重要。

二、营养治疗

(一) 术后营养治疗的适应证与基本原则

1. 术后营养治疗的适应证　包括术前接受营养治疗者,严重营养不良由于各种原因术前未进行营养支持的患者,严重创伤应激、估计术后不能进食时间超过 7d 的患者,术后发生消化道瘘、胰瘘、消化道梗阻、严重感染、胃潴留或炎性肠梗阻等严重并发症,需要长时间禁食,或者代谢明显增加者。

2. 术后营养治疗原则　优先选用肠内营养。膳食可从医用营养制剂开始,经普通流食、半流食、软食逐渐过渡至普食。通常采用少食多餐的供给方式,必要时可由静脉补充部分营养素。

(1) 能量:手术后能量消耗的估算,通常采用 3 种方法。第一种方法是通过经验公式计算,最常用的是 H-B 公式,计算出患者的基础能量消耗(BEE),再乘上相应的应激系数。但有研究表明,H-B 公式的测算结果高于实际测量值约 10%。第二种方法是通过间接能量测定仪来测定,是当前较为理想的方法,但仪器昂贵、对人员技术要求高。第三种方法是按实际体重简易计算,即 25~30kcal/(kg·d)。

$$全日能量需要量 = BEE \times 活动系数 \times 应激系数 \times 体温系数$$

式中,活动系数:卧床为 1.2,轻度活动为 1.3;应激系数:见表 11-1;体温系数:38℃为 1.1,39℃为 1.2,40℃为 1.3。

表 11-1　不同手术或创伤时的应激系数

创伤种类	应激系数	创伤种类	应激系数
外科小手术	1.0~1.1	骨折	1.20~1.35
外科大手术	1.1~1.2	复合性损伤	1.6
感染(轻度)	1.0~1.2	癌症	1.10~1.45
感染(中度)	1.2~1.4	烧伤	1.50~2.00
感染(重度)	1.4~1.8	脑外伤(激素治疗)	1.6

Note:

一般将术后营养治疗分为术后早期、并发症出现期和康复期三个阶段。术后早期被认为是高度应激期,营养治疗的作用在于保持内稳态的稳定,供给机体基础的能量与营养底物,降低应激反应。此时应由少到多逐渐增加能量供应,一般能量供应在20~25kcal/(kg·d),不宜超过30kcal/(kg·d)。

在并发症出现期,营养治疗应在保持内稳态稳定的基础上,增加能量的供应量,以供给机体组织愈合、器官功能恢复及免疫调控所需营养物质。在并发症出现时,营养治疗不宜停,但可根据应激的情况和心、肺、肝、肾等功能来调整热氮比、糖脂比,能量控制在30kcal/(kg·d)为宜。严格控制血糖水平,同时增加脂肪乳剂的应用,适当增加氮量,达到维持机体代谢的需求。

患者一旦进入康复期,营养治疗应有补充的作用,除维持机体代谢所需的基本能量外,还需增加部分能量,以求达到适度的正氮平衡,补充机体在前一阶段的损耗,促进体力的恢复,加快患者的康复,如能量为35kcal/(kg·d)。

(2) 蛋白质:是维持组织生长、更新和修复所必需的原料,也是增强机体免疫功能、保持血浆渗透压的重要物质。手术患者多伴有不同程度的蛋白质缺乏,呈负氮平衡状态,不利于创伤愈合。在术后早期及并发症出现期,供给蛋白质1.2~1.5g/(kg·d)较为合适,过多的蛋白质摄入由于机体蛋白质吸收有限,并不会增加氮潴留,相反还会增加机体负荷;到了康复期,摄入的氮量可以更高些,达到1.5~2.0g/(kg·d)的蛋白质,以达到正氮平衡的营养治疗效果;一般情况下,热氮比为(100~150)kcal∶1g;对创伤感染患者还可适当增加氮量,降低非蛋白能量。

(3) 脂肪:是含能量最丰富的营养素,是创伤感染及大手术后机体主要供能物质之一,可占总能量的20%~30%。胃肠道消化功能低下和肝、胆、胰术后患者,应限制口服脂肪摄入量;肝病患者,最好给予中链甘油三酯,因其比长链甘油三酯更易消化吸收,而且可经门静脉直接入肝,也易于氧化分解代谢。若患者长时间依靠肠外营养支持,应保证必需脂肪酸的供给。在康复期,可由脂肪提供约50%非蛋白质能量。其中,饱和脂肪酸、单不饱和脂肪酸MUFA和多不饱和脂肪酸PUFA比例保持1∶1∶1较为合理,一般患者应用1~2g/(kg·d)的脂肪乳剂是安全的。

(4) 碳水化合物:由于机体的糖原储备有限(禁食24h后已耗竭)。因此每日提供的葡萄糖量不应低于120g。一般葡萄糖摄入的推荐量不宜超过4~5g/(kg·d),否则过量的葡萄糖将转化为脂肪而聚集在肝,可导致肝脂肪浸润;同时葡萄糖的呼吸商较脂肪、蛋白质高,过多摄入会增加通气需求,加重原有呼吸系统疾病患者的负担。此外,由于创伤感染和大手术后往往出现胰岛素抵抗,从而出现应激性高血糖,故膳食供应中尽量增加复合糖类的摄入,减少单糖、双糖的摄入;对肠外营养治疗中应用的葡萄糖,应配比一定比例的胰岛素,将血糖稳定在正常范围内。

(5) 无机盐:在维持正常生理功能和代谢方面具有重要作用。创伤或手术后患者因失血和渗出液体等原因,常大量丢失钾、钠、镁、锌、铁等无机盐,应根据临床检验结果,通过输液或调整膳食予以补充。

(6) 维生素:一般对术前缺乏维生素者,应立即补充;对营养状况良好的患者,术后无须供给太多的脂溶性维生素,但要给予较大量的水溶性维生素。维生素C术后每日可给予500~1 000mg。B族维生素每日供给量应增加至正常供给量的2~3倍为宜。

(7) 特殊营养物质:补充具有药理学作用的特殊营养素,以特定方式刺激免疫细胞,增强免疫应答功能,维持正常、适度的免疫反应,调整细胞因子的生产和释放,减轻有害或过度炎症反应,同时能保护肠屏障功能完整性而减少细菌移位的营养支持手段,称为免疫营养(immunonutrition)。免疫营养物质主要包括谷氨酰胺(Gln)、精氨酸、ω-3多不饱和脂肪酸、膳食纤维、核酸、生长激素等,在原有标准营养配方的基础上增加免疫营养物质,可以促进机体免疫功能,促进患者康复。

3. 术后营养治疗的时机 在创伤感染和大手术后,虽然大部分患者的小肠功能在6h后可恢复,但营养治疗一般在术后24~48h内、全肠道蠕动基本恢复、内稳态得到稳定后进行。如果术中放置了空肠营养管,术后可早期给予肠内营养支持。对循环不稳定或严重水电解质、酸碱平衡紊乱等特殊情况的患者,应先查找导致该特殊情况的原因,给予相应处理,待病情稳定后才施行营养治疗。

4. 术后营养方式的选择　营养治疗途径包括肠外营养、肠内营养联合肠外营养、肠内营养、经口饮食等。可根据胃肠功能、手术方式、吞咽功能等情况选择肠内营养或肠外营养。原则上只要胃肠道有功能,首选肠内营养。

口腔、咽喉部手术,一般仅在术后禁食一餐,下一餐可供给冷流质膳食,至第三日后改为少渣半流食。注意食物温度要低,以免引起伤口出血。患者术后 1 周左右可供给软食。胃、小肠手术患者术后经口摄食时应先给予少量清流质膳食或糖水化合物饮料,然后视病情逐步改为普通流食、低渣半流食、半流食,一般术后 10d 左右可给予软食。阑尾、结直肠、肛门手术后也应先给予清流食,2~3d 后可使用低渣、易消化的肠内营养制剂,以减少粪便形成。1 周后可进食半流食、软食。拆线后可应用富含蔬菜、水果的普食,以保证膳食纤维的摄入量,以防止术后便秘。

肝、胆、胰腺、脾手术后患者的营养支持与胃肠道术后相似,此外应注意采用低脂、高蛋白的半流食,以减轻肝胆胰的代谢负担。因肝硬化门脉高压症行脾切除和断流术的患者,由于存在肝功能障碍和食管静脉曲张,一般要限制膳食中脂肪及粗纤维的含量,烹调时要将食物切碎、打烂,尽量避免食用带有骨、刺的食物及粗糙、干硬的食物。

其他部位手术患者的术后营养支持应根据手术创伤的大小、手术部位、患者状况等因素决定营养支持的时间和方式。创伤小的手术一般不引起或很少引起全身反应,患者在术后可进食。创伤大的手术或全身麻醉的患者,多伴有短时间的消化吸收功能障碍,一般术后早期进食较少,且能量和蛋白质的需求量较大,必要时需进行肠外营养补充或联合应用肠内和肠外营养。对颅脑损伤和昏迷的患者应给予管饲营养支持。慢性消耗性疾病患者(如恶性肿瘤)往往存在不同程度的营养不良,应给予优质高蛋白膳食。对严重贫血、低血容量性休克、急性化脓性感染造成大量蛋白质丢失者,还应及时输血或血浆代用品。

5. 术后营养治疗的注意事项

(1) 严格把握营养液的输注速度和时间:肠外营养液通常采用持续性输注法,一般将全日所需的全营养混合液在 14~24h 持续均匀输注到体内。这种方式各种营养素同时按比例输入,人体氮源、能量及其他营养物质的供给处于持续状态,胰岛素分泌较稳定,血糖值也较稳定,对机体内环境的影响较小。肠内营养液也应采用连续重力滴注法或输注泵持续性输注,一般每日输注 18~20h。输注速度不可过快,以 20ml/h 左右开始,逐步增加到 100~120ml/h 为宜。连续重力滴注法与间歇性重力滴注法相比,营养素吸收好,排便量及排便次数明显减少,胃肠道不良反应少,营养效果好。而间歇性重力滴注法临床上也较常用,适用于病情稳定的患者,此种方法患者有较多的自由活动时间,类似正常饮食,但常受肠道蠕动或逆蠕动的影响,引起输注速度不均和胃肠道症状。

(2) 临床监测:病情稳定的患者,长期的营养治疗应注意患者的营养指标和肝胆功能指标的变化,及时调整营养配方。有水电解质、酸碱平衡紊乱和糖尿病患者,在营养治疗的早期应严密监测相关的生化指标,及时给予调整。另外应观察体温、胃肠道反应、腹部情况、排便情况和尿量,如有寒战、发热,应警惕导管相关性感染;如胃肠道反应较明显,应考虑输注速度是否过快;每日尿量应保持在1 200~1 500ml,避免液体输注量过剩或不足。

(二) 典型病例的术后营养治疗

以胃大部切除术患者为例。胃大部切除术常用来治疗胃癌和消化性溃疡等疾病。此类患者由于进食受限、胃部分功能缺失及炎症反应,术后常出现中重度营养不良。而营养不良可导致体重降低、贫血、低蛋白血症和营养不良性骨病等现象。因此,术后营养健康教育和营养治疗是重要的治疗措施。术后营养治疗的原则:

1. 膳食调整　注意供给高能量、高蛋白、富含维生素的食物。供应的食物应品种少、体积小、次数多、清淡、易消化。每日 5~6 餐,每次进流质 100ml 左右,不宜过饱,开始 1~2d 给予清流食。随病情逐渐好转,改为少渣半流饮食,每餐主食 50~100g,每日 5~6 餐,以后可逐渐加量。以后逐渐改为普通流食,饮食采用“循序渐进,少量多餐”的原则。定时定量进餐,利于消化吸收,并预防倾倒综合征和低血糖症发生。平时可口服补充胰酶及多种维生素,口服促胃动力药,以改善腹部饱胀等不适。必要时经肠外营养补充或给予口服营养补充。

2. 保证能量供给　胃大部分切除术后早期能量摄入不足,体内脂肪及蛋白质分解以供给能量,尿氮增加,出现负氮平衡及体重下降。因此,保证总能量和足量蛋白质的摄入是决定胃切除术后顺利康复的关键。所以胃切除术后早期,除补充水和电解质外,应肠外补充葡萄糖、多种复合氨基酸、脂肪乳剂及多种维生素等。随着患者肠功能恢复,尽早开始肠内营养,并逐步过渡到经口膳食。

3. 充足的蛋白质补充　胃切除术后因胃酸及胰液分泌相对减少,造成胰蛋白酶缺乏,加之肠蠕动加速,部分蛋白质不能被吸收,易致血容量及血浆蛋白下降,伤口愈合能力减弱,甚至发生手术切口裂开,吻合口水肿,严重的可发生吻合口瘘。故胃切除术后患者应补充高蛋白质膳食,每日供给 1~2g/kg,选择鸡蛋、鱼、虾、瘦肉、豆制品等易消化、必需氨基酸种类齐全且含量高、生物价高的蛋白质。

4. 限制脂肪摄入　视病情而定,应供给易消化吸收的脂肪,如植物油。有少数患者胃切除术后,因胆汁和胰液的分泌减少及与食物混合不全,脂肪的消化吸收发生障碍,可发生脂肪泻,此时应减少膳食脂肪供给量。

5. 适量碳水化合物　体内某些组织(如周围神经、红细胞、吞噬细胞)及创伤愈合所必需的成纤维细胞,均以葡萄糖作为能量的主要来源。给予充足的碳水化合物,可发挥节约蛋白质作用,加速机体转向正氮平衡,又能防止酮症酸中毒,并能增加肝糖原储存量,具有保护肝作用。但碳水化合物应适当控制,进食过多高糖饮食,可诱发倾倒综合征,引发高血糖,每日供给量以不超过 300g 为宜。

6. 补充维生素和无机盐　胃切除术后可发生不同程度消化吸收障碍,尤其是 B 族维生素、维生素 A、维生素 C 等维生素和铁等微量元素,应注意补充,以预防各种维生素缺乏及缺铁性贫血。

7. 选择合适膳食　选择黏稠或糊状、排空较慢及少渣易消化的食物,可延长食物通过小肠的时间,促进食物的消化吸收。不宜高渗饮食,每餐应适当限制食物中的碳水化合物,单糖、双糖、多糖混合食用。如若进食汤类,应注意干稀分开,并尽量在餐前或餐后 30~45min 进食汤类,以预防食物过快排出影响消化吸收。另外,进餐后平卧或侧卧位休息可延长食物的排空时间,使其尽可能地被消化吸收。

8. 纠正贫血　贫血患者可多选用动物内脏、红色瘦肉、动物血等含铁较高的食物。严重者应口服或静脉补充铁剂。全胃切除术后患者还应注意是否存在维生素 B_{12} 缺乏。

9. 治疗代谢性骨病　胃大部切除术后出现代谢性骨病的患者,应增加含维生素丰富和高蛋白质的食物及牛奶等含钙量较高的食物。出现症状者可口服维生素 D,同时口服钙剂。

三、营养护理

(一) 营养健康教育

1. 普及术后营养治疗的重要性　提高患者及其家属对营养治疗重要性的认识,充分理解营养治疗是围手术期的主要治疗措施之一,对患者术后康复具有重要意义。教育患者及其家属积极主动配合执行营养方案。

2. 个性化营养指导　根据患者不同的病情和不同的营养方式,按照相应的营养治疗原则,给予个性化的营养指导。可经口进食的患者,侧重饮食指导;应用肠内、肠外营养的患者,则以肠内、肠外营养应用注意事项为主。

(二) 营养治疗方案的实施与监测

1. 评估与监测患者营养状况变化　详细询问病史,密切观察患者病情,准确记录患者每日营养素的摄入量及营养状况的变化。根据患者的症状、体征及实验室检查结果,协助医师及营养师进行营养筛查及营养治疗效果的评估,选择适当的营养治疗方案。

2. 营养相关管道护理　管饲的患者,要保持营养管通畅,注意营养液的温度、浓度和输注速度;

熟练掌握营养输注泵的使用方法。肠外营养支持的患者,要严格按照无菌操作要求和配制要求配制全营养混合液,严格按照无菌操作要求护理深静脉置管,防止导管相关性感染的发生。

3. 及时发现和监测营养相关并发症的发生　参见第五章肠内营养与肠外营养。

（三）食物选择指导

1. 宜用食物

（1）非消化道手术:术后宜选用富含优质蛋白的食物,如瘦肉、蛋类、乳类及其制品、豆类及其制品等;富含膳食纤维、维生素和无机盐的新鲜蔬菜、水果,如芹菜、白菜、油菜、菠萝、苹果、橘子、大枣、猕猴桃、香蕉等。

（2）消化道手术:术后早期可选用医用肠内营养制剂,逐渐增加菜汁、果汁、牛奶、稀粥、软面条等,由流食过渡到普食;肠道功能初步恢复后,宜选用高蛋白、少渣食物,如蛋类、鱼类、乳类及其制品等。烹调方式宜采用蒸、煮、炖等,使食物易于消化。

2. 忌（少）用食物

（1）高脂肪食物,如肥肉,煎炸食品等。

（2）生冷、辛辣刺激性食物。

（彭俊生）

思 考 题

1. 患者,女,65 岁。患者因"尿色加深 2 个月余,皮肤巩膜黄染 1 个月余"入院,被诊断为梗阻性黄疸、胰头或壶腹部肿瘤。患者发病以来食欲下降,体重近 2 个月下降约 5kg。体格检查:身高 160cm,体重 40kg;全身皮肤、巩膜轻度黄染,浅表淋巴结未及肿大,心、肺、腹未见异常,直肠指检未见异常。辅助检查:糖类抗原 19-9（CA19-9）为 1 860U/ml;腹部增强 CT 示胆管系统及胰管全程扩张。

（1）该患者术前怎样进行营养治疗?

（2）术前应如何对该患者进行营养宣教?

2. 患者,男,70 岁。患者腹痛、腹泻 3 个月伴体重下降;近 1 周来腹胀、恶心呕吐。CT、肠镜及病理提示为结肠癌伴不全性梗阻,拟行手术治疗。

（1）术前应选用何种营养方式?

（2）患者术后第一至第三日,低热,余生命体征稳定。建议采用哪种营养治疗方式?

（3）患者术后 5d 排气排便,胃肠道功能恢复,予以拔除胃管,建议患者采取何种饮食?

（4）患者术后第十日,已经经口进食半流,准备出院,应给予该患者哪些营养宣教?

3. 患者,男,50 岁。患者因嗳气、恶心、无呕吐,近 3 个月体重明显下降,胃镜发现胃窦部肿物,病理提示为胃窦癌,而住院进一步诊治。检查结果显示手术指征明确,拟行手术治疗。患者目前 BMI 为 $18.0kg/m^2$。

（1）该患者是否存在营养风险和 / 或营养不良? 为什么?

（2）患者术前是否需要肠外营养支持? 如何进行术前营养支持治疗?

第十二章

外科疾病的营养治疗与护理

12章 数字内容

学 习 目 标

● **知识目标：**

1. 掌握常见外科疾病患者的营养治疗原则，淋巴漏的营养护理内容。

2. 熟悉患者不同病程阶段的营养治疗方式、实施途径及营养教育内容。

3. 了解患者发生营养风险或营养不良的原因，淋巴漏的病因、诊断及营养相关因素。

● **能力目标：**

能根据患者的具体病情，给予合理的营养教育；能够规范地执行营养治疗方案。

● **素质目标：**

具有尊重患者、关爱患者的职业精神、人文修养和良好的道德规范。

第一节　短肠综合征

 导入案例与思考

患者,男,56岁,因小肠扭转、肠坏死已行广泛小肠切除,残留小肠约75cm,被诊断为短肠综合征。术后出现顽固性腹泻导致的大量水、电解质丢失,营养吸收障碍导致体重明显减轻、低蛋白血症和免疫功能下降。

请思考:

1. 患者目前应采取哪种营养治疗方式?治疗内容包括哪些?

2. 若想加快残存肠道功能的康复和代偿,可给予哪些治疗?

一、概述

小肠是人体主要的消化吸收器官,除维生素 B_{12}、胆盐、胆固醇仅在回肠吸收外,其他营养物质在小肠各段几乎均能被吸收。小肠广泛切除后会引起营养物质在体内的代谢改变。

1. **净吸收面积的减少**　小肠变短后食糜在肠腔内停留时间变短,各种营养物质吸收不完全,产生能量摄取不足、负氮平衡、体重减轻、免疫功能下降等后果。

2. **切除小肠上段对吸收功能的影响**　若主要切除上段小肠,产能营养素和部分无机盐(钙、铁等)的吸收会受到影响,出现血浆蛋白低下和缺铁性贫血,而血钙下降会使甲状旁腺功能亢进而引起骨质疏松、骨质软化症等。如果有足够长的回肠和完整的回盲瓣,以上影响会减轻。

3. **切除小肠下段对吸收功能的影响**　可造成胆盐吸收障碍,从而影响脂肪的吸收引起脂肪泻及胆石症的发生,由于食糜中脂肪从粪便中大量丢失造成脂溶性维生素吸收障碍,同时会伴有维生素D、维生素 B_{12} 的缺乏。未吸收的脂肪酸还与草酸竞争与钙离子的结合,增加可溶性草酸盐形成,进而导致高草酸血症,引起泌尿系结石。腹泻使体液大量丢失,引起水电解质紊乱,酸碱平衡失调,营养素吸收不全,甚至造成严重的蛋白质 - 能量营养不良,重者危及生命。

4. **切除回盲部对吸收功能的影响**　回盲瓣可延缓食糜进入结肠,使食物中的营养成分充分吸收,若切除回盲瓣则会加重营养不良。

5. **对胃酸分泌的影响**　小肠大部分切除会引起胃酸分泌在短期内显著增加,过量的胃酸易造成溃疡,进而影响营养物质的消化。

短肠综合征(short bowel syndrome,SBS)指小肠被广泛切除后,小肠吸收面积不足导致消化、吸收功能不良的临床综合征。若残余肠道在100cm以上,通过合理的营养治疗,小肠可发生代偿性变化,从而增加吸收面积、延长排空时间,若有完整回盲瓣,患者就能吸收足够营养物质不发生短肠综合征。若残余肠道在60~100cm,可发生严重的营养吸收障碍及代谢紊乱,但经过合理的肠外营养及肠内营养,患者多可存活。如果小肠短于60cm,则生存困难。切除回盲瓣会加速小肠中食糜排入结肠,加重营养物质吸收不全。故在必须切除大部分小肠时,应考虑尽量保留末端回肠及回盲部。

短肠综合征主要表现为严重腹泻、脱水、吸收不良、维生素缺乏及代谢障碍,以及进行性蛋白质 - 能量营养不良。临床上最初以严重腹泻为主,每日腹泻量可高达5~10L,导致重度脱水、血容量降低、血压下降、水电解质平衡失调。数日至数周后,腹泻趋于减少,残留小肠吸收功能有所恢复,但存在严重营养不良,表现为体重持续下降、肌萎缩、贫血、血浆蛋白低下、吻合口不易愈合等;也可并发感染、肠瘘等并发症。

> ### 知 识 链 接
>
> #### 促进短肠综合征残存肠道代偿的物质
>
> 　　短肠综合征患者的治疗,除了采用肠内营养或肠外营养以维持患者的营养状态之外,如何积极地促进肠功能早日代偿也是治疗的重点之一。因为代偿一旦成功,不仅可节省可观的肠内、肠外营养费用,更重要的是能明显地改善患者的生活质量。
>
> 　　研究已发现,许多物质能促进肠功能的代偿,包括碳水化合物、脂肪酸、膳食纤维、谷氨酰胺、生长激素、表皮生长因子和类胰高血糖素肽 -2(GLP-2)等。谷氨酰胺对肠黏膜具有营养作用,可防止肠黏膜萎缩,与生长激素联合应用可增加短肠综合征患者剩余小肠对营养的吸收,提高肠黏膜对谷氨酰胺的利用率,显著减少肠外营养需要量。

二、营养治疗

(一) 营养治疗的原则

短肠综合征的治疗主要包括稳定生命体征、抗感染和预防继发感染、有效营养治疗三部分。营养治疗应根据肠功能恢复情况,循序渐进,不宜操之过急。早期采用完全肠外营养,待症状改善后逐步过渡至肠内营养。短肠综合征的营养治疗应根据不同阶段,采取不同方式方法。

1. **第一阶段**　即急性反应期,通常持续数周至 2 个月。在此期间主要表现为顽固性腹泻导致大量水和电解质丢失、酸碱平衡紊乱;脂肪、蛋白质和糖类吸收不良导致营养状况恶化、免疫功能低下;而钙、镁离子的丢失和吸收不良可引起肢体抽搐。此时治疗应包括准确记录水、电解质及其他营养素进出量,监测各项营养指标,及时补充和调整水和电解质失调。术后 2 周内,因无法从消化系统进食,应尽早采用肠外营养以满足机体能量需要和维持正氮平衡。肠外营养可以减轻腹泻,抑制胃酸分泌,减少肠蠕动,从而促进伤口愈合,有助于肠代偿功能恢复。

2. **第二阶段**　即功能代偿期,可延续数个月至 2 年。此期腹泻情况已有好转,水、电解质的丢失较少,临床上主要表现为营养吸收障碍和负氮平衡。患者对糖类、蛋白质和无机盐的吸收功能开始恢复,但对脂肪的吸收功能较差,且肠内酶活性尚未完全恢复,所以仍有乏力和体重降低。此期不需要提供过高的能量,通常能保持术前略轻体重即可。首选含中链脂肪酸的要素膳作为肠内营养制剂,以后过渡到半要素膳,即低脂少渣饮食,由长链脂肪乳、中链脂肪乳、蛋白质水解产物、多聚糖、维生素和无机盐组成。待腹泻控制后逐渐增加脂肪供给量,同时减少肠外营养和要素膳食的用量。最后可过渡到经口摄入高蛋白质、高碳水化合物、低脂肪饮食。此期应以口服肠内营养制剂为主,但如进食过程中发生腹泻加剧,则应延长使用肠外营养的时间。还应注意合理补充维生素 B_{12}、铁、镁和钙等营养素,防止贫血、末梢神经炎及骨质软化等并发症。

3. **第三阶段**　即适应期或安定期,指术后 2 年以上。此期小肠已有较好的适应能力。经口喂养可基本满足生长发育需要,但部分患者仍需定期给予肠外营养辅助治疗,可每周 2~3 次,如果小肠功能仍不能代偿到维持正常需要,则需考虑长期肠外营养支持。切忌暴饮、暴食。因高糖和高盐可引起高渗性腹泻,而高膳食纤维膳食可阻碍肠黏膜与食糜的接触及加快食物从肠道通过,影响营养素吸收,故宜供给低糖、低盐、高蛋白、低脂肪及无膳食纤维膳食。

(二) 营养治疗的实施方案

1. **肠外营养**　术后应立即采用肠外营养方式补充营养,并使肠管得到必要的休息。根据手术具体方案和临床表现积极进行肠外营养支持,这不但能减少腹泻,还能纠正因严重腹泻造成的水电解质紊乱和营养不良。肠外营养可提供机体基本的能量需求,维持正氮平衡,补充维生素及无机盐。供给参考:能量 20~35kcal/(kg·d),蛋白质 0.8~1.4g/(kg·d),碳水化合物占非蛋白能量的 50%~60%,其他营养素根据生化检查结果适量补充。

2. 肠内营养 患者肠道功能初步恢复后,应尽早经口或管饲给予肠内营养。食物对肠道的刺激可促进肠黏膜增生、肥大,增加刷状缘酶的活性,有利于剩余小肠建立功能代偿。肠内营养要循序渐进,使患者能逐渐增加通过肠道吸收营养物质的量,同时逐渐减少肠外营养供给量,最终达到完全肠内营养。开始时一般尝试单纯葡萄糖液、单纯盐溶液,以确定患者肠道是否通畅及适应能力;随后可用无蛋白、无脂肪流食作为过渡,少量多餐,增加对肠道的刺激;待肠道适应后,可用要素膳。要素膳要遵循剂量由少到多、浓度由稀到稠、速度由慢到快的原则,逐渐增加能量和蛋白质的量,并尽量采用以中链甘油三酯为主的低脂无渣要素膳。营养素供给参考:能量 30~40kcal/(kg·d),蛋白质占总能量的 15%,碳水化合物占 75%,脂肪占 10%。随着病情的好转,肠道吸收功能逐步恢复,最终进食高蛋白、高碳水化合物、低脂肪的少渣软食。每日提供的营养素:能量 35~40kcal/(kg·d),蛋白质占总能量15%,碳水化合物占 75% 左右,脂肪低于 30g/d。建议少食多餐。若患者仍需管饲,可将食物制成匀浆膳。及时、合理的肠内营养可促进肠道功能恢复,改善患者生存质量。

三、营养护理

(一) 营养健康教育

1. 主动与患者交流 结合病情帮助患者熟悉营养调理的原则,增强其营养调理的理念,加强患者对疾病治疗的信心。

2. 加强与营养师沟通 详细了解患者的病情分期,并对患者出院后的饮食及注意事项,给予正确的指导。

3. 做好观察记录 密切观察患者的病情和营养状况,结合临床营养检测指标,为调整营养支持方案提供参考。

(二) 食物的选择

1. 宜选食物

(1) 试用期:肠道功能初步恢复时,宜用低蛋白、低脂肪流食,如稀米汤、稀藕粉、果汁水、维生素糖水等,由每次 20~30ml 开始,若患者能耐受,无不良胃肠道反应,可增至每次 50~100ml,每日 3~6 次。

(2) 适应期:若患者无明显胃肠道不适症状,可在给予试用期饮食 3~4d 后,依次添加:含淀粉为主的食物如米粥等;含蛋白质较高的食物如脱脂酸奶等;少量含脂肪的食物如蛋黄等。此期一般持续8~10d。

(3) 稳定期:肠道功能进一步恢复,可给予低渣半流食或软食,并逐渐增加蛋白质、碳水化合物、脂肪的摄入量。宜采用少量多餐的进餐方式。

在适应期和稳定期给予治疗膳食的同时,也可选用均衡型肠内营养制剂。

2. 忌(少)用食物 包括高脂、高纤维、辛辣刺激性食物,如动物脂肪、芹菜、菠菜、葱、蒜、辣椒等。避免摄入高草酸食物,如菠菜、蕹菜、苋菜、茄子、青椒、豆腐、草莓、葡萄等,以预防泌尿系统草酸盐结石的形成。

(彭俊生)

第二节 肠 瘘

导入案例与思考

患者,女,44 岁,因"腹部第三次手术后,下腹部手术切口溢液 10d"入院,被诊断为肠外瘘、局限性腹膜炎。目前患者未行手术治疗,但既往先后 2 次回肠末端穿孔,行部分小肠切除术。

体格检查:身高 155cm,体重 45kg,体温 38.5℃;消瘦,贫血貌,下腹部见 5cm 大小伤口裂开,有稀薄粪汁样物流出,味臭,瘘口周围皮肤红肿;下腹压痛,反跳痛。

实验室检查:血红蛋白 85g/L,白细胞 $12.0 \times 10^9/L$,白蛋白 30.0g/L,前白蛋白 160mg/L。

请思考:

1. 患者目前应采取的营养治疗方式如何选择?

2. 经处置后,患者体温恢复正常,窦道形成,瘘流出量减少,腹部压痛减轻,瘘口周围红肿逐渐消退。此时选择何种营养治疗方式? 每日大约需要多少能量?

一、概述

肠瘘(intestinal fistula)指肠壁上有异常穿孔使肠内容物由此漏出体表或进入腹内其他空腔脏器中。漏出体表的称为外瘘;通入另一肠襻或其他空腔脏器的称为内瘘。肠瘘主要是由手术后肠壁缝合不全、腹部创伤、腹腔内感染、炎症、憩室或肿瘤穿孔等引起。

肠瘘的临床分类有多种方法:①根据瘘内口所在肠襻的部位可分为高位瘘和低位瘘,位于胃、十二指肠及空肠上段的瘘定为高位瘘,位于空肠下段、回肠及结直肠的瘘定为低位瘘;②根据瘘口的漏出量分类,可分为低流量瘘(<200ml/d)、中流量瘘(200~500ml/d)和高流量瘘(>500ml/d);③根据瘘的形态分类,可分为完全瘘、唇状瘘、管状瘘;④根据瘘口的数量分类,可分为单个瘘和多发瘘。

肠瘘的位置、大小及流量对病情和病程影响较大。高位高流量瘘可流失大量的水电解质、营养物质和消化酶,易造成水电解质平衡紊乱、营养不良。一般来说,肠瘘位置越高、流量越大,造成的水电解质平衡失调、营养不良也越严重,而低位瘘更易引起感染。

肠瘘常引发机体发生以下改变:①大量肠液丢失于体外,引起脱水、电解质和酸碱平衡紊乱,严重时可导致肾功能和周围循环衰竭;②肠瘘时大量营养物质可随消化液丢失,特别是消化液中蛋白质的慢性丢失,是导致机体营养不良的主要原因;同时,肠瘘使肠道内食物未经充分消化和吸收就流失、造成营养物质吸收不足,加之患者因感染和反复手术创伤而处于应激状态,消耗增加,可迅速出现营养不良,若无适当的营养治疗,最终可出现恶病质;③含有消化酶的肠液外溢,引起周围皮肤和组织的腐蚀糜烂,继发感染和出血,并可引起腹腔内感染、脓毒血症和多器官功能障碍而危及生命。

知 识 链 接

肠瘘患者肠内营养及肠液回输技术的研究进展

肠液回输是通过瘘口直接提供肠内营养的技术。根据瘘口位置选择肠内营养途径,尽量充分利用保留功能的消化道。如收集引出的新鲜消化液,经瘘口远端肠管插管,用营养输液泵将新鲜的消化液联同肠内营养液共同输入远端肠管。

肠液回输优点:能改善患者的营养状态,防止肠黏膜萎缩,减少机体水分丢失,有助于患者内环境的稳定,促进胆盐、内因子等物质再吸收,防止菌群移位,有利于患者撤除肠外营养。某些瘘口大、肠液流出量大的高位小肠瘘患者,瘘以下的肠管正常,可将近端的肠液收集起来,与营养液混合后再从瘘以下的肠管灌入,不但能改善营养物质的吸收,且可减少液体、电解质的丢失,维持内环境稳定,还可充分结合肠内营养液,促进机体对营养液内蛋白质、脂肪和糖等物质的吸收,促使肠瘘愈合。

二、营养治疗

(一)肠瘘营养治疗的重要性

肠瘘所致营养不良,不仅有肌肉蛋白和内脏蛋白的大量丢失,而且免疫功能也受到抑制,同时影响激素/酶类合成。肠瘘患者发生营养不良的原因：①肠瘘时大量消化液丢失所伴随的营养物质的丢失；②摄入量减少，因肠瘘导致肠道完整性受到破坏，从胃肠道摄入的食物自瘘口漏出，不能满足机体的需要，而且可因摄入的食物刺激消化液分泌，漏出量更大；③肠道消化液漏入腹腔所致的感染及反复手术创伤，导致肠瘘患者机体处于应激状态，出现代谢亢进、蛋白质分解加剧，结果机体无足够的能量、氮源及其他营养素来修复组织。因此，营养治疗是肠瘘治疗措施中的重要组成部分，所不同的仅是因疾病的不同时期、不同的病变部位、不同致病原因而导致营养治疗途径、营养物质需要量有所不同。

（二）肠瘘营养治疗的原则

1. 肠外瘘发生的早期　由于大量的肠液丢失，而又未得到合适的补充，机体将出现循环容量不足，且有电解质、酸碱失衡，内稳态失衡，加之手术、外伤等应激和肠内容物漏至腹腔内所致的腹腔感染等因素，出现神经内分泌系统功能紊乱及细胞介质分泌增加，导致代谢亢进及高分解代谢。此时期应以维持生命体征及酸碱平衡、电解质等内稳态稳定为主。纠正内稳态失衡的同时，进行充分的引流及抗感染治疗。营养的补充仅是提供机体所需要的基础底物，过多反易导致代谢紊乱。

2. 内稳态稳定后　控制感染、调节代谢紊乱、进行代谢支持是重点，目的是保护和支持器官的结构及功能，防止底物限制性代谢，不因不当的营养供给而加重机体器官功能的损害；同时，可给予一些药物或生物制剂，降低高代谢反应；也可应用生长激素以促进蛋白质合成，改善氮平衡，即使是摄入较低的能量，也能有节氮的作用，并获得正氮平衡；还可给予一些组织特需性营养物质，如对肠黏膜有营养作用的谷氨酰胺、短链脂肪酸，以减少肠道细菌移位，降低内源性应激因素。在营养治疗的同时，利用药物及药理浓度的营养物质，可达到补充营养和治疗疾病的双重目的。必须注意的是，虽然强调了营养治疗的重要性，但营养治疗也只有在对肠瘘正确治疗的前提下才能发挥作用。及时引流清除坏死组织，有效地控制感染，才是肠瘘治疗的关键步骤。

3. 内稳态稳定、腹腔感染控制后　虽然患者已得到营养治疗，但仍处于营养不足状态。为促进机体的恢复、改善营养状态、利于组织的生长与瘘口的愈合，应继续营养支持治疗，并补给足量的能量和蛋白质。营养液的组成即糖、脂与氮的比，以平衡型为主。

4. 经处理已形成被控制的瘘　应根据肠瘘的类型、部位、肠道通畅的情况，合理选择营养治疗方法。多发性瘘、完全性瘘、有下端肠梗阻的肠瘘，可继续应用肠外营养治疗。应通过静脉途径补充水分、电解质及营养物质，减少胃肠液的分泌量，进而减少瘘口的肠液丢失量，为瘘口自愈或进一步手术治疗提供可能和赢得时间。胃十二指肠瘘、低位肠瘘、管状瘘、唇状瘘经内堵或外堵恢复肠道的连续性后可行肠内营养。肠内营养具体选择要素制剂、整蛋白制剂还是匀浆膳，需根据肠道功能而定。肠内营养符合生理，经济方便，更重要的是维护肠黏膜结构及屏障功能。当肠内营养供给的量不足时，可辅以肠外营养补充。

5. 预防营养相关并发症的发生　再喂养综合征指在长期饥饿后提供再喂养（包括经口摄食、肠内或肠外营养）所引起的、与代谢异常相关的一组表现，包括严重水电解质失衡、葡萄糖耐受性下降和维生素缺乏等。为预防再喂养综合征，严重营养不良的患者，应在严密监测下，在调整水电解质等内稳态失衡的同时，进行肠外营养治疗。营养物质（包括水）的给予量均要逐渐缓慢增加，最好能根据间接能量测定仪测得患者的实际能量消耗量后再给予补充。在营养补充的情况下，患者的能量消耗亦将逐渐增加，恢复到正常人的水平。这些患者除了要注意补充钾、镁、磷等与蛋白质合成有关的电解质，还要注意维生素的补充，特别是与能量代谢有关的 B 族维生素。待患者一般情况及营养状况改善后，如胃肠道能够被利用，可逐步由肠外营养过渡到肠内营养。

6. 准备确定性手术治疗时的围手术期营养治疗　现代肠瘘的治疗策略是应用非手术疗法以获得自愈，确定性手术是在瘘不能自愈时才采用的方法。因此，当患者需进行确定性肠瘘手术治疗时，多已是感染得到控制，营养状态也已得到改善时。然而，肠瘘手术均较复杂，易发生并发症，肠道功能要在较长时间后才能恢复（一般 2 周左右，如有并发症则需要更长时间）。同时，手术前准备阶段常需停止口服饮食,将肠道内容物清除,加服抗菌药物。因此,肠瘘患者应在术前开始给予肠外营养,以利于营养状态进一步改善。如有低蛋白血症,术前可输注适量的白蛋白制剂和其他血液制品。术后早期可继续应用肠外营养,逐渐过渡至肠内营养,直至患者能恢复正常经口饮食。术前的营养配方是平衡型,术后的配方视手术创伤的程度、并发症的情况而定,可参考第十一章围手术期的营养治疗。总之,有效的营养治疗是肠瘘手术成功的重要保证。

（三）肠瘘的营养治疗方式

肠瘘的营养治疗,早期以肠外营养为主,有利于改善病情。肠外营养虽不能改善肠瘘的病理生理,但可帮助患者度过凶险的病程,这已成为公认、必需的治疗措施。一旦病情稳定,即应想方设法给予肠内营养,或者肠内营养和肠外营养联合应用,这样不仅能保持营养治疗的效果,也能较早促进和利用部分胃肠功能,从而避免长期肠外营养带来的各种并发症及肠道细菌移位等。

1. **肠外营养治疗**　肠瘘初期,营养支持方式首选肠外营养或以肠外营养为主。肠外营养可减少胃肠液的分泌量(50%~70%),减少胃肠道反应。如有必要,肠外营养可在肠瘘的整个治疗过程中持续应用。瘘口大、位置高的肠瘘发生后,应立即采用肠外营养支持,形成完整瘘道后可经肠供给要素制剂。肠外营养一方面为机体提供必要的营养素,改善机体营养状态和免疫功能;另一方面避免了食物对肠道的刺激,减少了消化液的分泌和丢失,减轻了消化液对瘘口处及周围皮肤的腐蚀,促进了瘘口的缩小、愈合。根据实际情况,可选择肠外营养和要素营养合用。总能量可根据公式计算,蛋白质占总能量的 15% 左右。

2. **肠内营养治疗**　因为肠黏膜自身的代谢很大一部分依靠肠腔内营养物质。肠瘘在发生 1~2 周后,瘘口开始缩小,并逐渐形成完整瘘道,此时可经口进食要素膳,也可经鼻饲管或瘘管向远端小肠滴注营养液。

高位瘘可经口插管至瘘的下方,输注肠内营养制剂或高能量、高蛋白质流食 / 混合奶,亦可在瘘口的远端作空肠造口或置管输注营养液。低位肠瘘或结肠瘘可经口进食或使用肠内营养剂(要素制剂);中段肠瘘的肠内营养较为困难,往往在给予要素制剂同时联合应用肠外营养才能取得较好的效果。

口服营养要从经口流食逐步过渡到半流食,主要为米汤、肉汤、菜汤、果汁等。应遵循由少到多、由稀到稠的原则,同时减少并最终停用肠外营养。此时虽然可继续应用要素膳,但应逐渐减少用量,最终使患者能够进软食甚至普食来满足机体的生理需要。能量可按每日能量消耗量供给,蛋白质占总能量的 15%,碳水化合物占 60%~65%,脂类占 25%~30%。若有腹泻则应减少脂肪摄入量。必要时也可将每餐制成匀浆膳或配制混合奶自瘘口灌入,若能将收集的未污染消化液一起输入,则效果更佳。进食可以改善肠道自身的营养状况,促进肠黏膜生长,防止肠道细菌移位。并且随着肠道适应性和代偿功能的建立,瘘口流出量会逐步减少,甚至愈合。

谷氨酰胺是肠道的重要能源物质,尤其在创伤、感染等应激状态下,谷氨酰胺是肠黏膜上皮细胞的主要能源,可作为供氮源参与蛋白质、嘌呤和嘧啶的合成。生长抑素能减少肠液量,与肠外营养治疗合用可以进一步减少肠瘘流量,促进瘘口自愈;生长激素可以改善营养状态与组织愈合能力。在肠瘘稳定期,联合应用生长抑素和生长激素以及谷氨酰胺,是缩短肠瘘治愈病程的有效措施。

三、营养护理

（一）营养健康教育

1. **主动跟患者沟通**　患者发生肠瘘后,由于对疾病的恐惧和不了解,内心焦虑、紧张,对疾病的治疗缺乏信心,对高营养疗法缺乏认知。此时,护理人员应充分掌握患者的心理状态,耐心、细致地讲解疾病的性质和营养支持的必要性,消除患者的紧张情绪,使患者积极配合治疗。

2. **做好观察记录、营养监测和评估**　营养液输注过程中要观察输注管有无脱落,并详细记录患者营养液的摄入量和水的出入量,结合临床营养检测指标,协助医师及营养师调整营养治疗方案,确保安全、有效地进行营养治疗。并尽可能地避免并发症发生。

（二）食物选择指导

1. 宜用食物　开始为流质膳食，1~2 周后过渡到半流质膳食或软食。可选用营养均衡型营养制剂，以少渣、肠道刺激性小、易吸收者为佳。

2. 忌（少）用食物　包括油腻、高脂、多渣、不易消化的食物及刺激性强的食物。

（彭俊生）

第三节　烧　　伤

导入案例与思考

患者，女，28 岁。患者因"火灾导致全身烧伤 1h"入院。烧伤面积 52%，其中Ⅰ度占 4%，浅Ⅱ度占 12%，深Ⅱ度占 25%，Ⅲ度占 11%，吸入性损伤，被诊断为特重烧伤。入院后立即行抗休克、清洁创面、预防感染治疗。现患者基本度过休克期，内环境基本稳定。

请思考：

1. 该患者何时开始需要给予营养治疗？

2. 怎样选择营养治疗方案？

一、概述

烧伤（burn）是由火焰、热液、高温气体、激光、炽热金属液体或固体等引起的皮肤和其他组织的损伤。烧伤不仅可使皮肤全层受到损害，还会伤及肌肉、骨骼和内脏，并可引起神经、内分泌、呼吸、排泄等系统的一系列生理改变。大面积严重烧伤是引起全身性损害的复杂疾病，对烧伤患者及时合理地补充营养物质，是增强机体免疫功能、促进机体康复、减少并发症的关键。

烧伤后，体内会有大量的能量消耗，创面有大量的蛋白质渗出，烧伤后的代谢反应分为一个短暂、代谢低下的低潮期和一个活动增强的高潮期。后者又分为分解代谢期及合成代谢期。烧伤后的代谢反应主要指高潮期的分解代谢，包括安静状态下代谢率增加、蛋白质分解及氮排出增加、血糖不耐受增加、脂肪动员增加、体重明显减轻等。

烧伤按严重性分度：

1. 轻度烧伤　Ⅱ度以下烧伤总面积在 10% 以下。

2. 中度烧伤　Ⅱ度烧伤面积 11%~30% 或Ⅲ度烧伤面积不足 10%。

3. 重度烧伤　总面积 31%~50%，或者Ⅲ度烧伤面积 11%~20%，或者Ⅱ度、Ⅲ度烧伤面积虽不达上述百分比，但已发生呼吸道烧伤、休克等并发症、或有较重的复合伤。

4. 特重度烧伤　总面积 50% 以上，或者Ⅲ度烧伤 20% 以上，或者已有严重并发症。

轻、中度烧伤机体应激反应轻，一般无营养问题；重、特重度烧伤全身应激反应强烈，营养代谢具有高代谢、高消耗、外源性营养物质利用障碍等特点。

知 识 链 接

免疫增强型肠内营养制剂对烧伤患者的作用

免疫增强型肠内营养制剂近年来被认为可以改善患者的免疫功能，降低感染率及并发症发生率，缩短住院时间，改善患者的预后。

近年来，有学者对免疫增强型肠内营养在择期手术、危重、多发性创伤及烧伤患者中的随机对照研究进行分析,结果显示免疫增强型肠内营养可降低危重患者感染性并发症的发生率,缩短在 ICU 的时间及住院时间,而对死亡率无明显影响。

因此,目前大多数学者认为,经受大的选择性外科手术、烧伤、头颅受伤和非脓毒症的危重患者,可能从使用免疫增强型制剂中获益;接受较小手术患者使用和不使用免疫增强配方其结果无差异;而已有脓毒症存在的重症患者,与使用标准配方相比,免疫增强配方的结果更差。

二、营养治疗

(一) 营养治疗适应证

其包括预计烧伤后连续 5~7d 以上不能正常进食者,已存在营养不良者,以及经营养风险筛查,具有营养风险者。

(二) 营养治疗原则

1. 能量　大面积深度烧伤时,基础代谢率增加幅度可达 50%~100%。代谢旺盛阶段的长短与烧伤的程度有关,严重烧伤患者可持续数个月。烧伤后代谢率随烧伤面积的增加而升高,如烧伤面积分别为 30% 与 60% 时,基础代谢率分别增高 70% 与 98%。代谢率的增加一般在伤后 6~10d 达到高峰,以后随创面修复和感染的控制,逐渐恢复到正常水平。烧伤面积 20%~30% 的患者,其所需能量不超过非烧伤患者所需的量;而烧伤面积达 50% 以上患者的每日能量需要。计算公式为:

$$成人能量需要量(kcal)=25 \times 体重(kg)+40 \times 烧伤面积(\%)$$
$$8 岁以下儿童能量需要量(kcal)=50 \times 体重(kg)+35 \times 烧伤面积(\%)$$

2. 蛋白质　患者烧伤后第二日可表现为尿素氮排出量增加,可持续数日至数周。轻、中度烧伤每日丢失尿氮达 10~20g,严重烧伤时达 28~45g;而在合并败血症时,每日可排出 60~70g。中度烧伤时分解代谢可持续 30d,分解的蛋白质可累积达 12kg。患者除了尿氮排出量增加外,从烧伤创面也可丢失一定数量的氮。机体蛋白质的过度分解和氮的大量丢失,使患者很快处于负氮平衡状态。尿氮排出量除与烧伤严重程度和烧伤伴严重感染相关以外,还具有以下特点:①伤前体重与尿氮排出量有关;②与烧伤应激反应严重程度有关;③与伤前营养状况有关,营养不良者排氮较少;④因尿氮排出量反映瘦体重量的大小,男性瘦体重相对多于女性,故尿氮排出量一般多于女性。

烧伤后的不同时期,机体对蛋白质的需要量有很大差异。烧伤后 7~14d,蛋白质需要量最多,约为 3.5g/(kg·d);分解代谢旺盛期,机体对蛋白质的需要量明显增加,应供给充足,宜占总能量的 20% 左右;成年烧伤患者,每日蛋白质摄入量应达到 120~200g,优质蛋白质应占 70% 以上。烧伤患者的蛋白质需要量计算公式为:

$$成人蛋白质需要量(g)=1.0 \times 体重(kg)+3.0 \times 烧伤面积(\%)$$
$$儿童蛋白质需要量(g)=3.0 \times 体重(kg)+1.0 \times 烧伤面积(\%)$$

欲使提供的蛋白质得到最大程度的利用,必须提供足够的能量,烧伤患者的热氮比以(150~200)kcal∶1g 为宜。并发肾功能不全、消化功能严重紊乱,以及血液中尿素氮异常升高时,应适当减少蛋白质供给量。

另外,也应适量补充某些具有特殊作用的氨基酸。谷氨酰胺是应激状态下小肠黏膜的唯一能量来源,对维持胃肠道黏膜完整性及正常功能、预防肠源性感染具有重要作用。蛋氨酸可转变为半胱氨酸而具有解毒作用,可保护肝。蛋氨酸的甲基可用于合成胆碱,有抗脂肪肝作用。色氨酸、苏氨酸、胱氨酸和赖氨酸也都有抗脂肪肝作用。精氨酸代谢后在肠道内产生较多的氮气,可抑制肠道细菌的生长繁殖,预防患者发生肠源性感染。最近的研究认为,使用高浓度支链氨基酸溶液可促进蛋白质合成,减轻分解代谢反应,改善能量供应不足,恢复免疫功能。

3. 脂肪　大面积烧伤患者,在早期可出现血浆内游离脂肪酸升高,且与烧伤程度成正相关,在代谢旺盛期,脂肪成为机体的主要能量来源,体内产能总量的 80% 来自脂肪氧化。严重烧伤患者,每日

Note:

脂肪丢失量可高达 600g 以上。供给脂肪时要选择如大豆制品和鸡蛋等含必需脂肪酸和磷脂丰富的食物,以满足组织细胞再生的需要。每日脂肪供给量可占总能量的 20%~30%。成年患者每日供给量通常按 2g/(kg·d) 计,重度烧伤者增至 3~4g/(kg·d)。并发胃肠功能紊乱及肝损害时,应适当减少脂肪供给量。

4. 碳水化合物 是人体能量的主要来源,还具有保护肝肾功能、预防代谢性酸中毒和减缓脱水的作用。每日可供给碳水化合物 400~600g。

5. 无机盐

(1) 钾:在烧伤早期,组织细胞的破坏可引起血清钾和其他无机盐含量的升高;在分解代谢旺盛期,因创面丢失和尿中排出量增加,血清中钾离子含量下降。钾、磷代谢常与氮代谢平行出现负平衡,在供给大量蛋白质的同时需补充钾,以促进机体对氮的有效利用。每供给 1g 氮,应同时补充 195~234mg 钾。

(2) 钠:血清钠在烧伤后常出现波动,休克期血钠离子浓度下降,以后逐渐升高,伤后 10d 左右达到平衡。但也有患者在并发高渗性脱水或败血症时,出现高钠血症。发生水肿和肾功能障碍者,需限制钠盐供给。

(3) 锌:机体内约 20% 的锌分布在皮肤,多与蛋白质结合。烧伤时皮肤损害不仅直接丢失锌,蛋白质分解代谢也会丢失锌。烧伤后尿中锌的排出量增加甚至可持续 2 个月左右。因锌对创伤愈合具有明显的促进作用,而口服硫酸锌可提高血清锌水平,缩短创面愈合时间,故烧伤患者口服补锌量一般应达到正常人推荐量的 10 倍。

(4) 磷:磷可使二磷酸腺苷(ADP)进一步磷酸化为三磷酸腺苷(ATP),这对能量代谢很重要。血清磷降低时,应立即补充。

(5) 其他:烧伤患者对镁、铁、铜、碘等元素也容易缺乏,应及时补充。

6. 维生素 烧伤后患者体内的水溶性维生素从尿液和创面丢失很多,加之体内物质代谢旺盛,需要量约增加至正常推荐量的 10 倍。且烧伤面积越大、程度越重,需要量越多。具体每日需要量见表 12-1。

表 12-1 烧伤患者每日维生素需要量

烧伤面积	维生素 A/UI	维生素 B_1/mg	维生素 B_2/mg	维生素 B_6/mg	维生素 C/mg
<30%	10	30	20	2	300
30%~50%	20	60	40	4	600
>50%	30	90	60	6	900

7. 水 烧伤后大量液体渗出于血管外丢失或滞留在周围组织和脏器,还有大量水分自创面蒸发。创面失水主要发生在烧伤早期,可持续至创面愈合。水分蒸发量与烧伤面积成正比。伤后 48h 的蒸发水主要来自创面渗出的血浆,至血浆浓缩干涸,创面蒸发水减少。严重烧伤患者,每日应供给水 2 500~3 500ml。

(三)营养治疗方案实施

1. 休克期 该期病程为 1~2d。由于患者应激反应严重、贲门松弛、胃肠蠕动减弱,其功能受抑制,故不宜经胃肠道摄入过多食物,应以静脉补液为主,特别要防止因大量饮水而引起的呕吐和急性胃扩张。肠内营养主要补充多种维生素和无机盐,而不强调能量和蛋白质。每日提供能量 400~460kcal,蛋白质 10~15g,碳水化合物 90~100g。一般每日 6~8 餐。

2. 感染期 一般在烧伤 2d 后,患者即进入代谢旺盛期,此时创面坏死组织逐渐脱痂,很容易发生创面细菌感染,甚至出现全身感染。此期应供给富含维生素的膳食,并逐渐增加蛋白质和能量,借以纠正负氮平衡,促进创面修复。休克期以后,患者的胃肠功能逐渐恢复,但仍不能承受足量的营养补给,因此在早期仍以肠外营养为主,适当辅以肠内营养。当胃肠功能基本恢复后,可逐渐由肠外营养向肠内营养过渡,供给半流食或软食,当口服有困难时,可用管饲。每日提供能量 2 500~3 500kcal,蛋白质 120~200g,碳水化合物 350~450g,脂肪 70~100g。强调补给优质蛋白质,并占全日蛋白质补给量的 70%;主食 400~600g;增加 PUFA,植物油每日可给予 30~50g,使脂肪占总能量的 30% 左右,但注意饱和脂肪酸不宜过多,同时应选择含磷脂丰富的食物预防脂肪肝;水果每日 250~500g。一般每日 5~6 餐。

3. 康复期　患者平稳渡过感染期后即转入康复期。此时创面逐步愈合,机体功能开始恢复。应尽早开始活动,包括辅助步行。康复期的长短主要取决于烧伤创面的深度和机体感染的程度。此期应全面加强营养,给予高蛋白、高能量、丰富维生素和多种无机盐的平衡营养膳食,以增强机体抵抗力,促进机体加速康复。每日可给予能量 2 600~3 600kcal,蛋白质 120~220g,脂肪 80~100g,碳水化合物 350~450g。

(四)出现并发症时的处理

1. 应激性溃疡　烧伤并发应激性溃疡时应禁食,出血停止后可用无糖牛奶或加 4%~5% 蔗糖的米汤,牛奶的量可由 50ml 增至 200ml,每隔 1~2h 一次。随着病情的好转,应及时调整膳食配方,增加进食的品种和数量,同时应注意维生素 A 的补充,以利于溃疡面的修复。

2. 腹泻　首先需明确腹泻原因,针对原因采取相应的治疗措施。凡排便次数有增加者,均应注意补充水分和钾、钠、氯、镁等电解质。

3. 肝功能障碍　适当限制膳食中脂肪,尤其是动物脂肪的摄入,每日脂肪摄入量应少于 100g。食物应清淡、易消化,宜多提供新鲜蔬菜、水果,以及绿豆汤、百合汤等具有清热解毒功能的食物。同时应注意优质蛋白质如蒸蛋、清蒸鱼、禽畜瘦肉末等的补充。

4. 应激性高血糖　烧伤并发应激性高血糖时,因尿中丢失大量糖,代谢消耗量更大,为了防止营养不良、感染和糖尿病并发症,若患者血糖过高,可适量应用胰岛素。

5. 急性肾损伤　当烧伤并发急性肾损伤时,少尿期蛋白质应限制在 30g/d 以内,给予高碳水化合物、丰富维生素、无盐饮食,并限制钾和水的摄入量,提供的食物必须细软易消化。

三、营养护理

(一)营养健康教育

1. 建立良好的护患关系　了解患者烧伤经过,提醒加强预防意识,介绍烧伤后的自救知识,避免烧伤再次发生。在护理过程中,护理人员要充分尊重、同情、关心患者,以取得患者的配合和信任。对患者畸形愈合的外观,护理人员千万不能嘲笑和鄙视,对情绪焦虑的患者应予以心理疏导。

2. 做好健康教育　通过与患者的沟通交流,提高其对饮食疗法对疾病康复重要性的认识,争取主动配合。设法创造轻松、舒适的进餐环境,增进患者的食欲,鼓励多进食,以积极的态度面对伤残,摄入充足的营养,促进早日康复。

3. 熟悉患者病情　加强与营养师的联系,烧伤患者对营养物质的需求量增大,而病程的不同阶段,营养的供给途径和供给标准有所不同,护理人员必须熟悉患者的病情,主动与医师和营养师沟通,共同拟订合理可行的营养支持方案。

4. 注意烧伤部位　头面部无烧伤的患者应尽量鼓励其自行进食;因头面部、咽喉部、呼吸道、食管烧伤或行气管切开不能经口进食的,可给予鼻饲管道喂养,如混合奶、匀浆饮食或要素饮食。

5. 食物的选择　对烧伤后食物的选择应结合病情,选择具有清热、利尿、解毒功能的食物,而不要过分追求能量和蛋白质。根据由少到多的原则,逐渐增加用量和品种,并结合患者的食欲和消化情况,随时调整膳食计划。若患者食欲差,但无消化吸收功能障碍,可同时采用鼻饲与口服。如极度厌食,且消化吸收功能下降时,则不宜过分强调口服补充能量,以防止腹泻和胃潴留等并发症的发生。

6. 注意餐次安排与用量 应尽量采用少食多餐的方法,每日可安排 6~8 餐,甚至 10 餐,使患者的胃肠道既能容纳又不过饱为限。以保护胃肠道的消化功能,尤其是鼻饲混合奶,每次最多不超过 250ml,以避免引起急性胃肠炎或胃潴留等。

7. 关注烧伤的原因 有机磷农药烧伤的患者,应给予其绿豆汤、百合汤等具有清热解毒作用的食物,每日 2~3 次,连服 7~10d;同时应禁用牛奶和含脂肪较高的食物,因为脂溶性毒物在给予含脂肪丰富的食物时其吸收率将明显增加。

8. 尊重患者的饮食习惯 在对烧伤患者实施营养支持时,应注意照顾患者的饮食习惯,注意食物色、香、味、形和品种的多样化,以提高患者的依从性。同时,膳食应符合高能量、高蛋白和丰富维生素的要求。尽量选择营养价值高、质量好、体积小、易于消化吸收的食物,以确保营养治疗的顺利实施。

9. 定期检测患者营养状况 检测指标有体重、血清白蛋白和氮平衡等。当实际体重较烧伤前减轻超过 10% 时,表示营养摄入不足,应加强营养支持。血清白蛋白可反映机体蛋白的变化,并与氮平衡的变化基本一致。应根据病情定期复查。

(二)食物选择指导

1. 休克期 烧伤后 12~24h,需要迅速补充水和电解质。这一阶段输入足够的平衡盐溶液,可纠正血容量不足及预防代谢性酸中毒。食物可选择米汤、绿豆汤、西瓜汁、鸭梨汁、藕汁、百合汤、橘子汁、酸奶、维生素饮料等流食,同时可补充部分要素型肠内营养制剂,以增加各种营养素的摄入。根据患者消化吸收情况,逐渐增加牛奶、蒸蛋羹、菜末、肉末、面片、面条、鱼米粥、水泡蛋等食物。为了保护胃肠结构和功能,可放置鼻空肠管,早期持续给予少量均衡型肠内营养制剂。

2. 感染期 烧伤后的 48~72h,患者可突然出现多尿,应准确记录液体出入量,警惕脱水或水潴留等情况。主食以软、易消化的食物为主,注意补给优质蛋白质。膳食中增加 PUFA 如豆油、芝麻油、菜油等;选择含磷脂丰富的食物,如蛋黄、豆制品等;可选择各种面食、粥类、肉类、鱼、虾、蛋类、乳类及各种新鲜蔬菜和水果等;夏天可给雪糕、冰块等冷饮。

3. 康复期 烧伤 1 周之后,肠道功能逐渐恢复,此时应开始全面加强营养,增加能量及蛋白质的供应。患者可选择各种面食、米饭、肉类、禽类、鱼、虾、蛋类、乳类及各种新鲜蔬菜、水果。

(彭俊生)

第四节 淋 巴 漏

 ———————————— 导入案例与思考 ————————————

患者,男,65 岁。患者因"大便带血 2 个月"入院。患者 2 个月前出现大便带血,暗红色,大便不成形。结肠镜检查可见升结肠肝曲有浸润生长肿物,诊断为升结肠癌。患者近 1 个月来食欲下降,体重下降 3kg。入院后行手术治疗,术后 1d 开始恢复饮食,进食鸡蛋糕、米汤、鸡汤、面条等食物,术后 5d 可见右侧结肠旁沟引流管引流液颜色由淡血色转为乳白色。

人体测量:身高 169cm,体重 75kg。

辅助检查:白蛋白 37g/L、前白蛋白 117mg/L,肝、肾功能正常;引流液乳糜试验阳性,引流液常规示淋巴细胞 90%。

请思考:

1. 该患者引流管引流液变为乳白色可能原因是什么?

2. 若需要进行营养治疗,怎样制订营养治疗方案?

一、概述

淋巴漏(lymphatic leakage)是由于淋巴系统淋巴管道破损或渗透性过高导致淋巴液溢出的疾病。其中中央乳糜池至胸导管的淋巴管道中的淋巴液因含有乳糜微粒,该部位的淋巴液漏出又称为乳糜漏。

该疾病临床上少见,引起的淋巴管阻塞或淋巴管破损,淋巴管渗透性过高的疾病均可导致淋巴液溢出,如手术创伤性因素导致的淋巴管破损、丝虫病、淋巴管炎等。但由于近年来外科技术不断发展,更多患者接受微创手术治疗及介入治疗,手术创伤性因素导致的淋巴漏发生率不断上升。本节主要介绍术后淋巴漏。

由于淋巴液含有大量的水、甘油三酯、淋巴细胞和免疫球蛋白等。大量淋巴液丢失会导致大量营养物质丢失,造成脱水、低白蛋白血症、营养不良和免疫功能下降,增加感染风险。根据淋巴管渗漏部位不同,其临床表现也会出现与其部位相关的症状和体征。淋巴漏的实验诊断主要依据对伤口渗漏的液体或穿刺引流液的各种生化分析确定。淋巴液外观呈无色或淡黄色,细胞计数以淋巴细胞为主,如含有乳糜则呈乳白色,甘油三酯含量高而胆固醇含量低。影像学检查主要用于明确淋巴管破裂的部位。淋巴漏的治疗目前尚无统一的治疗方案,多为保守治疗,也有严重者需要手术治疗或介入治疗。

二、营养治疗

营养支持作为非手术治疗手段,是淋巴漏治疗的基础治疗。及时有效的营养支持不仅为患者提供了能量和营养素,而且降低了营养风险,减少淋巴漏流量,为淋巴漏口的愈合提供了营养保障。

(一)淋巴漏患者的营养治疗原则

1. 能量 适宜的目标能量设定需考虑患者身高、体重、年龄及活动情况,并且结合患者本身疾病情况。同时手术创伤性因素引起的淋巴漏患者还要考虑围手术期能量需求。

2. 蛋白质 淋巴液中含有大量蛋白质,淋巴漏患者由于漏出淋巴液而丢失部分蛋白质,根据淋巴漏流量不同蛋白质丢失量不同。患者往往存在低蛋白血症。患者蛋白质的需要量的设定不仅要考虑患者本身的基础需要量,还要考虑每日漏出淋巴液中蛋白质的丢失量,可按每日每千克体重 1.5~2g 供给。蛋白质摄入量应满足机体 100% 的需要。

3. 脂肪 不同的脂肪酸在机体内吸收途径不同。其中长链甘油三酯(LCT)水解后需在小肠黏膜上皮细胞重新合成甘油三酯并形成乳糜微粒,经淋巴系统进入血液循环;中链甘油三酯(MCT)在小肠黏膜直接吸收后进入门静脉系统,不经过淋巴系统而直接进入血液循环。因此选择中链脂肪酸作为患者主要脂肪来源,对减少淋巴漏流量、减少蛋白质及水电解质丢失具有重要的治疗价值。应根据患者淋巴漏病情严重程度及临床缓解效果,来选择不同比例的高 MCT 配方。

可经口进食的患者,推荐其选用 MCT 含量较高的椰子油、棕榈油作为烹调油烹调食物,避免选择其他植物油及动物油。避免过量摄入 LCT 含量丰富的食物如蛋黄、全脂乳类、肥畜禽肉类等。低脂高 MCT 饮食可减少肠道对脂肪的吸收,从而减少了长链脂肪酸经淋巴系统进入血液循环,减少了淋巴液的生成,减少了淋巴漏口的压力,有利于淋巴漏的愈合。并且这种低脂高 MCT 饮食在乳糜漏患者中的治疗效果好于淋巴漏患者。

需要肠内营养支持的患者,也多采用高 MCT 配方营养制剂。国内外学者研究推荐 MCT 含量占总脂肪的 50%~85% 不等,或者 MCT 占总能量的 10%~15%。由于 LCT 含有必需脂肪酸且对神经系统发育有重要作用,因此对婴幼儿患者要注意不建议长期使用高 MCT 配方,并且注意经肠外补充 LCT。如患者肠外营养支持,其配方中的脂肪乳剂推荐选用长链脂肪乳制剂以弥补膳食和肠内营养中必需脂肪酸摄入不足。

4. 碳水化合物 由于患者采用低脂高 MCT 饮食,碳水化合物将作为供能的主要来源。富含碳水化合物的食物不但可以提供能量、维生素和无机盐,还有节约蛋白质作用。MCT吸收后迅速氧化生产酮体,因此需注意补充双糖,避免酮血症。

5. 维生素与无机盐　维生素和无机盐在机体代谢和维持正常生理功能方面具有重要作用。淋巴液中含有电解质,不同程度的淋巴液丢失存在相应不同程度的无机盐丢失。而且手术创伤性因素导致的淋巴漏患者其本身因手术创伤原因常大量丢失钾、钠、镁等无机盐,水溶性维生素消耗亦增加。应根据临床检验结果通过调整膳食或肠内肠外营养补充。

（二）营养治疗方式的选择

淋巴漏患者如能经口进食,需要根据上述营养治疗原则及时调整饮食结构,当患者不能经口进食或经口进食不足时,给予肠内营养支持。但无论经口进食或肠内营养,会不同程度刺激淋巴液的产生,增加淋巴循环压力。禁食并全肠外营养支持不仅可以让胃肠道充分休息,减少淋巴液的生成,迅速改善淋巴漏症状,而且可以快速补充自淋巴液丢失的营养素,纠正代谢紊乱,促进蛋白质合成。但长期禁食及全肠外营养会导致肠道功能衰退、导管相关感染、糖代谢紊乱、肝损害等并发症。因此应根据患者饮食量及肠内营养喂养量、淋巴漏病情严重程度及临床缓解效果来选择某种营养治疗方式或是多种营养治疗方式联合应用。

三、营养护理

（一）营养健康教育

1. 做好心理疏导　淋巴漏患者因为对本身疾病缺乏充分认知可能会出现焦虑紧张情绪,对营养支持方案调整的重要性缺乏认知。营养护理应注意患者情绪变化,充分掌握心理状态,消除焦虑情绪,详细讲解饮食调整的必要性,让患者能够积极配合治疗。

2. 做好观察记录　详细记录患者饮食,肠内肠外营养液摄入情况,每日引流管引流液或伤口漏出液的颜色、性状、体积变化;指导患者按照医师、营养师的营养方案饮食,确保安全有效的营养治疗。

（二）食物的选择

1. 宜选食物　脂肪含量低的食物,如未加油脂做的谷类、蔬菜、水果、脱脂乳类和蛋清。豆制品、精瘦畜禽肉类、鱼虾类等视淋巴漏的严重程度限量选用。烹调油选用MCT油、富含MCT的椰子油和棕榈油。

2. 忌(少)用食物　含LCT高的食物,如动物脂肪、蛋黄、全脂乳类、油脂加工的糕点、油炸食品、植物油(椰子油和棕榈油除外)、动物油。

（周　芸）

思 考 题

---

1. 患者,男,34岁。患者因"克罗恩病合并肠梗阻"多次行小肠部分切除术,现剩余小肠约75cm,被诊断为短肠综合征。目前患者术后1周,明显水样泻,消瘦。体格检查:身高172cm,体重43kg,反应一般,皮肤干燥,其余人体测量正常。实验室检查:RBC 3.2×10^{12}/L、Na^+ 128mmol/L、K^+ 3.4mmol/L。

(1) 该患者目前的首要治疗措施是什么?

(2) 若开始进行营养治疗,应选择哪种营养治疗途径?

2. 患者,男,50岁。患者因"胆囊切除术"损伤十二指肠,行十二指肠破裂修补、空肠造口和腹腔引流术。术后腹腔引流管有消化液流出,被诊断为十二指肠瘘。

(1) 该患者目前是否可以给予肠内营养,为什么?

(2) 目前该患者的肠内营养应该选择什么方式最适合?

3. 患者,女,52岁。患者9个月前被诊断为子宫内膜癌行手术治疗,1个月前定期复查提示子宫内膜癌术后复发,3d 前行手术治疗。术后恢复饮食,进食稀粥、鸡蛋糕、鸡汤等食物。术后第三日可见盆腔引流管引出乳白色液体。患者身高 158cm,体重 61kg。实验室检查:白蛋白 29.5g/L,前白蛋白202mg/L。

（1）该患者饮食是否需要调整？为什么？

（2）该患者适宜何种膳食种类？

（3）请给出该患者适宜的食物种类。

URSING

第十三章

恶性肿瘤的营养治疗与护理

13章 数字内容

学 习 目 标

- **知识目标：**
  1. 掌握恶性肿瘤患者不同情况下的营养治疗方式、实施途径及营养教育内容。
  2. 熟悉恶性肿瘤患者的营养治疗原则。
  3. 了解恶性肿瘤发生的病因及营养相关因素。
- **能力目标：**
  能根据患者情况，给予合理的营养教育；能够规范地执行营养治疗方案。
- **素质目标：**
  充分考虑患者的个体化因素，具有尊重患者、敬畏生命的职业精神和全方位关怀患者的人文精神。

第一节　恶性肿瘤营养治疗总论

患者,男,65岁,因"进行性吞咽困难、胸骨后疼痛4个月"入院,被诊断为食管癌。患者4个月前出现胸骨后隐痛、不适,同时出现进食哽噎感,目前仅能进流食,近1个月来患者出现明显厌食,4个月来体重下降8kg。

人体测量:身高176cm,体重63kg。

实验室检查:白蛋白28g/L,前白蛋白112mg/L;肾功能正常。

请思考:

1. 该患者是否需要营养治疗? 为什么?

2. 若需要进行营养治疗,怎样制订营养治疗方案?

3. 营养治疗方案如何实施?

一、概述

恶性肿瘤(malignant tumor)是机体在多种内在与外在致瘤因素的作用下,导致细胞异常增生而形成的新生物。肿瘤细胞在结构、功能和代谢方面均与正常细胞明显不同,具有超常的增生力,并且与机体不协调。肿瘤患者至晚期最终常死于恶病质。

（一）病因与发病情况

肿瘤的发生是多因素参与、多阶段病理过程。与肿瘤发生相关的危险因素主要包括两大类:外部环境因素和机体内在因素。外部环境因素又分为化学因素、物理因素、生物因素和生活方式等。机体内在因素包括遗传因素、免疫因素、营养因素和激素水平等。通常情况下,各种环境致癌因素可独立或相互协同作用于机体,在机体内在因素的影响下,通过不同的复杂机制引起细胞遗传学改变并不断积累,最终导致肿瘤的发生。

《中国居民营养与慢性病状况报告(2020)》中指出,近年来随着我国人口老龄化、工业化、城镇化的进程逐渐加快,加上慢性感染、不健康生活方式、环境暴露等一些原因,使我国恶性肿瘤发病仍然处于逐渐上升的态势。目前,我国癌谱正处于发展中国家向发达国家癌谱过渡的阶段;发达国家高发的肺癌、结直肠癌、乳腺癌发病率等不断上升;发展中国家高发的消化道癌症如食管癌、胃癌、肝癌等与20世纪70—80年代相比,有所下降。整体负担仍然较重,癌症整体防控形势还是比较严峻。我国癌症5年生存率在近10年来已经从30.9%上升到40.5%,提高了近10%,但是与发达国家5年生存率还有一些差距。国家近年来在推进癌症防治方面下了大力气,将癌症防治行动纳入健康中国行动15个行动专项,先后颁布实施了两轮癌症防治三年行动计划。2019年,《健康中国行动——癌症防治实施方案(2019—2022年)》印发,提出实施八个重大行动。其中在"实施癌症诊疗规范化行动,提升管理服务水平"行动中明确指出:加强诊疗规范化管理;做好患者康复指导、疼痛管理、长期护理和营养、心理支持。

（二）肿瘤患者营养不良发生率

中国常见恶性肿瘤患者营养不良发生率高而营养治疗率较低。2020年我国一项大样本的常见恶性肿瘤住院患者营养状况现况调查研究显示,我国三级甲等医院住院肿瘤患者总体营养不良的发病率为80.4%,中、重度营养不良的发病率为58.2%。68.78%的肿瘤患者没有获得任何营养治疗,重度营养不良(PG-SGA≥9)肿瘤患者的无营养治疗比例高达55.03%。营养不良严重危害患者的治疗反应、生存时间及生活质量。

（三）肿瘤营养不良发生的原因

肿瘤患者营养不良的原因及发生机制很复杂,涉及肿瘤本身和肿瘤治疗。肿瘤患者的营养不良主要与宿主厌食、机体代谢异常、肿瘤因子的作用、肿瘤治疗等因素有关。众多因素可能同时或相继作用,导致肿瘤患者营养不良的发生和发展。

营养素代谢异常是导致营养不良和恶病质的主要原因,包括机体能量消耗改变、碳水化合物代谢异常、蛋白质转变率增加、骨骼肌消耗、内脏蛋白质消耗、血浆氨基酸谱异常、瘦体重下降、脂肪分解和脂肪酸氧化增加、体脂储存下降,以及水电解质失衡等。营养素摄入不足是肿瘤患者营养不良的另一重要因素,而厌食是导致营养素摄入不足的主要原因。肿瘤患者厌食主要是大脑进食调节中枢功能障碍所致,放疗、化疗或手术治疗,以及味觉嗅觉异常、心理因素(压抑、焦虑)和肿瘤疼痛等也可影响食欲及进食习惯。肿瘤生长导致胃肠道机械性梗阻、胃排空延迟、消化吸收障碍、体液异常丢失等均可导致摄食减少。此外,肿瘤患者营养不良还与肿瘤细胞产生的促炎细胞因子、促分解代谢因子、肿瘤细胞生长产生的微环境导致的炎症反应,以及宿主针对肿瘤作出的免疫应答等因素导致的机体分解代谢亢进状态密切相关;这种分解状态加速了营养不良和恶病质的进程。

（四）营养治疗的意义

营养不良及机体消耗是肿瘤患者常见的致死因素,直接影响肿瘤的治疗效果,增加并发症,降低生存质量,甚至影响预后。恶性肿瘤患者存在一系列代谢紊乱,需要系统营养支持作保障,以改善患者的营养状态,提高机体抗氧化能力和免疫功能。但具体营养治疗方案应根据患者病情、治疗方式、机体的营养状况和食欲随时做调整。适宜的营养治疗对恶性肿瘤患者的治疗和康复有着至关重要的意义。

对饮食摄入不足、存在营养不良或营养风险的肿瘤患者,营养治疗可增加机体营养素的摄入量,改善机体的营养状态、组织器官功能和生活质量。此外,营养治疗还能增加肿瘤患者手术、放疗及化疗耐受力,减少手术并发症,减少放疗、化疗治疗中断,减轻放疗、化疗不良反应。肿瘤患者的营养治疗虽然无法完全逆转已经发生的恶病质,但能够获得的最肯定效果是防止机体营养状况的进一步恶化;对肿瘤进展较缓慢的肿瘤患者,营养治疗能够使机体储备得到较好的恢复,以保证机体能够耐受手术、放疗或化疗等治疗措施,从而获得较好的远期治疗效果;对机体消耗严重、肿瘤已累及多个器官的患者,营养治疗只是起到减缓自身消耗的作用。特别需要指出的是,迄今为止没有明确的证据表明营养治疗会加速肿瘤生长。

二、营养治疗

肿瘤营养疗法是通过计划、实施、评价营养干预,以治疗肿瘤及并发症或改善身体状况,从而改善肿瘤患者预后的过程,包括营养诊断、营养治疗、疗效评价3个阶段。肿瘤营养疗法是肿瘤的基础治疗,是与手术、放疗、化疗、靶向治疗、免疫治疗等肿瘤基本治疗方法并重的另外一种治疗方法,它贯穿于肿瘤治疗的全过程。

营养治疗的目的,是给患者机体提供适当的营养底物,减轻代谢紊乱和骨骼肌消耗,改善机体生理及免疫功能,缓解疲劳、厌食等症状,降低促炎细胞因子水平,改善机体活力,降低治疗中断的风险,并帮助患者安全度过治疗阶段,减少或避免由治疗引起的不良反应,改善症状,提高生存质量。

（一）营养诊断

只有了解了患者的营养状况,才能进行合理的营养治疗。正确的营养诊断是实施营养治疗的前提。

营养诊断的方法推荐三级诊断,包括营养筛查(一级诊断)、营养评定(二级诊断)、综合评定(三级诊断)。营养诊断的目的是发现营养不良并判断营养不良的后果,从而确定营养治疗的对象、方法和途径,从而保证营养治疗的合理应用,防止应用不足与应用过度。而且,在营养治疗过程中,要不断进行再评定,了解营养治疗效果,以便及时调整治疗方案。

1. 营养筛查　肿瘤患者的营养筛查可以选择任何验证有效的工具。在临床上,医师、营养师、护理人员都可以进行营养筛查操作。肿瘤患者的营养筛查推荐采用 NRS 2002,其优点包括简便易行、医患有沟通,有临床 RCT 的支持。根据 NRS 2002 筛选出的有营养风险的患者,能够明显受益于营养治疗。

2. 营养评定　肿瘤患者常用的营养评定量表有 PG-SGA、SGA、MNA、GLIM 标准等,首选 PG-SGA 进行营养评定。

在实施营养干预后,应定期对患者进行营养评定,如营养干预后的半个月、1 个月、6 个月。

3. 综合评定　通过营养评定,患者的营养不良及严重程度已经明确,临床上为了进一步了解营养不良的原因、类型及后果,需要对患者实施进一步的第三级诊断,即综合评定。通过病史、人体测量、实验室及器械检查,对导致营养不良的原因进行分析,从能耗水平、应激程度、炎症反应、代谢状况四个维度对营养不良的类型进行分析,从人体组成、体能、器官功能、心理状况、生活质量对营养不良的后果进行五层次分析,这些措施统称为综合评定。

4. 综合评定　营养不良的后果是多层次、多方面的,应该予以全面、立体评价。严重营养不良患者应该常规进行第三级诊断,即综合评定(表 13-1)。综合评定的内容根据实际情况选择。

表 13-1　营养不良第三级诊断(综合评定)内容

病史采集	体格体能检查	实验室检查	器械检查
现病史	体格检查	血液学基础	代谢车
既往史	体能测定	炎症反应	人体成分分析
健康状况评分		激素水平	PET-CT
生活质量评定		重要器官功能	其他影像学检查
心理调查		营养组合	
		代谢因子及产物	

知 识 链 接

恶 病 质

恶病质是以骨骼肌量持续下降为特征的多因素综合征,伴随或不伴随脂肪组织减少,不能被常规的营养治疗逆转,最终导致进行性功能障碍。恶病质是营养不良的特殊形式,伴有炎症的慢性疾病相关性营养不良就是恶病质,经常发生于进展期肿瘤患者,也可以见于早期肿瘤患者。

恶病质可在早期发现并及时干预,一旦发展到晚期,抗肿瘤治疗及营养治疗均难以奏效,因此,对恶病质的及时诊断和分期分级十分重要。营养治疗无法完全逆转已经发生的恶病质,对肿瘤患者进行营养治疗能够获得的最肯定效果是防止机体营养状况的进一步恶化;对机体消耗严重、肿瘤已累及多个器官的患者,营养治疗只是起到减缓自身消耗的作用。恶病质营养治疗的最终目标是逆转体重丢失和肌肉丢失;对难治性恶病质主要是减轻患者恶病质相关症状,提高生活质量。

(二) 营养供给量

肿瘤营养疗法的目的是给患者提供能量及营养素,纠正营养不良,同时更重要的目标是调节代谢,控制肿瘤。恶性肿瘤营养治疗适应证包括荷瘤患者和营养不良的患者。

1. 能量　理想的肿瘤营养治疗应该实现两个目标,即能量达标和蛋白质达标。有效的营养治疗依赖于准确估计患者的 TEE。临床实践中,建议使用间接测热法对恶性肿瘤患者进行能量消耗个体化测量。如果无法个体化测量肿瘤患者的 TEE，可以按照 25~30kcal/(kg·d) 进行估算。

确定能量需要量应依据疾病情况、患者基础代谢状况、生理指标情况、身体活动能力等进行个体化评定，以确定适宜的能量目标需求量。一般推荐卧床者 20~25kcal/(kg·d)，活动者 25~30kcal/(kg·d)。区分肠外营养与肠内营养，肠外营养建议采用 20~25kcal/(kg·d) 计算非蛋白质能量；肠内营养总能量按 25~30kcal/(kg·d) 计算。营养治疗的能量最少应满足患者需要量的 70%。

非荷瘤状态下三大营养素的供能比例与健康人相同，碳水化合物 50%~55%、脂肪 25%~30%、蛋白质 15%~20%；荷瘤患者应该减少碳水化合物在总能量中的供能比例，提高蛋白质、脂肪的供能比例（表 13-2）。按照需氧量 100% 补充无机盐及维生素，根据实际情况可调整其中部分微量营养素的用量。

表 13-2　三大营养素供能比例

方式	非荷瘤患者	荷瘤患者
肠内营养	C∶F∶P=(50~55)∶(25~30)∶(15~20)	C∶F∶P=(30~50)∶(40~25)∶(15~30)
肠外营养	C∶F=70∶30	C∶F=(40~60)∶(60~40)

注：C 为碳水化合物；F 为脂肪；P 为蛋白质。

2. 蛋白质　恶性肿瘤患者蛋白质代谢存在异常，蛋白质合成和分解代谢均增加，骨骼肌蛋白质消耗增加是其蛋白质代谢的特征之一。蛋白质需要量取决于代谢应激因素和蛋白质消耗程度，需要量应满足机体 100% 的需要。恶性肿瘤患者推荐提高蛋白质摄入量，尤其是提高优质蛋白摄入比例。蛋白质供给量推荐 1.0~1.5g/(kg·d)，严重消耗者 1.5~2.0g/(kg·d)，恶病质患者蛋白质摄入量应达到 1.8~2.0g/(kg·d)，支链氨基酸（BCAA）达到 0.6g/(kg·d) 以上，必需氨基酸达到 1.2g/(kg·d) 以上。支链氨基酸抑制蛋白质分解，同时促进蛋白质合成，并具有改善食欲的作用。严重营养不良肿瘤患者的短期冲击营养治疗阶段，蛋白质给予量应达到 2.0g/(kg·d)；轻、中度营养不良肿瘤患者的长期营养补充治疗阶段，蛋白质给予量应达到 1.5g/(kg·d)［1.25~1.7g/(kg·d)］。高蛋白饮食对肿瘤患者、危重病患者、年老患者有益，建议一日三餐均衡摄入。

3. 脂肪　恶性肿瘤患者脂肪代谢发生改变，脂肪分解和脂肪酸氧化均增加，导致机体脂肪消耗，体重丢失。脂肪在恶性肿瘤患者体内能有效地被吸收、动员和利用，是高效的能量来源。富含脂肪，并增加了 ω-3 多不饱和脂肪酸（PUFA）的膳食、肠内或肠外营养制剂均有益于肿瘤患者。

恶性肿瘤患者应用肠外营养时，营养配方中应常规包括脂肪乳剂。高脂血症（甘油三酯 >3.5mmol/L）和脂代谢异常的患者，应根据患者的代谢状况决定是否使用脂肪乳剂；重度甘油三酯血症（甘油三酯 >5.6mmol/L）的患者不推荐使用脂肪乳剂；伴有胰岛素抵抗的肿瘤患者，应提高脂肪的供能比，可至 50%。脂肪乳剂供能比应考虑患者的代谢状况，较高的脂肪供能比可能对需要长期肠外营养的肿瘤患者有益。

推荐使用混合中链甘油三酯（MCT）和长链甘油三酯（LCT）代替单纯 LCT 供能；结构甘油三酯（STG）在改善患者术后免疫和肝功能，以及营养状况方面优于传统经物理混合的 MCT 和 LCT。鱼油脂肪乳剂可降低接受手术治疗的胃肠道肿瘤患者围手术期的感染性并发症发生率，并缩短住院时间。橄榄油脂肪乳剂中的脂肪酸含量较接近 WHO 的推荐，并具有抗氧化应激作用，对免疫系统、炎症反应及肝功能影响较小，在肿瘤患者营养治疗中表现出的作用与大豆油脂肪乳剂相似，并且可避免基于大豆油的肠外营养可能引起的亚油酸摄入过量及所引起的类花生酸代谢紊乱和炎症反应。

4. 碳水化合物　肿瘤患者的代谢特征之一是碳水化合物代谢异常。肿瘤细胞特有的瓦博格（Warburg）效应，即肿瘤细胞高度依赖葡萄糖的糖酵解途径提供能源，此代谢方式产生的能量远低于有氧氧化，但能为肿瘤细胞快速提供能源，机体的能量消耗加大，从而导致肿瘤细胞的增殖和机体营养不良的发生。不同种类的碳水化合物对肿瘤的发生、发展过程的影响存在显著差异。高血糖指数

Note：

(GI)或高血糖负荷(glycemic load,GL)的饮食增加肿瘤的发生风险,尤其是肥胖相关的肿瘤。

低 GI/GL 的碳水化合物有利于预防慢性病和结肠癌、肺癌、乳腺癌等多种肿瘤。推荐肿瘤患者在保证能量摄入充足的基础上,适当降低碳水化合物的供能比(低于总能量 50%),尤其是存在胰岛素抵抗的患者,以降低血糖负荷。

5. 维生素与无机盐　按照每日推荐膳食营养素(RDA)摄入量供给。膳食摄入不足者,可能达不到推荐摄入量的 100%,应根据实际情况调整微量营养素(维生素及无机盐)的用量。对存在肌肉减少症者,在 $25(OH)D_3$ 水平下降时应补充维生素 D,有助于防止 2 型肌纤维萎缩,从而增强肌力。对大手术后、放疗、化疗、贫血或恶病质的患者,维生素 C、维生素 B_1、维生素 B_2、维生素 B_6、维生素 D、锌、铁、硒等某些微量营养素需要量可能增加,可根据病史、临床症状、膳食调查、实验室检测等营养评定结果进行适当补充。

6. 膳食纤维　摄入充足的膳食纤维有助于预防胰腺癌、结直肠癌、乳腺癌、食管癌等多种肿瘤的发生与发展,但也应避免过量摄入,影响一些营养物质的吸收,降低胀气、腹痛、腹泻等症状发生的风险。建议通过饮食或肠内营养摄入膳食纤维 15~35g/d;如发生腹胀、大便次数增多可适当减量。

7. 免疫营养素　具有调节机体免疫作用的营养物质称为免疫营养素,主要包括 ω-3PUFA、谷氨酰胺、精氨酸及核苷酸。额外添加一些具有免疫调节作用的免疫营养素,不仅能够改善肿瘤患者的营养状况,还能够激活免疫细胞、调节机体免疫功能、减轻有害或过度的炎症反应、维护肠黏膜屏障功能,从而减少感染性及非感染性并发症、缩短住院时间、提高治疗效果。

腹部大手术肿瘤患者,围手术期应使用富含精氨酸、ω-3 PUFA 和核苷酸的免疫营养制剂,可改善免疫功能,减少术后感染性并发症。推荐术前 5~7d 应用精氨酸、ω-3 PUFA 和核苷酸;术前营养不良者,术后若无并发症也应继续应用 5~7d。如需肠外营养,给予谷氨酰胺可能获益,但不作为常规推荐,剂量为 0.2~0.5g/(kg·d)。

肠外营养中添加 ω-3 PUFA 有助于降低腹部大手术肿瘤患者的感染性并发症发生率,缩短住院时间。放疗、化疗期间添加 ω-3 PUFA,能够维持肿瘤患者体重和瘦体重质量。晚期肿瘤患者使用 ω-3 PUFA 能够改善恶病质。ω-3 PUFA 推荐应用剂量为 0.1~0.2g/(kg·d)。

(三) 营养治疗方式

1. 营养治疗五阶梯　自下而上分为饮食 + 营养教育、饮食 + 口服营养补充、全肠内营养(口服及管饲)、部分肠内营养 + 部分肠外营养、全肠外营养。

2. 五阶梯营养治疗原则　肿瘤患者营养治疗应遵循五阶梯治疗原则,即首选饮食 + 营养教育,然后依次向上阶梯晋级,当下一阶梯不能满足 60% 目标能量需求 3~5d 时,选择上一阶梯治疗方式。

(1) 第一阶梯:饮食 + 营养教育是营养治疗最基础的手段,是最经济的干预措施,通过宣教的方式,改变患者的饮食模式。营养教育应满足患者个体化的需要,有助于改善患者的营养状况、提高生活质量,从而保证治疗的顺利进行。营养治疗需要有营养师的参与,基于团队的模式定期开展。

(2) 第二阶梯:口服营养补充(ONS)指以特殊医学用途配方食品(FSMP)经口服途径摄入,补充日常饮食的不足。经强化营养教育和咨询指导后,通过经口摄食仍然不能达到目标营养摄入量的患者,推荐使用 ONS。

ONS 一般采用"3+3"模式,即在三餐中间增加 3 次 FSMP,每次 150~250ml,全日补充 400~600kcal,可满足大部分中、重度营养不良患者的能量需求。

(3) 第三阶梯:全肠内营养(TEN)是以 FSMP 取代食物提供全部所需能量及营养素,途径包括口服和管饲。当患者不能进食正常饮食时,给予 TEN。首先鼓励患者口服,口服不足或不能口服时选择管饲。

(4) 第四阶梯:当全肠内营养不能满足目标量需求量时,推荐通过肠外营养补充肠内营养不足部分,称为部分肠外营养(PPN),也称为补充性肠外营养(SPN),即部分肠内营养(PEN)+ 部分肠外营养(PPN)。此阶梯应以肠内营养为主,在肠内营养的基础上补充肠外营养,二者之间没有规定比例,根据患者的肠道耐受情况调整,若肠道耐受度高,肠外营养补充则少,反之则多。此方式在肿瘤终末期、肿瘤手术后、肿瘤放疗、肿瘤化疗中,发挥着重要的作用。

(5)第五阶梯:当患者存在胃肠功能障碍不能耐受肠内营养,可短期使用全肠外营养(TPN),当可以接受肠内营养时,转为部分肠外营养或全肠内营养。

(四)实施途径

1. 经口饮食　推荐通过增进膳食的色、香、味、形,在餐前半小时做适当活动,少量多餐的进食规律、同亲人和朋友一起进餐能促进肿瘤患者的食欲。饮食指导可以增加食物摄入量,避免肿瘤治疗过程中出现的体重丢失或者导致治疗的中断。如果饮食指导不能满足需求,需要开始人工营养(ONS,管饲,PN)。饮食指导内容:

(1)制订一份食物计划表,将每日的食物分成 5~6 餐,以小份量的形式提供营养丰富的食物,患者更容易接受小份量的食物。

(2)在愉快的环境,与愉悦的对象充足的时间享用制作精良、丰富多样、美味可口的食物。

(3)食物的多样性决定肠道菌群的多样性与平衡,后者是维护人体健康的重要力量。每日摄入 20 种以上食物,每周摄入 30 种以上食物。不偏食、不忌口、全面、平衡。

(4)无论是能量、蛋白质或其他营养素,均推荐每日三餐均衡摄入。根据营养时相学的最新研究成果,营养不良的患者,鼓励其提供加餐及夜宵或增加晚餐的供能比例。

(5)细嚼慢咽有利于食物更好地消化吸收,每一口食物咀嚼 25 次以上。

(6)患者常合并一些症状。具体的饮食建议:

1)食欲缺乏:膳食和饮品需富含营养,提供小份量,充分利用患者具有食欲的时间段。

2)吞咽困难:调整食物的质地,通过小份量来缓解吞咽不适及避免疲劳,因为后者可以加重吞咽困难,增加误吸风险;确保患者在用餐时采用合适的体位从而有利于食物移送;避免食物堆积在口腔中。如果患者对液体吞咽困难,摄食应以胶状或黏稠状液体为主;如果患者对固体吞咽困难,可准备质地柔软、顺滑、通过咽部易变形的食物。

3)黏膜炎:细嚼慢咽,同时使用常温食品;保持口腔卫生;摄入柔软、光滑或者捣碎的混合有水分或汤汁的食物;避免辛辣刺激饮食,如瓜果皮,以及辛辣的、酸的或煎炸的食物。这些建议旨在避免黏膜的疼痛,缓解因唾液腺分泌减少引起的口腔干燥等不适,同时改善食物的风味。

2. 肠内营养　遵循"只要肠道功能允许,应首先使用肠道途径"的原则,优先选择 EN。肠道途径首先鼓励口服,增加饮食频次或选择高能量密度食品,鼓励 ONS,口服不足或不能时,用管饲补充或替代。需长时间营养治疗且食管通畅的患者,主张实施 PEG、PEJ;食管梗阻时,主张实施经皮影像下胃造口术(percutaneous radiologic gastrostomy,PRG)、空肠穿刺置管造口术(needle catheter jejunostomy,NCJ)或手术胃造瘘、手术空肠造瘘。预期手术后需较长时间营养治疗者,推荐术中留置空肠造瘘管。

3. 肠外营养　消化道梗阻、高位和 / 或高流量肠瘘、消化道出血、广泛黏膜炎、严重肠道功能紊乱或不能耐受 EN 时,给予 PN。肠外营养在恶性肿瘤尤其是终末期肿瘤、肿瘤手术后、肿瘤放疗、肿瘤化疗中扮演重要角色,有时甚至起决定作用。肠外营养推荐 AIO 的方式输注,长期使用肠外营养时推荐使用 PICC、CVC 及输液港,其中输液港更好。

4. 根据患者的具体情况选择合适的营养治疗途径。完全肠内营养是理想的方式,完全肠外营养是无奈的选择,部分肠内营养加部分肠外营养是临床最常见的营养治疗方式。

(五)营养制剂选择

1. 碳水化合物 / 脂肪比例　非荷瘤状态下,肿瘤患者的营养治疗配方与良性疾病患者无明显差异,非蛋白质能量的分配一般为 C∶F=(60%~70%)∶(40%~30%)。荷瘤状态下,配方有别于良性疾病,尤其是进展期、终末期肿瘤患者,推荐高脂肪低碳水化合物配方,二者比例可以达到 1∶1,甚至脂肪供能更多。

Note:

2. 脂肪制剂 中/长链脂肪乳剂可能更加适合肿瘤患者,尤其是肝功能障碍患者。ω-3 PUFA 有助于降低心血管疾病风险,抑制炎症反应,减轻化疗不良反应,增强化疗效果,改善认知功能,降低部分肿瘤的发病率和死亡率。ω-9 MUFA(橄榄油)具有免疫中性及低致炎症反应特征,对免疫功能及肝功能影响较小。富含 ω-3 PUFA 和 ω-9 MUFA 的脂肪乳剂,可作为肿瘤恶病质及合并肝功能不全患者的首选。

3. 蛋白质制剂 BCAA 可以改善肿瘤患者的肌肉减少,维护肝功能,平衡芳香族氨基酸,改善厌食、早饱,改善肠道健康和免疫功能,很多专家推荐含有 35% 以上 BCAA 的氨基酸制剂用于肿瘤患者。乳白蛋白可以显著改善肿瘤患者的营养状况,提高白蛋白、谷胱甘肽、免疫球蛋白 G 水平。

4. 短肽制剂 虽然整蛋白型制剂适用于绝大多数肿瘤患者,但短肽型制剂含水解蛋白,无须消化,吸收快,对消化功能受损的患者有益,如手术后早期、放疗、化疗、年老患者。

5. 免疫营养制剂 与标准配方相比,免疫调节配方可显著减低胃肠道开腹大手术患者的感染性和非感染性并发症发生率,缩短住院时间。推荐 3~4 种成分免疫营养素(精氨酸、ω-3 PUFA、核苷酸、谷氨酰胺等)联合使用。

(六) 不同情况下的营养治疗

1. 非终末期手术患者

(1) 恶性肿瘤患者围手术期的营养治疗与其他外科患者无特殊区别,可参照非肿瘤患者围术期的营养支持。营养支持不是接受外科大手术治疗的肿瘤患者的常规措施。

(2) 中度营养不良计划实施大手术患者或重度营养不良患者,建议在手术前接受营养治疗 1~2 周,即使手术延迟也是值得的。预期术后 7d 以上无法通过正常饮食满足营养需求的患者,以及经口进食不能满足 60% 需要量 1 周以上的患者,应给予术后营养治疗。

(3) 开腹大手术患者,无论其营养状况如何,均推荐手术前使用免疫营养 5~7d,并持续到手术后 7d 或患者经口摄食 >60% 需要量时为止。即使是营养良好的患者,也可以显著减少伤口感染性并发症。免疫增强型肠内营养应同时包含 ω-3 PUFA、精氨酸、核苷酸三类底物。单独添加上述三类营养物中的任一种或两种,其作用需要进一步研究。

(4) 需行手术治疗的患者,若合并下列情况之一:6 个月内体重丢失 >10%~15%、BMI<18.5kg/m²、PG-SGA 达到重度营养不良、无肝功能不全患者的血清白蛋白 <30g/L),营养治疗可以改善患者的临床结局(降低感染率,缩短住院时间)。这些患者应在术前给予营养支持 10~14d,即使手术因此而推迟也是值得的。该条意见中"营养"系指肠内营养。

(5) 任何情况下,只要肠内途径可用,应优先使用肠内营养。手术后应尽早(24h 内)开始肠内营养,特别是经口营养。

2. 终末期患者

(1) 充分听取、高度重视患者及亲属的意见和建议,做好记录。

(2) 个体化评定,制订合理方案,选择合适的配方与途径。

(3) 营养治疗可能提高部分终末期恶性肿瘤患者的生活质量。

(4) 患者接近生命终点时,已不需要给予任何形式的营养支持,仅需提供适当的水和食物以减少饥饿感。

(5) 终末期恶性肿瘤患者的营养支持是一个复杂问题,涉及面广。考虑到疾病无法逆转且患者不能从中获益,而营养支持可能会带来相关的并发症,因而国外指南不推荐使用营养支持。

3. 家居康复期患者 肿瘤患者出院后(家居)康复建议:

(1) 保持理想体重,使之不低于正常范围的下限值,每 2 周定时(早晨起床排便后空腹)称重一次并记录。任何不明原因(非自主性)的体重丢失 >5% 时,应该及时回医院复诊。

(2) 节制能量,每餐七八分饱最好,不能过多,也不能过少,非肥胖患者以体重不下降为标准。但是切忌饥饿。

（3）增加蛋白质摄入量，选择乳、蛋、鱼、肉、豆等优质蛋白质。总体上说，动物蛋白质优于植物蛋白质，乳白蛋白优于酪蛋白。荤素搭配（荤：素 =1/3：2/3）。控制红肉（猪肉、牛肉、羊肉）及加工肉（如香肠、火腿）摄入。

（4）增加蔬菜、水果摄入量，每日蔬菜和水果共要求摄入 5 份（蔬菜 1 份 =100g，水果 1 份 =1 个），要求色彩、种类越多越好；增加全谷物、豆类摄入。

（5）改变生活习惯，戒绝烟草，限制饮酒，保持充足睡眠。如果饮酒，白酒男性不超过 100g/d（2 两 /d），女性不超过 50g/d（1 两 /d）。不能以保健品代替营养素，保健品在营养良好的条件下才能更好地发挥作用。避免含糖饮品。避免过咸食物及盐加工食物（如腌肉、腌制蔬菜）。养成 ONS 的习惯。

（6）积极运动，每周不少于 5 次，每日 30~50min 的中等强度运动，以出汗为好。即使是卧床患者也建议进行适合的运动（包括手、腿、头颈部及躯干的活动）。肌肉减少的年老患者提倡抗阻运动。

（7）重返社会、重返生活。鼓励患者积极参加社会、社交活动，尽快重新回到工作岗位上去，在社会中发挥自己的作用。

（8）高度重视躯体症状及体征的任何异常变化，及时返回医院复诊；积极寻求心理支持，包括抗焦虑药物的使用；控制疼痛。

（七）疗效评价与随访

1. 疗效评价　实施营养干预的时机是越早越好，考虑到营养干预的临床效果出现较慢，建议以 4 周为一个疗程。

营养干预的疗效评价指标分为三类。①快速变化指标：为实验室参数，如血常规、电解质、肝功能、肾功能、炎症参数（IL-1、IL-6、TNF、C 反应蛋白）、营养套餐（白蛋白、前白蛋白、转铁蛋白、视黄醇结合蛋白、游离脂肪酸）、血乳酸等，每周检测 1~2 次；②中速变化指标：人体测量参数、人体成分分析、生活质量评估、体能评估、肿瘤病灶评估（双径法）、PET-CT 代谢活性，每 4~12 周评估 1 次；③慢速变化指标：生存时间，每年评估 1 次。

2. 营养随访　是肿瘤患者综合营养治疗方案的重要组成部分，应定期对肿瘤患者进行随访。营养随访应视肿瘤患者具体情况（如病情、依从性、营养治疗方式等）制订个体化的营养随访方案。所有肿瘤患者出院后均应该定期（至少每 3 个月 1 次）到医院营养门诊复诊或接受电话营养随访。

3. 实施人员　参与实施肿瘤营养治疗的所有医务人员均必须接受肿瘤营养专业培训。

三、营养护理

（一）营养健康教育

1. 告知营养治疗目的　向患者及其家属宣教肿瘤营养治疗的重要性，营养治疗的目的，分析营养治疗的益处和营养不良的危害；告知营养治疗的内容、流程和可能遇到的问题及对策；预测营养治疗效果。

2. 根据病情给予适合的营养指导　营养护理应根据肿瘤患者的疾病种类、年龄、生理需要、肿瘤分期、营养评定、实验室及器械检查结果，给予个体化营养治疗方案。如对能够经口进食的患者，营养护理应侧重于膳食指导的宣教；对不能经口进食、采取管饲或肠外营养的患者，应侧重肠内、肠外营养的宣教。

3. 心理疏导　宣教肿瘤的病理生理知识，注意患者的病情变化，鼓励患者增强战胜疾病的信心，及时与营养师沟通，合理制订营养治疗方案。掌握患者的膳食心理状态，营造良好的进餐氛围，使患者化疗得以顺利实施。进行正确的饮食指导，处理常见影响饮食摄入的问题。

4. 营养误区解答　营养是肿瘤患者非常关心的问题，但在日常生活中，肿瘤患者对营养的认识存在很多误区。回答患者及其家属提出的问题，解答常见的营养误区。如担心营养促进肿瘤生长，减少营养摄入,甚至希望"饿死肿瘤"。国际权威指南指出:无证据表明营养支持促进肿瘤生长,在临床实际工作中不必考虑这个理论问题。提供营养,正常细胞才能更好地发挥免疫作用,抵抗肿瘤。不提供营养,正常细胞就不能发挥生理功能,而肿瘤细胞仍然会掠夺正常细胞的营养,结果"饿死"的只能是患者本人,而不是肿瘤细胞。还有人盲目忌口,偏饮偏食,认为鱼虾、牛羊肉、鸡蛋、牛奶等是发物,会加快肿瘤生长,因此不能吃。实际上,这些食物都是优质蛋白质的来源,营养不良的患者需要适当增加这些食物的摄入,只有对这些食物过敏时才需要避免食用。

5. 家居康复指导　做好平衡膳食,进食切忌过快,食物不宜过烫、过硬、刺激性过强,以免这些食物容易刺激和损伤胃肠道而增加患癌机会。饮食应有节制、饱饥适度,切忌暴饮暴食和不规律进食。保持乐观精神、调整好自己的膳食心态。

6. 定期随访　认真记录患者的各项营养指标并作出客观的评价,以便根据患者的营养状态和病情确定营养供给标准和补给方式;保持与患者和医师、营养师的良好沟通,共同制订营养康复的计划;对应用肠内、肠外营养者进行管理,监测营养治疗效果。

（二）食物的选择

1. 宜选食物　食物的选择应多样化,保持每日适量的谷类食物摄入,在胃肠道功能正常的情况下,注意粗细搭配。适当多吃鱼、禽肉、蛋类,减少红肉摄入。放疗、化疗胃肠道损伤患者,推荐制作软烂细碎的动物性食品。每日适量食用大豆及豆制品。保证适量的新鲜蔬菜和水果,推荐蔬菜摄入量300~500g,建议各种颜色蔬菜、叶类蔬菜,水果摄入量200~300g。烹调油选择多种植物油。

2. 忌(少)用食物　包括动物脂肪、腌渍与烟熏食物、酸泡食物、罐头制品,以及含亚硝胺和亚硝酸盐多的食品,如咸鱼、酸菜、香肠、熏肉、火腿、腊肉等;烧烤类及反复高温油炸食品;辛辣刺激性食物和调味品;霉变食物;少喝酒精饮料。

第二节　恶性肿瘤放疗、化疗营养

导入案例与思考

患者,男,74岁,因"确诊弥漫大B细胞淋巴瘤3个月余,腹痛加重半个月"入院,被诊断为非霍奇金淋巴瘤滤泡性淋巴瘤3b级Ⅲ期B组。4个月前患者无明显诱因出现盗汗,无发热,无体重下降,同时伴有腹痛,确诊为非霍奇金淋巴瘤,3b级,滤泡性。后患者未治疗,自服中药治疗3个月。近半个月出现腹痛加重伴有恶心,食欲下降,大便正常,近6个月有盗汗,无发热,活动后气短,无心悸,体重未见明显下降。入院后患者行化疗后食欲低,进食量减少约75%。

人体测量:身高165cm,体重64kg。

实验室检查:白蛋白35.7g/L,前白蛋白99.3mg/L;肾功能正常。

请思考:

1. 该患者的营养治疗目的是什么?

2. 如何选择营养治疗途径?

3. 应该向该患者营养宣教哪些内容?

一、概述

放射治疗简称为放疗,是恶性肿瘤患者常用的治疗手段。放疗在治疗肿瘤的同时,也对正常的机体组织细胞有一定的杀伤作用,可以对消化道黏膜细胞造成损伤,使患者的摄入、吸收功能发生障碍,引起营养不良。营养治疗对改善患者机体营养状况,提高肿瘤综合治疗效果有着重要的意义。

化学药物治疗简称为化疗,是恶性肿瘤的主要治疗手段,但几乎所有化疗药物都可能导致营养相关不良反应,尤其是恶心、呕吐、腹痛、腹泻和消化道黏膜损伤等消化道反应,使营养物质摄入不足或吸收障碍。营养不良会降低患者对化疗的耐受程度,影响生活质量、治疗效果及预后。因此,化疗患者的营养治疗目标是预防和治疗营养不良或恶病质,提高患者对化疗的依从性,控制化疗的不良反应,改善生活质量。

二、营养治疗

(一) 放疗营养治疗

放疗患者进行营养治疗的目的:①诊断和治疗患者放疗前、中、后的营养不良;②降低患者的放疗不良反应,增强疗效耐受性,减少放疗非计划性中断,提高放疗完成率;③增加肿瘤细胞对放疗的敏感性,提高放疗精确度,提高患者的近远期疗效;④提高患者生活质量。

1. 恶性肿瘤放疗患者营养不良发生率高,对治疗的疗效和不良反应影响大,应常规进行营养风险筛查和评定。营养风险筛查推荐采用 NRS 2002,营养评定推荐采用 PG-SGA。不需要对所有放疗患者常规进行营养治疗,而是应该在综合评定患者的营养状况(PG-SGA)和放射损伤(RTOG 分级)的基础上,进行及时和合理的营养治疗。

2. 恶性肿瘤放疗患者首选的营养支持方式是 ONS。不推荐放疗前常规预防性置入营养管。如果头颈部及胸部肿瘤放疗患者存在以下一种或多种情况时可以考虑预防性置入营养管:明显体重丢失(1 个月内大于 5% 或者 6 个月内大于 10%)、BMI<18.5kg/m²、严重吞咽梗阻或疼痛、严重厌食及头颈部肿瘤预期将发生严重放射性口腔或者食管黏膜炎者。

3. 管饲营养患者首选的营养支持方式是鼻胃管(NGT)。当 NGT 无法满足营养需求或患者需要长期人工喂养(>30d)或头颈部肿瘤放疗患者,可优先选择胃造瘘 / 空肠造瘘(PEG/PEJ)。

4. 肠内营养可达到正常营养需要量的恶性肿瘤放疗患者,不推荐常规进行肠外营养治疗。当患者无法通过肠内营养(如严重放射性黏膜炎、放射性肠炎或肠衰竭)获得足够的营养需要时,则需联合部分肠外或全肠外营养。

5. 恶性肿瘤放疗患者能量摄入目标量推荐为 25~30kcal/(kg·d)。在放疗过程中,需要个体化给予能量摄入目标量并进行动态调整。蛋白质推荐摄入量为 1.0~2.0g/(kg·d)。

6. 谷氨酰胺对降低恶性肿瘤放疗患者放射性肠炎的预防和治疗作用缺乏足够的临床证据。补充富含 ω-3 PUFA 的肠内营养制剂可能对减少患者炎症反应、保持患者体重有益,但对肿瘤消退和患者生存时间的影响证据不足。

(二) 化疗营养治疗

非终末期肿瘤化疗患者的营养治疗目标:①维持或改善膳食摄入;②减轻代谢紊乱;③重视维持和增加骨骼肌肌肉量,维持体能状态;④降低抗肿瘤治疗过程中因营养不良导致的药物剂量减低或治疗中断的风险;⑤改善生活质量。

1. 肿瘤化疗患者的营养筛查和评定,应在肿瘤诊断时及治疗期间进行,并在后续的每一次随访中重新评定。化疗前、化疗期间有营养风险或营养不良的患者,建议营养治疗。

2. 化疗期间应保证机体充足的营养摄入。口服摄入较低的肿瘤患者,推荐通过个体化营养教育和膳食指导结合 ONS,确保充分的营养摄入;治疗期间出现严重不良反应导致无法进食或进食量明显减少的患者,应及时给予营养治疗;接受高剂量化疗的患者,入院时进行营养筛查和评定,并每周评定,有营养风险或营养不良时,尽早开始五阶梯营养治疗,保证充足的营养素摄入。

3. 化疗患者营养治疗途径的选择,遵循只要肠道功能允许,优先选择肠内营养。肠内营养首选 ONS。口服不足或不能时,用管饲补充或替代。化疗后出现了严重黏膜炎或严重胃肠道功能受损,经口进食和肠内营养仍不能满足营养素的需求,应考虑肠内营养联合肠外营养。

肠内营养不可行或耐受不良的患者,推荐全肠外营养。肠外营养推荐采用全合一或预装工业化多腔袋制剂。头颈部肿瘤合并吞咽困难、严重口腔黏膜炎患者,经口摄入不足时,管饲比口服更有效,建议尽早管饲给予肠内营养。需要长期鼻饲时(>4 周),建议行 PEG 等。

4. 存在体重丢失风险或营养不良的晚期肿瘤化疗患者,加入二十碳五烯酸(EPA)(鱼油或 ω-3 PUFA),或者给予富含 EPA 的肠内营养制剂,可能对改善患者食欲、维持患者体重、瘦体重有效。肠内免疫调节配方(含有谷氨酰胺、精氨酸、核苷酸和 ω-3 PUFA 等)可能会减轻化疗所致的黏膜炎、腹泻发生率,减轻化疗不良反应。

5. 推荐患者于化疗期间在可耐受范围内保持体力活动,保持适量的有氧运动和 / 或抗阻训练以维持肌肉量。

知 识 链 接

靶向治疗患者的营养治疗

肿瘤靶向治疗是以肿瘤特异性驱动分子为靶点,选择有效的阻断剂,抑制肿瘤细胞增殖、诱导肿瘤细胞凋亡及抑制肿瘤血管生成等达到治疗肿瘤的目的。该治疗模式不同于传统放疗、化疗的生物治疗模式,特异性针对肿瘤细胞,对正常细胞影响较小,因此可提高治疗效果,减少不良反应。靶向药物相关不良反应,包括腹泻、恶心、呕吐和食欲减退等,这些消化道不良反应均可导致患者的营养不良,应给予积极的营养治疗、食欲刺激剂及止吐药以维持能量及蛋白质的正向平衡,保证足够的维生素、无机盐和电解质。

三、营养护理

(一) 营养健康教育

1. **营养健康教育的意义**　营养教育有助于丰富患者的营养知识、科学平衡膳食、增加用餐次数、提高进食总量,从而增加患者能量、蛋白质及其他营养素的摄入。放疗或同步放疗、化疗的头颈部鳞状细胞癌患者,个性化饮食指导有益于营养摄入、营养状况、生活质量等方面。膳食咨询可减少并发症,如厌食、口干、恶心、呕吐、味觉障碍和腹泻等,可以提高头颈部肿瘤患者生活质量,个性化膳食咨询可以提高接受放疗的结直肠癌患者的中位生存期。

2. **营养健康教育的内容**　介绍营养治疗路径,理解定期营养风险筛查和营养评定的意义,树立尽早开始营养治疗的意识。进行个性化饮食指导,设定营养摄入目标,选择合适营养治疗实施方式与途径,指导食物如何制作。监测营养指标,定期随访。

3. **放疗营养宣教**　放疗患者营养支持的目标是满足患者能量和蛋白质的需求,使体重丢失最小化。放疗患者的饮食原则首先是平衡膳食,在此基础上适量增加优质蛋白质和抗氧化维生素丰富的食物,并通过调整食物的形状及少量多餐等方法增加食物摄入。在治疗前 1h 进食一些清淡易消化的食物有利于治疗的耐受。少食多餐要好于只进食 3 顿正餐,手边可常备一些营养加餐小食品。多喝水,每日 8~10 杯水(200ml/ 杯)有利于体内代谢废物的排出,最好在两餐间或餐前 30min 喝,进餐时少喝。如果患者合并厌食、口腔溃疡、吞咽困难等症状,可以把每餐食物用高速搅拌机制成流食状匀浆膳,同时加餐口服补充肠内营养制剂(特殊医学用途配方食品)。

4. **化疗营养宣教**　在化疗期间发生恶心、呕吐等症状,首先与主管医师沟通,给予对症的药物控制症状。不要空腹接受治疗,化疗前 1h 吃一些清淡的半流食更容易耐受化疗不良反应。食欲不好的患者,最好少量多餐,每餐 6~7 分饱为宜,在感觉最好、食欲最好的时候吃最多的一餐。在恶心、呕吐期间,选择淡味面包片、苏打饼干等更容易耐受。若呕吐剧烈或不愿进食,则不要强迫进食,以免引起胃部不适,加重呕吐。注意持续补水,如白开水、鲜榨蔬果汁、清淡的肉汤等,除食物中的水分外,每日建议饮水 1 500~2 000ml,以利于体内代谢废物的排出。建议两餐间或饭前 30min 喝水,以免影响进食。

饮水不足时,可通过静脉补液保证水电解质平衡。白细胞数低的患者应注意食品卫生,禁食生的食物,如蔬菜沙拉、生鱼片、泡菜等;禁食外购的加工熟食,常温放置时间超过 2h 的食物需彻底加热后才能食用。

(二)食物选择

1. 宜用食物

(1)放疗患者饮食:优质蛋白质和抗氧化维生素丰富的食物,如鸡蛋、鱼禽畜瘦肉、豆腐、酸奶,以及菠菜、胡萝卜、西蓝花、芦笋、西红柿、猕猴桃、橙子等。宜选用藕粉冲鸡蛋、牛奶冲米粉、鱼羹、挂面汤、银耳冰糖粥,以及西瓜汁、黄瓜汁、绿豆汤、红豆汤等流食或半流食。可选用肉末、菜泥及水果汁等。头颈部放疗患者可选用鱼肉、瘦肉、鸡蛋、豆腐等优质蛋白食品制成汤水较多饮食,如鲫鱼汤、豆腐汤等。为增强食欲可加用少量食盐缓解口中乏味感。加餐小食品,如面包、饼干、藕粉、酸奶、水果、果汁、芝麻酱等。

(2)化疗患者饮食:化疗期间建议患者采用高蛋白质、高维生素的饮食模式,在平衡膳食的基础上,摄取足量的富含蛋白质的食物,如鸡蛋、大豆类及豆制品、乳类及其制品、鱼虾、瘦肉等。贫血患者,应适量补充富含铁的食物,包括红肉、动物血制品、动物肝等。蔬菜水果富含抗氧化维生素及膳食纤维,有助于减轻化疗反应,改善胃肠功能,建议每日摄入 300~500g 新鲜蔬菜和水果,如洋白菜、菜花、萝卜、胡萝卜、苦菜、洋葱、西红柿、苦瓜、芹菜、大蒜、姜等,以及无花果、大枣、柑橘、酸梅、桂圆等。为减轻化疗期间消化道负担,注意选择清淡细软、易消化的食物,宜选用清淡少油的浓流食或半流食。

大剂量化疗患者适宜选择的食物:高蛋白类可选择鸡蛋羹、牛奶、酸奶、肉泥丸子、炖肉、豆腐、豆腐脑、蛋白粉;粮谷类可选择大米粥、小米粥、燕麦粥、豆粥、白面馒头、花卷、包子、软面条、疙瘩汤、白面包;水果和蔬菜类可选择煮熟的嫩叶菜,如菠菜、生菜、圆白菜、娃娃菜等,以及去皮的瓜果,如胡萝卜、茭瓜、南瓜、西红柿、苹果、橙子等;蛋糕、饼干、经充分蒸煮的菠菜汁、肉汤、菠菜汤也是可以选择食用的。

2. 忌(少)用食物
避免油腻、粗硬、味道太浓或辛辣刺激的食物。易导致大剂量化疗患者出问题的食物:高蛋白类,开水冲鸡蛋、油炸食物、肥肉及煎烤肉、动物皮及内脏、海鲜、香肠、腊肉、生牛奶、冰激凌;粮谷类,糙米、玉米、大麦、全麦面包、火烧、烙饼;水果和蔬菜类,生的蔬菜、未去皮的水果、粗纤维多的蔬菜、咸菜、泡菜;其他类食物,坚果、果脯、酒精饮料、茶、爆米花、快餐食品等。

(翟兴月)

思 考 题

1. 患者,男,55 岁。患者 2 年前被诊断为胃癌,行根治性远端胃大部切除术,术后化疗后未见复发及转移;现发现存在骨转移,行化疗治疗。人体测量:身高 176cm、体重 64kg,近 6 个月来体重下降 5kg。实验室检查:白蛋白 29.0g/L、前白蛋白 120mg/L。

(1)该患者是否存在营养风险,应选择何种营养治疗方式?

(2)该患者能量及各营养素的需要量是多少?

(3)患者经 1 周化疗,出现恶心、呕吐,进食量减少 50% 以上,最佳的营养治疗方式选择什么?

2. 患者,女,56 岁,被诊断为宫颈鳞状细胞癌,行盆腔及淋巴引流区放疗。人体测量:身高 165cm、体重 69kg。实验室检查:白蛋白 42.3g/L、前白蛋白 269mg/L。无腹痛、腹泻,饮食未见明显改变。

(1)对该患者如何进行营养健康教育?

(2)该患者能量及蛋白质推荐量为多少?

Note:

（3）该患者应营养监测哪些指标？

3. 患者，男，63 岁。患者喉癌术后 3 个月，为行放疗入院。目前患者不能经口进食、进水。人体测量：身高 176cm、体重 58kg。实验室检查：白蛋白 30.3g/L、前白蛋白 103mg/L。

（1）该患者首先应采用哪种营养方式？

（2）该患者现身体虚弱，卧床，能量及蛋白质推荐量应为多少？

（3）建议该患者如何选择肠内营养制剂？

URSING
第十四章

危重症的营养治疗与护理

14章 数字内容

学 习 目 标

- **知识目标:**
  1. 掌握危重症患者肠内营养输注方式、并发症与处理、监测,以及肠外营养的输注途径与监测。
  2. 熟悉危重症患者的营养治疗原则,包括时机、途径、营养供给量。
  3. 了解危重症患者营养代谢变化及消化吸收功能变化。
- **能力目标:**
  1. 能够正确实施肠内营养治疗、肠外营养治疗医嘱。
  2. 能够及时发现并处理营养治疗相关并发症。
- **素质目标:**
  1. 培养学生科学、规范营养护理观念,将营养护理纳入"以患者为中心"的优质护理服务目标中,保障患者生命质量、改善患者生活质量。
  2. 培养学生团队协作意识,让护理工作在营养治疗小组、多学科管理员小组等团队中发挥应有的作用。

危重症（critical illness）是一类病情严重、多变且有威胁生命的危急情况存在的临床征象。多伴有一个或多个器官功能不全或衰竭。常见病因包括严重创伤、心脑血管疾病、呼吸系统疾病、肾脏病、中毒等病症，可多病共存或合并其他疾病，或者伴发其他系统并发症。患者通常表现出以代谢紊乱和高分解代谢为特点的应激代谢状态，包括糖异生和糖原分解增加，脂肪动员增加，蛋白质分解增多及合成减少等，上述改变进一步导致营养代谢紊乱和器官功能障碍。

危重症患者的核心治疗目标是抢救生命、稳定生命体征、支持器官功能，需要多种监护、急救设备，治疗与护理强度明显高于非危重症疾病，患者需在重症监护病房（intensive care unit，ICU）救治。由于患者多为无法经口进食或经口进食不能满足营养需求，故营养支持成为危重症治疗的重要组成部分。

近年来，人们对危重症营养支持的认识发生了很大改变把传统的"营养支持"提升到"营养治疗"的高度。以往人们认为，营养支持目的在于给予危重症患者充足能量、维持机体瘦体重、维持免疫功能及减少代谢性并发症的发生。然而，近些年来营养支持的目的更多集中在减轻应激造成的代谢紊乱、减轻氧化应激损伤及调控炎症反应和免疫功能等方面，并在影响危重症患者的病情发展和转归方面具有重要的治疗意义。

营养治疗是危重症医疗中的核心环节之一。循证医学证据已证明营养状况是影响危重症患者胃肠道功能、免疫功能、并发症发生率等的重要因素，并与患者预后密切相关。早期进行营养治疗能够减轻病情、减少并发症的发生、缩短 ICU 住院时间，并改善患者营养相关临床结局。

第一节　概　　述

危重症患者发生营养不良的主要原因是应激反应引发的分解代谢增强以及进食和 / 或消化吸收障碍。

一、危重症患者的营养代谢变化

危重症患者的营养代谢特点与饥饿或普通疾病不同，是危重症患者临床表现的病理机制，也是营养治疗方案的制订基础。

应激与饥饿都可以导致分解代谢增强，但由于病理机制不同，二者在代谢上有明显差异（表 14-1）。

表 14-1　单纯饥饿与急性应激代谢机制

代谢改变	单纯饥饿	急性应激	代谢改变	单纯饥饿	急性应激
基础代谢率	降低	升高	尿氮排出	减少	增加
血糖	降低	升高	胰高血糖素	减少	增加
蛋白质分解代谢	降低	增加	皮质醇	减少	增加
酮体生成	增加	抑制	消瘦	慢	快

1. **能量与营养物质代谢变化**　单纯饥饿时，机体会通过降低基础代谢率来节约有限的能量储备。大脑、红细胞等依赖葡萄糖供能的组织细胞开始利用酮体供能，以减少糖异生、降低氮损耗、维持血糖。尽管长期饥饿终将引起机体蛋白质分解增多、糖异生增强、脂肪动员加强，但机体在保护机制作用下的代谢改变特点是减少尿氮排泄、降低血糖水平。相反，在应激状态下，炎症因子、神经 - 内分泌变化导致机体出现以耗能增加、分解代谢增加、合成代谢下降、血糖水平升高、糖代谢紊乱为特点的代谢改变。应激程度越严重，上述代谢紊乱越严重。总之，饥饿导致的负氮平衡以合成代谢减少为主，而应激导致的负氮平衡以分解代谢增强为主。

危重症患者能量代谢随病程变化而变化。急性早期（24h 内）合成代谢与分解代谢均为降低状态。急性晚期（3~5d）合成代谢与分解代谢均增强，分解代谢更为突出。恢复期（1~2 周）合成代谢增强、分解代谢逐渐减弱。

创伤应激时体内氨基酸种类、水平会发生一些特征性变化,其代谢变化既有营养摄入不足的影响,也有激素水平变化、炎症因子大量增加等因素的影响。应激下肌肉组织中谷氨酰胺、谷氨酸水平因蛋白质补充不足、糖异生加速等原因而下降甚至耗竭。严重创伤伴随肌肉分解加速,尤其是骨骼肌、结缔组织、肠管等组织。创伤应激相关的肾小管重吸收功能下降导致尿液中甘氨酸、丙氨酸、苏氨酸、丝氨酸、牛磺酸等氨基酸的排泄量增加。严重创伤和烧伤、脓毒症患者尿 3- 甲基组氨酸(3-MHis)的排出量显著增加。

应激性高血糖是危重症患者特征性的代谢问题,常见于急性早期、急性晚期,多由神经 - 内分泌变化、胰岛素抵抗引起,可增加感染、应激性上消化道出血等病症的风险。

应激状态下脂肪动员加强,血浆游离脂肪酸升高,酮体生成量增加,成为严重创伤应激患者主要能量来源(75%~95%)。同时,机体甘油三酯清除率下降,导致患者出现高甘油三酯血症。

2. 神经 - 内分泌变化　应激状态下神经 - 内分泌变化是机体为适应外环境变化而发生的、中枢神经系统快速反应引发的一系列内分泌变化,以蓝斑 - 交感神经 - 肾上腺髓质系统和下丘脑 - 垂体 - 肾上腺皮质轴的兴奋为主,表现为儿茶酚胺、糖皮质激素、生长激素、醛固酮与抗利尿激素等激素的分泌增加。交感神经兴奋和儿茶酚胺、生长激素等激素分泌增加又可导致胰高血糖素分泌增加、胰岛素分泌被抑制,出现胰岛素抵抗,导致分解增强、合成不足的结果,继而引发更加严重的营养代谢紊乱,形成代谢损伤的恶性循环。而且,外源性胰岛素并不能抵消这种内源性胰岛素抵抗。胰岛素抵抗程度与患者病情严重程度、临床结局密切相关。

二、危重症患者消化吸收功能变化

危重症患者的消化吸收功能受神经 - 内分泌变化而改变,主要表现是胃肠动力障碍、应激性上消化道出血、肠内营养耐受性下降等。

（一）肠道屏障功能

应激状态下肠黏膜的结构和功能可能受到严重的损害,表现为肠黏膜萎缩、肠黏膜通透性增高。创伤及重度感染患者可在炎症因子、细胞因子介导下发生肠黏膜水肿、肠绒毛高度降低、肠系膜血管收缩、血流量减少、细胞凋亡加速,导致肠功能障碍。肠功能障碍又可引发肠液大量丢失、肠梗阻、细菌移位等问题,继而导致肠源性感染,如全身炎症反应综合征(systemic inflammatory response syndrome,SIRS)、脓毒症(sepsis),是危重症患者出现多器官功能障碍综合征(multiple organ dysfunction syndrome,MODS)的主要原因。

（二）胃肠道功能障碍

文献报道危重症患者中约 59% 存在胃肠道功能不全。应激导致的胃肠功能障碍可分为原发性和继发性,前者由消化系统原发病或损伤所致;后者指非原发病所致的损伤。胃肠功能障碍多与脑 - 肠轴功能受损、括约肌功能紊乱、肠缺血、肠道菌群失衡等因素有关。主要表现:

1. 胃肠动力障碍　包括胃肠转运的异常加快或减慢、动力或感受性的异常,或者功能性梗阻,包括恶心、呕吐、反流、胃排空延迟、胃潴留、腹胀、腹泻或便秘等。经口进食患者有食欲下降、早饱等症状。

2. 胃肠道出血　即应激性上消化道出血,主要由应激引发的神经 - 内分泌变化导致,也可能与治疗药物有关。

第二节　营 养 治 疗

―――――――――― 导入案例与思考 ――――――――――

患者,男,36岁。患者因"车祸后1h失血性休克"急诊入院,行脾切除、肝破裂修补、门静脉修补术,

Note:

术后入住 ICU。患者术后处于严重贫血、少尿(尿量 <30ml/h)状态,经输血、补液、扩容、改善循环、利尿等治疗后改善不明显;术后第二日出现呼吸困难,被诊断为急性肾衰竭、急性呼吸窘迫综合征,行气管切开正压机械通气、血液透析治疗。

体格检查:T 36.5℃、BP 120/80mmHg、P 96 次 /min、R 38 次 /min。

实验室检查:动脉血气 pH 7.30、$PaCO_2$ 34.2mmHg、PaO_2 45.5mmHg、血清 BUN 25.4mmol/L、Cr 424μmol/L。

请思考:

1. 针对该患者目前情况,是否考虑进行营养治疗? 为什么?

2. 若该患者可以开始营养治疗,怎样制订营养治疗方案?

3. 该患者宜选择哪种营养治疗途径? 怎样实施营养治疗方案?

一、营养治疗目的

危重患者的营养治疗目的:①供给机体代谢所需要的能量与营养底物,维持组织器官结构与功能;②通过营养素的药理作用调理代谢紊乱,调节免疫功能,增强机体抗病能力,从而影响疾病的发展与转归。应该指出,由于原发病、激素与炎症因子的影响,营养治疗并不能完全阻止和逆转重症患者严重应激的分解代谢状态和人体组成改变。但合理的营养治疗可以减少净蛋白的分解、促进蛋白质合成,改善潜在的和已发生的营养不良状态,防治并发症。

二、营养治疗的时机

营养治疗的适应证包括任何程度的存在营养风险者及营养不良患者,继发于严重感染、创伤等各种原因的高代谢患者,或者目前营养状况尚可、但预计较长时间(1 周以上)无法摄入足够营养(不足目标量的 60%)的患者。但营养治疗不是急诊治疗,在早期复苏阶段、血流动力学及呼吸功能尚未稳定时期,严重酸碱失衡、水电解质紊乱时,严重肝 / 肾损伤尚未趋于平稳时,严重高血糖尚未控制时,不宜启动营养治疗。

一般认为危重症患者在血流动力学、呼吸功能等生命体征稳定后启动营养治疗是安全有效的。在入 ICU 或创伤后 24~48h 内开始营养治疗称为早期营养治疗。通常推荐连续 5~7d 无法经口摄食达到营养需要量,或者急性生理学和慢性健康状况评价(acute physiology and chronic health evaluation Ⅱ,APACHE Ⅱ)>10 分存在重度营养不良风险的患者,应予以营养治疗。

国内外研究结果表明,患者营养风险越高,营养治疗对其越为有利,因此指南 / 共识多推荐应根据营养筛查和营养评价结果来确定是否应该予以营养治疗、何时予以营养治疗。我国 2018 年发布的《重症患者早期肠内营养临床实践专家共识》中指出,重症患者常合并代谢紊乱与营养不良,需要在全面营养评估后确定是否给予营养治疗。排除 EN 禁忌证的危重症患者应在充分考虑受损器官耐受能力的基础上尽早启动 EN。推荐较多的营养筛查工具是 NRS 2002。但考虑到几乎所有入住 ICU 的危重症患者都能达到 NRS 2002 的阳性标准,该指标对营养治疗的实际指导意义有限。

近年来临床研究较多的营养筛查工具是营养风险评分(nutrition risk in critically ill score,NUTRIC score)。它是专门针对 ICU 患者设计的营养评分系统,卧床、意识不清、病情危重的患者均可适用。评分方法见表 14-2。

表 14-2 营养风险评分

评分项目	分值	范围
年龄	0	<50
	1	50~75
	2	>75
APACHE Ⅱ	0	<15
	1	15~19
	2	20~27
	3	≥28
脓毒症相关性器官功能衰竭评价（SOFA）	0	<6
	1	6~10
	2	>10
引发器官功能不全数	0	0~1
	1	2+
入住 ICU 前住院天数	0	0~1
	1	>1
IL-6/(ng·L^{-1})（可选）	0	<400
	1	≥400

注:评分≥5(若纳入 IL-6 则为≥6),患者营养不良风险较高。

三、营养治疗的途径

(一) 肠内营养

危重症患者应遵循"只要胃肠道解剖与功能允许,并能安全使用,应积极采用肠内营养支持"的原则,首选肠内营养治疗方式,并应尽早使用。通常推荐在入院后最初的 24~48h 内开始使用,并应在 48~72h 内达到喂养目标。经胃或小肠途径都可用于危重症患者,是否有肠鸣音消失、有无排便排气等均不是判定肠内营养治疗启动时机的标准。当血流动力学不稳定时,应暂停至完全复苏或病情稳定。营养治疗开始前应对体重变化、入院前后营养摄入变化、病情严重程度及病程变化、胃肠道功能等进行全面评估,而不应仅局限于传统的营养评价指标(如白蛋白、体重等)。

肠内营养治疗途径应视病情选择,按置管入口分为经鼻置管、经皮造口置管,按导管终端位置可分为胃内置管、小肠内置管。

1. **鼻胃管** 常用于胃肠功能基本正常、预计管饲时间较短的患者。优点是简单、易行,可床旁操作。缺点是与鼻肠管相比,反流、误吸及肺感染的风险增加。

2. **鼻肠管** 指导管经鼻置入后通过幽门置于十二指肠或空肠处。优点是反流、误吸风险较鼻胃管低,肠内营养因不受患者胃动力障碍限制而更易达到足量。缺点是肠腔 pH、直径、蠕动等与胃有很大差异,对营养液的渗透压、预消化程度、单位时间内输入量、输入动力等有一定要求。

3. **胃造口** 常用经皮内镜胃造口术(percutaneous endoscopic gastrostomy,PEG),指在纤维胃镜引导下行经皮胃造口术将营养管置入胃腔。优点是去除了鼻管,不仅减少了鼻咽与上呼吸道的感染性并发症,还能满足患者追求美观的心理需求,留置时间较经鼻导管更长。通常推荐预计肠内营养时间大于 1 个月的患者经 PEG 进行肠内营养治疗。

4. **空肠造口** 常用经皮内镜下空肠造口术(percutaneous endoscopic jejunostomy,PEJ),经典操作是先在内镜引导下行 PEG,然后在内镜引导下将营养管置入空肠上段,置管成功后还可以在空肠营养的同时行胃引流减压。PEJ 尤其适用于高误吸风险、胃动力障碍、十二指肠胆汁淤滞等危重症患者。

危重症患者往往存在胃肠动力障碍，肠内营养时容易出现胃潴留、腹胀、呕吐、反流、误吸等不耐受症状，建议优先考虑空肠营养。

（二）肠外营养

任何原因导致胃肠道不能使用或应用不足，应考虑肠外营养，或者肠内、肠外营养联合应用。

不能耐受肠内营养和肠内营养禁忌的危重症患者，应选择完全肠外营养（TPN）。完全肠外营养适应证为胃肠道功能障碍的重症患者、由于手术或解剖问题胃肠道禁止使用肠内营养的重症患者，以及存在尚未控制的腹部疾病患者，如腹腔感染、肠梗阻、肠瘘等。肠内营养禁忌的重症患者，如不及时有效地给予其 PN，其死亡的风险可能增加 3 倍以上。

存在胃肠道功能障碍、仅能接受部分营养物质的重症患者，应采用肠内营养与肠外营养相结合的联合营养治疗方式，小剂量肠内营养能够预防肠黏膜绒毛功能丧失、保护肠黏膜功能，补充性肠外营养保证营养目标。一旦患者胃肠道条件允许、可以安全使用时，则应逐渐减少肠外营养，增加肠内营养直至能够经口摄食。有关外科重症患者营养治疗方式的循证医学研究表明，约 80% 的患者可以完全耐受全肠内营养（TEN），约 10% 可接受肠内营养和肠外营养联合治疗，其余 10% 胃肠道不能使用，是选择 TPN 的绝对适应证。

肠外营养的途径可选择经 CPN 和 PPN。危重症患者，选择中心静脉途径不仅可以保证能量与营养物质的快速、足量达标，还可用于抢救所需药物治疗，被称为危重症患者的生命线。一般推荐肠外营养预计时间较长者，应首选经中心静脉置管；预计较短时、行补充性肠外营养治疗者可选择经外周静脉置管。经中心静脉实施肠外营养首选锁骨下静脉置管途径。

四、营养供给量

危重症患者的营养治疗原则是营养治疗尽早开始、合理供给、全面支持、减轻代谢紊乱。

1. 能量　合理的能量供给是实现危重症患者有效营养治疗的保障，国内外指南 / 共识多推荐使用能量测定仪确定能量供给目标，没有条件者按每日 25~30kcal/kg（按实际体重计）快速估算，肥胖患者可适当降低能量供给。但是，营养治疗也要考虑危重症患者病情、器官功能、代谢状态等方面的差异，制订个体化能量目标。

（1）在肝肾功能受损情况下，营养底物的代谢与排泄均受到限制，供给量超过机体代谢负荷，将加重代谢紊乱与脏器功能损害，可适当降低能量目标。

（2）在伴有急性胃肠功能损伤、血流动力学不稳定、中重度胰腺炎、BMI>30kg/m^2，尤其是急性肺损伤 / 急性呼吸窘迫综合征时，应适当限制能量供给量，给予允许性低能量喂养（也称为滋养型喂养）可能让患者获益更大，能量目标为每日 10~20kcal/kg（按实际体重计）。

（3）病程较长、合并感染和创伤的重症患者，病情稳定后的能量补充需要适当增加，目标喂养可达每日 30~35kcal/kg 或更高，否则将难以纠正患者的低蛋白血症与营养不良。

危重症患者确定能量时除了要考虑供给目标，还要考虑供给进度。因病情、治疗等多种因素影响，多数危重症患者难以在早期实现营养的足量供应，过早足量供应也容易导致再喂养综合征（refeeding syndrome）等问题。多数指南 / 共识推荐危重症患者早期能量供给量应达到目标量的 50%~75%，并尽快（1 周之内）达到全量。能量供给量低于目标量 30% 时被视为无营养治疗。

2. 蛋白质　研究显示，存在全身严重感染的患者，尽管给予其充分的营养支持，仍然不能阻止大量、持续性的蛋白质丢失。在前 10d，2/3 丢失的蛋白来自骨骼肌，以后则更多的来自内脏蛋白。瘦体重每日丢失速度可为 0.5%~1.0%。不同组织器官蛋白质合成与降解的反应是不同的，并在疾病时发生变化。稳定持续的蛋白质补充是营养治疗的重要策略。危重症患者体格检查结果提示，蛋白质或氨基酸的供给量至少应达到 1.2~1.5g/kg（按实际体重计）。高龄及肾功能异常者可参照血清血尿素氮、肌酐的变化调整治疗方案。我国多部指南推荐危重症患者蛋白质需要量为每日 1.2~2.0g/kg（按实际体重计）。烧伤、多发创伤、肥胖、慢性重症患者的蛋白需求可能更高（2.0~2.5g/kg）。

蛋白质供给进度应与能量同步，即滋养型喂养患者的早期蛋白质供给量亦应减少，以目标量的 50%~75% 为宜。

3. 脂肪　可供给较高的非蛋白质热量。脂肪乳剂是肠外营养的重要营养物质和能量来源，提供必需脂肪酸并促进脂溶性维生素的转运与利用，参与细胞膜磷脂的构成。成年危重症患者脂肪乳剂的用量一般为每日 1.0~1.5g/kg，可占非蛋白质能量的 40%~50%。高龄及合并脂肪代谢障碍的患者，脂肪乳剂补充量应减少。脂肪乳剂需与葡萄糖同时使用才有进一步的节氮作用。

4. 碳水化合物　是非蛋白质能量的主要部分，临床肠外营养常用的是葡萄糖。葡萄糖能够在所有组织中代谢，提供所需要的能量，为蛋白质合成代谢提供原料，是脑神经系统、红细胞等组织重要的能量物质。

肠外营养时大量、快速补充葡萄糖可能引起或加重血糖升高、糖代谢紊乱及脏器功能损害的风险。过多补充能量与葡萄糖、增加 CO_2 的产生，可能增加呼吸肌负担、肝代谢负担和胆汁淤积的发生风险等，葡萄糖的供给量应参考机体糖代谢状态与重要脏器功能。推荐供给葡萄糖占非蛋白质能量的 50%~60%，糖脂比保持在（60∶40）~（50∶50），并联合强化胰岛素治疗控制血糖水平。

5. 水、电解质　肠外营养液的容量应每日根据病情变化、液体出入量来确定，以免液体量过大导致循环负担加重，或者液体量不足导致营养液渗透压过大、血管刺激性过大。肠外营养治疗常规所需要的电解质包括钾、钠、氯、钙、镁、磷，肠外营养治疗中应定期监测、及时调整。连续肾脏替代疗法（CRRT）时水、电解质等丢失量较大，应注意监测。

6. 维生素及微量元素　作为重症患者营养治疗的组成成分，应按需补充，尤其是长期肠外营养治疗者或已存在营养不良者。创伤、感染及急性呼吸窘迫综合征（ARDS）患者应适当增加有抗氧化作用的营养素，如维生素 C、硒的补充量。重症患者血清中抗氧化物质含量降低，肠外和肠内营养时可添加维生素 C、维生素 E 和 β- 胡萝卜素等抗氧化物质。

7. 特殊营养素

（1）谷氨酰胺（Gln）：是肠黏膜细胞、淋巴细胞、肾小管细胞等快速生长细胞的能量底物，对维护肠道黏膜结构和功能的完整性及调节机体免疫功能起着十分重要的作用。在创伤、感染应激状态下，血浆、肌肉谷氨酰胺水平明显下降，补充外源性谷氨酰胺，可促进蛋白质合成，改善机体应激时的免疫抑制状态，减轻氧化应激损害，调控细胞因子、炎性介质的产生与释放，改善患者临床结局。

接受肠外营养的危重症患者应早期补充药理剂量的谷氨酰胺，静脉补充谷氨酰胺有助于降低急性胰腺炎、多发性创伤、急性腹膜炎和外科大手术后感染性并发症的发生率。肠外营养时常用甘氨酰 - 谷氨酰胺（Gly-Gln），或者丙氨酰 - 谷胺酰胺（Ala-Gln）二肽进行补充。

（2）精氨酸（arginine，Arg）：是非必需氨基酸。但在应激状态下，精氨酸成为体内不可缺少的氨基酸，参与蛋白质合成，在氮的代谢、机体激素分泌、免疫调控、胶原合成、循环调节、肠黏膜屏障维护等方面发挥重要作用。但精氨酸作为 NO 合成的底物，亦可通过合成 NO，促进感染、炎性状况下血管舒张、氧化应激损害增加，对机体产生不利影响，因此合并严重感染的危重症患者不宜补充精氨酸。

（3）ω-3 PUFA：可以竞争性抑制 ω-6 PUFA 代谢的中间产物的合成，降低炎症反应，促进巨噬细胞的吞噬功能，改善免疫功能。ω-3 PUFA 还可影响细胞膜的完整性、稳定性，减少细胞因子的产生与释放，有助于维持危重状态下血流动力学稳定。它在调控手术创伤、感染、危重症患者的免疫和炎症反应，降低感染并发症、病死率等方面具有较好的效果。推荐 ARDS、创伤与腹部感染的重症患者在营养支持时应用含有 ω-3 PUFA 的营养制剂。

Note：

第三节　营 养 护 理

危重症患者的营养护理操作及规范与其他疾病相似。由于危重症的疾病特点,故营养护理以肠内营养、肠外营养为主,护理工作的重点是全面评估、规范操作、定时监测、及时发现并处理营养治疗相关并发症。营养风险筛查与营养评估在本教材前述章节已有详细描述。

一、肠内营养的护理

(一) 输注方式

肠内营养的输注方式包括分次输注(或间歇性输注)和持续性输注,输注动力可分为推注、重力滴注、输液泵泵注。其中,分次推注法适用于胃肠动力良好、贲门功能正常、非机械通气支持的患者、经鼻胃管或胃造口管输注及由肠内营养向经口进食过渡的患者。此种输注方式耐受性较差,易引起恶心、呕吐、反流、腹胀、腹泻等并发症,对大多数危重症患者不适用,但最接近自然进食节律。间断重力滴注法适用于经鼻胃管或胃造口管输注,每次 250~500ml,每次持续 30~60min,也需要有良好的胃动力,否则易腹胀、反流。连续重力滴注或泵注的优点是输注缓慢、连续、可定速,反流、腹胀、腹泻等并发症发生率相对较低,是最适合危重症患者的输注方式。危重症患者肠内营养推荐首选肠内营养输液泵泵入,起始速度一般为 15~30ml/h,之后视胃肠道耐受性逐渐递增,如每 12~24h 增加 10~20ml。

(二) 危重症患者常见肠内营养并发症及处理

1. 胃动力障碍、胃潴留　《重症患者早期肠内营养临床实践专家共识(2018)》中提出,对存在胃肠营养不耐受或高误吸风险的重症患者,建议进行胃潴留监测,有条件者用 B 超测定。经胃喂养的重症患者应每 4h 监测 1 次胃潴留。胃潴留量 >250ml 者宜暂停肠内营养 2~8h,以后继续按原方案进行喂养。如果下一次监测仍无改善,应停止喂养,建议给予幽门后喂养、促进胃肠动力、抬高床头等处置。欧洲危重症学会腹部疾病工作组建议,当胃残留超过 200ml 时,需进行仔细的临床评估,但是仅仅单次残留量在 200~500ml 时不应该擅自停止肠内营养。工作组将 24h 残留量超过 1 000ml 作为异常胃排空的一项指征,需要给予特殊的关注,推荐静脉使用甲氧氯普胺和 / 或红霉素处理;如果单次残留超过 500ml,建议暂停胃内喂养,给予幽门后喂养。2016 年《美国成年危重症患者营养支持治疗的实施与评估指南》也指出应当避免在胃残留量 <500ml 且无其他不耐受表现时中止 EN。

2. 反流、误吸与吸入性肺炎　胃残留量多、患者平卧位和粗口径鼻胃管是引起反流、误吸与吸入性肺炎的主要原因。经胃内喂养耐受性差或反流、误吸高风险的患者,可试行经幽门后或空肠置管喂养,能有效减少反流。肠内营养期间避免平卧,始终保持床头抬高 30°~45°,可减少反流发生。机械性通气的患者,放置鼻胃管是发生吸入性肺炎的重要危险因素。原因是鼻胃管的放置干扰了食管下段括约肌的正常功能,增加了反流的机会,且鼻胃管口径越粗,反流、误吸的发生率越高。短期肠内营养可选择细口径鼻胃管,或者放置食管下段带有低压球囊的鼻胃管;较长时间肠内营养,可选择经皮胃造口术途径喂养。另外,减慢输注速度也可减少反流的发生。

3. 腹泻　危重症患者腹泻原因较多,除肠内营养治疗相关因素之外,最常见、最主要的是疾病、用药、肠道旷置、营养不良、医源性感染等因素导致的肠道菌群失衡相关的腹泻。营养护理要点:①进行肠内营养时,遵循浓度由低到高、容量由少到多、速度由慢到快的原则;②在配制、使用肠内营养液时,注意无菌操作,现配现用;③给予无或极低乳糖配方;④推荐使用含益生菌、膳食纤维的肠内营养制剂或单独补充;⑤采用持续泵注的输注方式;⑥避免使用引起腹泻的药物;⑦腹泻发生时尽早查找腹泻原因、尽早干预,并加强皮肤护理,避免引发更大的营养消耗。

(三) 肠内营养监测

肠内营养监测主要包括监测患者症状体征、排便情况、胃潴留量、液体出入量、营养管路及局部皮肤以及相关化验(如血糖、电解质、肝肾功能等)。

二、肠外营养的护理

1. **输注途径**　选择何种输注途径需要综合考虑患者既往静脉置管病史、静脉解剖走向、凝血功能、预计肠外营养持续时间、护理环境、操作者资质与技术熟练程度等,谨慎选择置管方式。营养液容量小、渗透压低或接受部分肠外营养支持的患者可采取经外周静脉途径,但不建议连续输注时间超过10~14d。经外周静脉输入出现3次以上静脉炎,考虑系药物所致,应采用CVC置管或PICC置管途径。肠外营养时间预计超过10~14d,建议采用CVC或PICC置管。

2. **肠外营养监测**　主要监测液体出入量、电解质水平、肝肾功能、血气分析、血糖、血脂等指标。

(周春凌)

思 考 题

1. 患者,男,63岁。患者因"半年内进行性加重的进食水呛咳"就诊,被诊断为脑梗死、脑萎缩、肺内感染,住院治疗中因呼吸衰竭转入ICU病房。膳食调查:患者半年来进食量明显减少(约为平日进食量的1/4),且以流食、半流食为主。目前昏迷、不能经口进食。人体测量:身高176cm、体重为64kg,近3个月体重下降8kg。实验室检查:白蛋白29.0g/L、前白蛋白120mg/L。

(1) 该患者是否需要营养治疗? 为什么?

(2) 该患者能量及各营养素的需要量是多少?

(3) 根据该患者目前病情,最佳的营养治疗方式是什么?

2. 患者,男,32岁。患者车祸后2h急诊入院,被诊断为脾破裂、肝破裂、肋骨多发性骨折;急诊行脾切除术、肝缝合修补术、双侧胸腔闭式引流术;术后转入ICU,机械支持通气。

(1) 该患者是否需要营养治疗? 为什么?

(2) 该患者若需要营养支持,应采取何种方式?

(3) 该患者的能量需要量如何确定?

Note:

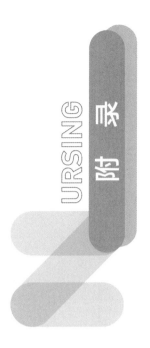

附录 1 中国居民营养素参考摄入量(DRIs)(2013版)

中国居民膳食营养素参考摄入量见附表 1-1 至附表 1-4。

附表 1-1 中国居民膳食能量需要量(EER)

人群	能量/(MJ·d⁻¹) 男 身体活动水平(轻)	男 身体活动水平(中)	男 身体活动水平(重)	女 身体活动水平(轻)	女 身体活动水平(中)	女 身体活动水平(重)	能量/(kcal·d⁻¹) 男 身体活动水平(轻)	男 身体活动水平(中)	男 身体活动水平(重)	女 身体活动水平(轻)	女 身体活动水平(中)	女 身体活动水平(重)
0岁~		0.38MJ/(kg·d)			0.38MJ/(kg·d)			90kcal/(kg·d)			90kcal/(kg·d)	
0.5岁~		0.33MJ/(kg·d)			0.33MJ/(kg·d)			80kcal/(kg·d)			80kcal/(kg·d)	
1岁~		3.77			3.35			900			800	
2岁~		4.6			4.18			1 100			1 000	
3岁~		5.23			5.02			1 250			1 200	
4岁~		5.44			5.23			1 300			1 250	
5岁~		5.86			5.44			1 400			1 300	
6岁~	5.86	6.69	7.53	5.23	6.07	6.9	1 400	1 600	1 800	1 250	1 450	1 650

续表

| 人群 | 能量/(MJ·d⁻¹) | | | | | | 能量/(kcal·d⁻¹) | | | | | |
| | 男 | | | 女 | | | 男 | | | 女 | | |
	身体活动水平(轻)	身体活动水平(中)	身体活动水平(重)	身体活动水平(轻)	身体活动水平(中)	身体活动水平(重)	身体活动水平(轻)	身体活动水平(中)	身体活动水平(重)	身体活动水平(轻)	身体活动水平(中)	身体活动水平(重)
7岁~	6.28	7.11	7.95	5.65	6.49	7.32	1 500	1 700	1 900	1 350	1 550	1 750
8岁~	6.9	7.74	8.79	6.07	7.11	7.95	1 650	1 850	2 100	1 450	1 700	1 900
9岁~	7.32	8.37	9.41	6.49	7.53	8.37	1 750	2 000	2 250	1 550	1 800	2 000
10岁~	7.53	8.58	9.62	6.9	7.95	9	1 800	2 050	2 300	1 650	1 900	2 150
11岁~	8.58	9.83	10.88	7.53	8.58	9.62	2 050	2 350	2 600	1 800	2 050	2 300
14岁~	10.46	11.92	13.39	8.37	9.62	10.67	2 500	2 850	3 200	2 000	2 300	2 550
18岁~	9.41	10.88	12.55	7.53	8.79	10.04	2 250	2 600	3 000	1 800	2 100	2 400
50岁~	8.79	10.25	11.72	7.32	8.58	9.83	2 100	2 450	2 800	1 750	2 050	2 350
65岁~	8.58	9.83	—ᵃ	7.11	8.16	—	2 050	2 350	—	1 700	1 950	—
80岁~	7.95	9.2	—	6.28	7.32	—	1 900	2 200	—	1 500	1 750	—
孕妇(早)	—	—	—	+0ᵇ	+0	+0	—	—	—	+0	+0	+0
孕妇(中)	—	—	—	+1.26	+1.26	+1.26	—	—	—	+300	+300	+300
孕妇(晚)	—	—	—	+1.88	+1.88	+1.88	—	—	—	+450	+450	+450
乳母	—	—	—	+2.09	+2.09	+2.09	—	—	—	+500	+500	+500

注：ᵃ 未制订参考值者用"—"表示；ᵇ "+"表示在同龄人群参考值基础上额外增加量。

附表 1-2　中国居民膳食蛋白质参考摄入量（DRIs）

人群	EAR/(g·d⁻¹)		RNI/(g·d⁻¹)	
	男	女	男	女
0 岁 ~	—ᵃ	—	9（AI）	9（AI）
0.5 岁 ~	15	15	20	20
1 岁 ~	20	20	25	25
2 岁 ~	20	20	25	25
3 岁 ~	25	25	30	30
4 岁 ~	25	25	30	30
5 岁 ~	25	25	30	30
6 岁 ~	25	25	35	35
7 岁 ~	30	30	40	40
8 岁 ~	30	30	40	40
9 岁 ~	40	40	45	45
10 岁 ~	40	40	50	50
11 岁 ~	50	45	60	55
14 岁 ~	60	50	75	60
18 岁 ~	60	50	65	55
50 岁 ~	60	50	65	55
65 岁 ~	60	50	65	55
80 岁 ~	60	50	65	55
孕妇（早）	—	+0ᵇ	—	+0
孕妇（中）	—	+10	—	+10
孕妇（晚）	—	+25	—	+25
乳母	—	+20	—	+20

注：ᵃ 未制订参考值者用"—"表示；ᵇ "+"表示在同龄人群参考值基础上额外增加量。

附表 1-3　中国居民膳食维生素的推荐摄入量（RNI）或适宜摄入量（AI）

人群	维生素A/(μg RAE·d⁻¹) RNI 男	维生素A 女	维生素D/(μg·d⁻¹) RNI	维生素E/(mgα-TE·d⁻¹) AI	维生素K/(μg·d⁻¹) AI	维生素B₁/(mg·d⁻¹) RNI 男	维生素B₁ 女	维生素B₂/(mg·d⁻¹) RNI 男	维生素B₂ 女	维生素B₆/(mg·d⁻¹) RNI	维生素B₁₂/(μg·d⁻¹) RNI	泛酸/(mg·d⁻¹) AI	叶酸/(μg DFE·d⁻¹) RNI	烟酸/(mg NE·d⁻¹) RNI 男	烟酸 女	胆碱/(mg·d⁻¹) AI 男	胆碱 女	生物素/(μg·d⁻¹) AI	维生素C/(mg·d⁻¹) RNI
0岁~	300(AI)	300(AI)	10(AI)	3	2	0.1(AI)	0.1(AI)	0.4(AI)	0.4(AI)	0.2(AI)	0.3(AI)	1.7	65(AI)	2(AI)	2(AI)	120	120	5	40(AI)
0.5岁~	350(AI)	350(AI)	10(AI)	4	10	0.3(AI)	0.3(AI)	0.5(AI)	0.5(AI)	0.4(AI)	0.6(AI)	1.9	100(AI)	3(AI)	3(AI)	150	150	9	40(AI)
1岁~	310	310	10	6	30	0.6	0.6	0.6	0.6	0.6	1	2.1	160	6	6	200	200	17	40
4岁~	360	360	10	7	40	0.8	0.8	0.7	0.7	0.7	1.2	2.5	190	8	8	250	250	20	50
7岁~	500	500	10	9	50	1	1	1	1	1	1.6	3.5	250	11	10	300	300	25	65
11岁~	670	630	10	13	70	1.3	1.1	1.3	1.1	1.3	2.1	4.5	350	14	12	400	400	35	90
14岁~	820	630	10	14	75	1.6	1.3	1.5	1.2	1.4	2.4	5	400	16	13	500	400	40	100
18岁~	800	700	10	14	80	1.4	1.2	1.4	1.2	1.4	2.4	5	400	15	12	500	400	40	100
50岁~	800	700	10	14	80	1.4	1.2	1.4	1.2	1.6	2.4	5	400	14	12	500	400	40	100
65岁~	800	700	15	14	80	1.4	1.2	1.4	1.2	1.6	2.4	5	400	14	11	500	400	40	100
80岁~	800	700	15	14	80	1.4	1.2	1.4	1.2	1.6	2.4	5	400	13	10	500	400	40	100
孕妇(早)	—ᵃ	+0ᵇ	+0	+0	+0	—	+0	—	+0	+0.8	+0.5	+1	+200	—	+0	—	20	+0	+0
孕妇(中)	—	+70	+0	+0	+0	—	+0.2	—	+0.2	+0.8	+0.5	+1	+200	—	+0	—	20	+0	+15
孕妇(晚)	—	+70	+0	+0	+0	—	+0.3	—	+0.3	+0.8	+0.5	+1	+200	—	+0	—	20	+0	+15
乳母	—	+600	+0	+3	+5	—	+0.3	—	+0.3	+0.3	+0.8	+2	+150	—	+3	—	120	+10	+50

注：ᵃ 未制订参考值者用"—"表示；ᵇ "+"表示在同龄人群参考值基础上额外增加量。

附表 1-4　中国居民膳食无机盐的推荐摄入量（RNI）或适宜摄入量（AI）

人群	钙/(mg·d⁻¹) RNI	磷/(mg·d⁻¹) RNI	钾/(mg·d⁻¹) AI	钠/(mg·d⁻¹) AI	氯/(mg·d⁻¹) AI	铁/(mg·d⁻¹) RNI 男	铁/(mg·d⁻¹) RNI 女	锌/(mg·d⁻¹) RNI 男	锌/(mg·d⁻¹) RNI 女	碘/(µg·d⁻¹) RNI	硒/(µg·d⁻¹) RNI	铜/(mg·d⁻¹) RNI	钼/(µg·d⁻¹) RNI	氟/(mg·d⁻¹) AI	锰/(mg·d⁻¹) AI	铬/(µg·d⁻¹) AI
0 岁~	200（AI）	100（AI）	350	170	260	0.3（AI）		2.0（AI）		85（AI）	15（AI）	0.3（AI）	2（AI）	0.01	0.01	0.2
0.5 岁~	250（AI）	180（AI）	550	350	550	10		3.5		115（AI）	20（AI）	0.3（AI）	15（AI）	0.23	0.7	4.0
1 岁~	600	300	900	700	1 100	9		4.0		90	25	0.3	40	0.6	1.5	15
4 岁~	800	350	1 200	900	1 400	10		5.5		90	30	0.4	50	0.7	2.0	20
7 岁~	1 000	470	1 500	1 200	1 900	13		7.0		90	40	0.5	65	1.0	3.0	25
11 岁~	1 200	640	1 900	1 400	2 200	15	18	10	9.0	110	55	0.7	90	1.3	4.0	30
14 岁~	1 000	710	2 200	1 600	2 500	16	18	11.5	8.5	120	60	0.8	100	1.5	4.5	35
18 岁~	800	720	2 000	1 500	2 300	12	20	12.5	7.5	120	60	0.8	100	1.5	4.5	30
50 岁~	1 000	720	2 000	1 400	2 200	12	12	12.5	7.5	120	60	0.8	100	1.5	4.5	30
65 岁~	1 000	700	2 000	1 400	2 200	12	12	12.5	7.5	120	60	0.8	100	1.5	4.5	30
80 岁~	1 000	670	2 000	1 300	2 000	12	12	12.5	7.5	120	60	0.8	100	1.5	4.5	30
孕妇（早）	+0ᵃ	+0	+0	+0	+0	—ᵇ	+0	—	+2.0	+110	+5	+0.1	+10	+0	+0.4	+1.0
孕妇（中）	+200	+0	+0	+0	+0	—	+4	—	+2.0	+110	+5	+0.1	+10	+0	+0.4	+4.0
孕妇（晚）	+200	+0	+0	+0	+0	—	+9	—	+2.0	+110	+5	+0.1	+10	+0	+0.4	+6.0
乳母	+200	+0	+400	+0	+0	—	+4	—	+4.5	+120	+18	+0.6	+3	+0	+0.3	+7.0

注：ᵃ"+"表示在同龄人群参考值基础上额外增加量；ᵇ未制订参考值者用"—"表示。

附录2　食物血糖指数表

食物类	食品名称	GI	食物类	食品名称	GI
糖类	麦芽糖	105	糖类	葡萄糖	100
	绵白糖	84		胶质软糖	80
	蜂蜜	73		蔗糖	65
	方糖	65		巧克力	49
	乳糖	46			
	果糖	23			
谷类及其制品	馒头(富强粉)	88	谷类及其制品	黏米饭(含直链淀粉低)	88
	糯米饭	87		速食米饭	87
	大米饭(籼米,糙米)	71		米饼	82
	大米饭(粳米,糙米)	78		烙饼	80
	大米饭(籼米,精米)	82		油条	75
	大米饭(粳米,精米)	90		小米(煮饭)	71
	玉米片(市售)	79		面条(小麦粉,硬,扁粗)	46
	玉米片(高纤维标签,市售)	74		大米粥(普通)	69
	玉米面(粗粉,煮粥)	68		荞麦面馒头	67
	大麦粉	66		大米糯米粥	65
	粗麦粉	65		小米粥	60
	荞麦面条	59		面条(硬质小麦粉,细,煮)	55
	燕麦麸	55		面条(硬质小麦粉,干,细)	55
	黑米饭	55		玉米(甜,煮)	55
	荞麦(黄)	54		玉米糁粥	51
	玉米面粥(粗粉)	50		黏米饭(含直链淀粉高)	50
	面条(硬质小麦粉,干,加鸡蛋,粗)	49		面条(小麦粉,干,扁,粗)	46
	通心面(管状,粗)	45		黑米粥	42
	小麦(整粒煮)	41		面条(白,细,干)	41
	面条(全麦粉,细)	37		线面条(实心,细)	35
	黑麦(整粒,煮)	34		面条(强化蛋白质,细,煮)	27
	大麦(整粒,煮)	25		稻麸	19
	意大利面(精细面粉)	49		意大利面(全麦)	48
薯类、淀粉及其制品	马铃薯(烧烤,无油脂)	85	薯类、淀粉及其制品	芋头(蒸)[芋艿,毛芋]	48
	甘薯(红,煮)	77		藕粉	33
	马铃薯(煮)	66		马铃薯粉条	13.6
	马铃薯	62		马铃薯(用微波炉烤)	82
	炸薯条	60		马铃薯泥	87
	甘薯(山芋)	54		马铃薯(蒸)	65

续表

食物类	食品名称	GI	食物类	食品名称	GI
薯 类、淀粉及其制品	马铃薯片(油炸)	60	薯 类、淀粉及其制品	苕粉	35
	马铃薯(烤)	60		粉丝汤(豌豆)	32
	山药[薯蓣]	51			
蔬菜类	南瓜(倭瓜、番瓜)	75	蔬菜类	胡萝卜(金笋)	71
	麝香瓜	65		甜菜	64
	西红柿汤	38		雪魔芋	17
	朝鲜笋	15		芦笋	15
	西蓝花	15		菜花	15
	芹菜	15		黄瓜	15
	茄子	15		鲜青豆	15
	莴笋(各种类型)	15		生菜	15
	青椒	15		西红柿	15
	菠菜	15		胡萝卜(煮)	39
	山药	51		芋头	48
水果类	西瓜	72	水果类	菠萝	66
	杏(罐头,含淡果汁)	64		葡萄干	64
	桃(罐头、含糖浓度高)	58		巴婆果	58
	葡萄(淡黄色,小,无核)	56		芒果	55
	芭蕉(甘蕉,板蕉)	53		香蕉	52
	狝猴桃	52		桃(罐头、含糖浓度低)	52
	葡萄	43		柑(橘子)	43
	枣	42		苹果	36
	梨	36		杏干	31
	桃(罐头、含果汁)	30		生香蕉	30
	桃	28		柚	25
	李子	24		樱桃	22
	哈密瓜	70		草莓酱(果冻)	49
豆类及其制品	黄豆面(有面粉)挂面	67	豆类及其制品	黑豆汤	46
	四季豆(罐头)	52		扁豆(绿,小,罐头)	52
	青刀豆(罐头)	45		小扁豆汤(罐头)	44
	黑马诺豆	46		鹰嘴豆(罐头)	42
	咖哩鹰嘴豆(罐头)	41		青刀豆	39
	扁豆	38		四季豆(高压处理)	34
	绿豆挂面	33		鹰嘴豆	33
	利马豆(嫩,冷冻)	32		豆腐(炖)	32
	利马豆(加 10 克蔗糖)	31		利马豆[棉豆]	31
	利马豆(加 5 克蔗糖)	30		扁豆(绿,小)	30

食物类	食品名称	GI	食物类	食品名称	GI
豆类及其制品	绿豆	27	豆类及其制品	四季豆	27
	扁豆(红,小)	26		豆腐干	24
	豆腐(冻)	22		黄豆(浸泡,煮)	18
	蚕豆(五香)	17		黄豆(罐头)	14
乳类及其制品	酸奶(加糖)	48	乳类及其制品	老年奶粉	40
	酸奶酪(普通)	36		牛奶(加糖和巧克力)	34
	酸奶酪(低脂)	33		脱脂牛奶	32
	牛奶	27.6		全脂牛奶	27
	降糖奶粉	26		牛奶(加人工甜味剂和巧克力)	24
	豆奶	19		酸奶酪(低脂,加人工甜味剂)	14
	低脂牛奶	11.9			
方便食品	棍子面包	90	方便食品	大米(即食,煮6分钟)	87
	白面包	88		燕麦片(混合)	83
	膨化薄脆饼干	81		香草华夫饼干	77
	华夫饼干	76		苏打饼干	72
	小麦饼干	70		面包(小麦粉,去面筋)	70
	即食羹	69		小麦片	69
	面包(全面粉)	69		面包(小麦粉,高纤维)	68
	新月形面包	67		竹芋粉饼干	66
	面包(80% ~ 100%大麦粉)	66		营养饼	66
	面包(黑面粉)	65		面包(80%燕麦粒)	65
	高纤维黑麦薄脆饼干	65		面包(粗面粉)	64
	油酥脆饼干	64		汉堡包	61
	比萨饼(含奶酪)	60		酥皮糕点	59
	黑五类粉	58		燕麦粗粉饼干	55
	爆玉米花	55		印度卷饼	62
	荞麦方便面	53		面包(50% ~ 80%碎小麦粒)	52
	面包(黑麦粒)	50		面包(小麦粉,含水果干)	47
	面包(45% ~ 50%燕麦麸)	47		大米(即食,热水泡1分钟)	46
	面包(50%大麦粒)	46		面包(混合谷物)	45
	牛奶蛋糕(牛奶+淀粉+糖)	43		面包(75% ~ 80%大麦粒)	34
饮料类	冰激凌(低脂)	50	饮料类	橘子汁	57
	柚子汁(不加糖)	48		橙汁(纯果汁)	50
	巴梨汁(罐头)	44		菠萝汁(不加糖)	46
	水蜜桃汁	33		苹果汁	41
	冰激凌	61			

续表

食物类	食品名称	GI	食物类	食品名称	GI
混合膳食及其他	牛奶 + 淀粉 + 糖	43	混合膳食及其他	牛肉面	89
	米饭 + 红烧猪肉	73		玉米粉 + 人造黄油(煮)	69
	米饭 + 蒜苗炒鸡蛋	68		馒头 + 黄油	68
	二合面窝头(玉米面 + 面粉)	65		米饭 + 炒蒜苗	58
	米饭 + 芹菜炒猪肉	57		馒头 + 酱牛肉	49
	馒头 + 芹菜炒鸡蛋	49		饼 + 鸡蛋炒木耳	48
	芹菜猪肉包子	39		硬质小麦粉肉馅馄饨	39
	米饭 + 鱼	37		三鲜饺子	28
	猪肉炖粉条	17		二合面窝头 / 玉米面 + 面粉	65

C

D

E

F

K

L

M

T

W

Z

［1］中国营养学会.中国居民膳食营养素参考摄入量(2013 版)［M］.北京:科学出版社,2014.

［2］石汉平,李薇,曹伟新.营养筛查与评估［M］.北京:人民卫生出版社,2014.

［3］中国营养学会.食物与健康:科学证据共识［M］.北京:人民卫生出版社,2016.

［4］孙长颢.营养与食品卫生学［M］.8 版.北京:人民卫生出版社,2017.

［5］焦广宇,李增宁,陈伟.临床营养学［M］.北京:人民卫生出版社,2017.

［6］石汉平,刘学聪.特殊医学用途配方食品临床营养［M］.北京:人民卫生出版社,2017.

［7］王卫平,孙锟,常立文.儿科学［M］.9 版.北京:人民卫生出版社,2018.

［8］葛均波,徐永健,王辰.内科学［M］.9 版.北京:人民卫生出版社,2018.

［9］周芸.临床营养学［M］.4 版.北京:人民卫生出版社,2018.

［10］于建春.临床肠外肠内营养治疗指南与共识［M］.北京:中华医学电子音像出版社,2018.

［11］杨月欣.中国食物成分表标准版［M］.6 版.北京:北京大学医学出版社,2018.

［12］石汉平.肿瘤营养石汉平 2018 观点［M］.北京:科学技术文献出版社,2018.

［13］炎症性肠病营养支持治疗专家共识(第 2 版).中华炎性肠病杂志［J］.2018,2(3):154-172.

［14］中华医学会肠外肠内营养学分会,中国医药教育协会加速康复外科专业委员会.加速康复外科围术期营养支持中国专家共识［J］.中华消化外科杂志,2019,18(10):897-902.

［15］彭南海,黄迎春.临床营养护理指南［M］.2 版.南京:东南大学出版社,2019.

［16］孙秀发,凌文华.临床营养学［M］.3 版.北京:科学出版社,2019.

［17］杨月欣,葛可佑.中国营养科学全书［M］.2 版.北京:人民卫生出版社,2019.

［18］中国抗癌协会肿瘤营养专业委员会,中华医学会肠外肠内营养学分会.中国肿瘤营养治疗指南 2020［M］.北京:人民卫生出版社,2020.

［19］丛明华.肿瘤营养教育理论与实践［M］.北京:人民卫生出版社,2020.

［20］中国抗癌协会胃癌专业委员会,中华医学会外科学分会胃肠外科学组.胃癌围手术期营养治疗中国专家共识(2019 版)［J］.中国实用外科杂志,2020,40(2):145-151.

［21］中国营养学会骨营养与健康分会,中华医学会骨质疏松和骨矿盐疾病分会.原发性骨质疏松症患者的营养和运动管理专家共识［J］.中华内分泌代谢杂志,2020,36(08):643-653.

［22］中国营养学会肿瘤营养管理分会.中国肿瘤患者膳食营养白皮书(2020—2021)［EB/OL］.https://www.cnsoc.org/bookpublica/files/@CmsXh_ead535c4-8436-4c14-8a84-c3f6f94e59a6.pdf.

［23］中华预防医学会儿童保健分会.中国儿童维生素 A、维生素 D 临床应用专家共识［J］.中国儿童保健杂志,2021,29(1):110-116.

［24］中国医师协会肾脏内科医师分会,中国中西医结合学会肾脏疾病专业委员会营养治疗指南专家协作组.中国慢性肾脏病营养治疗临床实践指南(2021 版)［J］.中华医学杂志,2021,101(8):539-559.

［25］中国营养学会.中国居民膳食指南科学研究报告(2021)［M］.北京:人民卫生出版社,2022.

［26］中国营养学会.中国居民膳食指南(2022)［M］.北京:人民卫生出版社,2022.

［27］MCCLAVE S A,MARTINDALE R G,VANEK V W,et al. Guidelines for the provision and assessment of nutrition support therapy in the adult critically ill patient:society of critical care medicine(SCCM)and american society for parenteral and enteral nutrition(A.S.P.E.N.)［J］. JPEN. Journal of parenteral and enteral nutrition,2009,33(3): 277.

［28］MUNNS C F,NICK S,MAIREAD K,et al. Global consensus recommendations on prevention and management of nutritional rickets［J］. J Clin Endocrinol Metab,2016(2):83-106.

［29］PS A,ARBB C,MMB D,et al. ESPEN guideline on clinical nutrition in the intensive care unit［J］. Clinical Nutrition,2019,38(1):48-79.

［30］GE A,WHH B,KGK C,et al. Clinical nutrition in critical care medicine-guideline of the german society for nutritional medicine(DGEM)［J］. Clinical Nutrition ESPEN,2019,33:220-275.

［31］LOBO D N,GIANOTTI L,ADIAMAH A,et al. Perioperative nutrition:recommendations from the espen expert group［J］. Clinical Nutrition,2020,39(11):3211-3227.

［32］IKIZLER T A,BURROWES J D,BYHAM-GRAY L D,et al. KDOQI clinical practice guideline for nutrition in CKD:2020 update［J］. American Journal of Kidney Diseases,2020,76(3):S1-S107.

［33］Kidney disease:improving global outcomes(KDIGO)diabetes work group.KDIGO 2020 clinical practice guideline for diabetes management in chronic kidney disease［J］.Kidney Int,2020,98(4S):S1-S115.

中国居民平衡膳食宝塔（2022）
Chinese Food Guide Pagoda（2022）

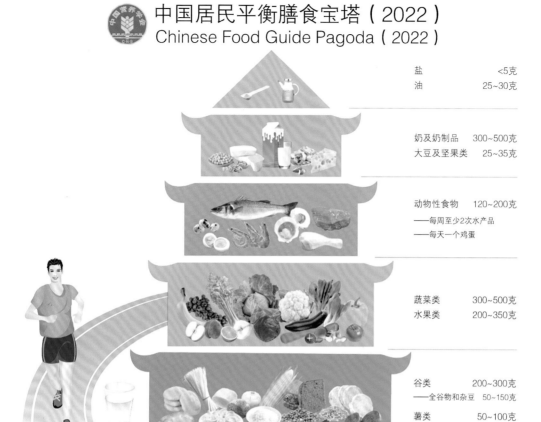

盐	<5克
油	25~30克
奶及奶制品	300~500克
大豆及坚果类	25~35克
动物性食物	120~200克
——每周至少2次水产品	
——每天一个鸡蛋	
蔬菜类	300~500克
水果类	200~350克
谷类	200~300克
——全谷物和杂豆	50~150克
薯类	50~100克
水	1 500~1 700毫升

每天活动6 000步

彩图 2-1　中国居民平衡膳食宝塔(2022)

中国居民平衡膳食餐盘（2022）
Chinese Food Guide Plate（2022）

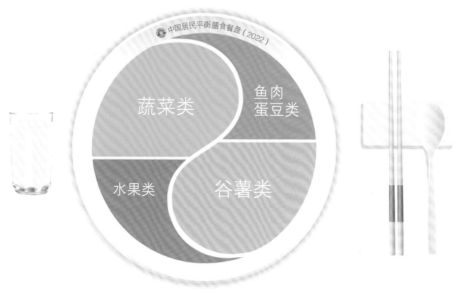

彩图 2-2　中国居民平衡膳食餐盘(2022)

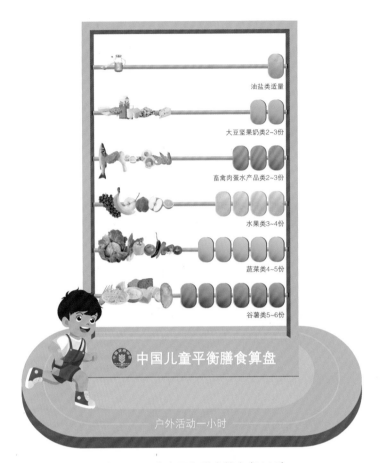

油盐类适量

大豆坚果奶类2~3份

畜禽肉蛋水产品类2~3份

水果类3~4份

蔬菜类4~5份

谷薯类5~6份

中国儿童平衡膳食算盘

户外活动一小时

彩图 2-3　儿童平衡膳食算盘(2022)

52检